René Schwalbe

Cannabidiol
CBD

Der gesunde Helfer aus der Hanfpflanze
ohne Rauschwirkung

Ratgeber

Impressum

ISBN 978-3-9819121-0-4

Diese Publikation dient lediglich einer allgemeinen Information über ein Gesundheitsthema. Alle Angaben in dieser Publikation wurden vom Autor sorgfältig recherchiert und gewissenhaft geprüft. Dennoch können sachliche Fehler und veraltete oder unvollständige Informationen sowie möglicherweise gesundheitsgefährdende Inhalte nicht gänzlich ausgeschlossen werden. Verwenden Sie die Informationen in dieser Publikation daher nicht als Grundlage für gesundheitsbezogene Entscheidungen und treffen Sie keine Selbstdiagnosen. Bitte versuchen Sie nicht, ernsthafte Erkrankungen selbst zu behandeln. Lediglich auf der Grundlage einer genauen Diagnose, die nur ein erfahrener Arzt oder Heilpraktiker stellen kann, können gesundheitliche Beschwerden erfolgreich therapiert werden. Daher konsultieren Sie in diesem Fall bitte Ihren Arzt. Nur eine individuelle fachliche Untersuchung kann zu einer Diagnose und Therapieentscheidung führen. Nehmen Sie Medikamente nur nach Absprache mit einem Arzt oder Apotheker ein. Jegliche Haftung für etwaige Schäden (Personen-, Sach- und Vermögensschäden), die sich aus der praktischen Umsetzung der in dieser Publikation beschriebenen Anwendungen ergeben, wird daher ausgeschlossen. Der Autor und der Verlag übernehmen keine Verantwortung für jene, die sich für eine Selbstbehandlung ohne ärztliche Unterstützung entscheiden.

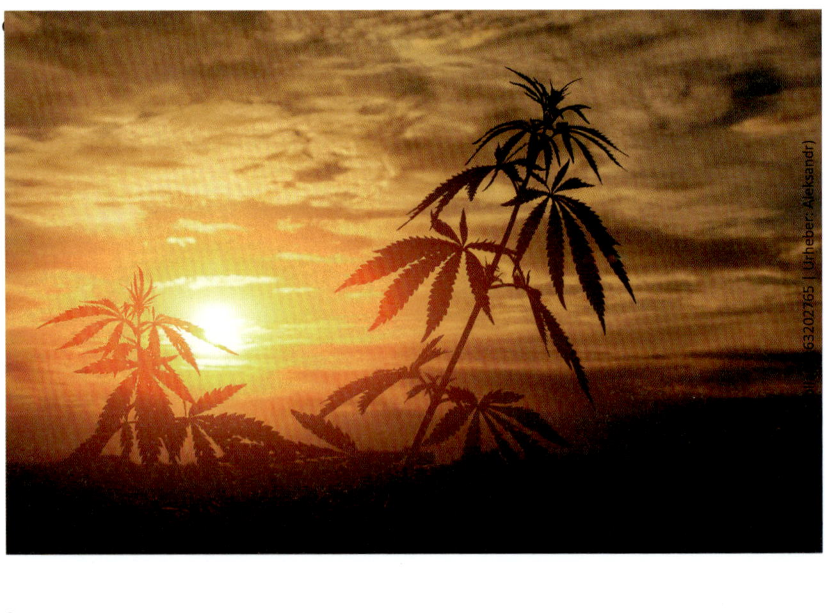

Inhalt

Vorwort

Die Hanfpflanze Cannabis begleitet die Menschheit schon seit mehreren Tausend Jahren als vielseitige Kultur- und Nutzpflanze. Während Karl der Große in seiner Landgüterverordnung Hanf auf Grund dessen großer wirtschaftlichen Bedeutung in die Liste der als verpflichtend anzubauenden Pflanzen aufnahm, und auch der erste amerikanische Präsident George Washington im großen Stil Hanf anbaute, wird Cannabis in unserer heutigen Zeit vorrangig als gefährliche Droge betrachtet und geächtet.

Die Drogenwirkungen des Hanfes lassen sich auf den in den weiblichen Blüten vorrangig anzutreffenden Inhaltsstoff Tetrahydrocannabinol (THC) zurückführen. Aber im Hanf steckt mehr als nur diese Droge. Ein weiterer wichtiger Inhaltsstoff, das Cannabidiol oder kurz CBD, ist im Gegensatz zum THC nicht psychoaktiv, d.h. verursacht keine psychischen Wirkungen. Stattdessen verfügt das CBD über eine Reihe gesundheitlich positiver Eigenschaften und verursacht selbst hochdosiert keine relevanten Nebenwirkungen. Die Einnahme von CBD gilt als ausgesprochen sicher.

Mit der Züchtung von Hanfsorten, die kaum THC, aber viel CBD enthalten, stehen nun endlich legale Produkte zur Verfügung, die es möglich machen, von den positiven Eigenschaften des Cannabidiols zu profitieren ohne mit dem Gesetz in Konflikt zu geraten.

Dieses Buch soll Ihnen einen kurzen Überblick über die gesunden Eigenschaften und Verwendungen des Cannabidiols im Rahmen einer vitalstoffbewussten Ernährung geben. Da CBD das körpereigene Endocannabinoid-System beeinflusst, unterstützt die regelmäßige Einnahme von Cannabidiol die Aufrechterhaltung der inneren Gleichgewichte (Homöostase), was sich positiv auf den Stoffwechsel auswirkt. Gesunde Menschen, die regelmäßig CBD in Form von Öl oder Kapseln verzehren, berichten von einer allgemeinen Steigerung ihres Wohlbefindens und ihrer Leistungsfähigkeit.

Aber auch kranke Menschen können vom Cannabidiol, in der richtigen Menge verzehrt, profitieren. Die Forschung steckt zwar hier noch in den Kinderschuhen, aber viele tausend Studien zeigen: Das Endocannabinoid-System ist an der Regulation vieler grundlegender Körpervorgänge maßgeblich beteiligt.

Daher kann CBD für Menschen mit unterschiedlichen Krankheiten von Vorteil sein. Dazu zählen:

- Neurologische Erkrankungen wie Epilepsie, Multiple Sklerose, Parkinson und Alzheimer
- Psychische Erkrankungen wie Angstzustände, Schizophrenie, Depressionen und Schlafstörungen
- Chronisch-entzündliche Erkrankungen wie Morbus Crohn und Colitis ulcerosa
- Stoffwechselerkrankungen wie Diabetes mellitus
- Krebserkrankungen u.a. Brustkrebs, Prostatakrebs
- Übergewicht
- Suchterkrankungen (Nikotin, Alkohol, Opioide)
- Herz-Kreislauf-Erkrankungen wie Bluthochdruck, Herzinfarkt, Durchblutungsstörungen
- Entzündungen
- Chronische Schmerzen

Zum Autor:

René Schwalbe ist Biologe und Chemiker. Er war nach seinem Studium viele Jahre in der Pharmaindustrie in verschiedenen Funktionen erfolgreich tätig. Seit mehr als 20 Jahren beschäftigt er sich mit dem gesundheitlichen Potential von Naturstoffen und mit Themen der gesunden Ernährung. 2003 erschien sein erstes Buch über die fucoidanhaltige Braunalge „Limu Moui - Jungbrunnen aus dem Südpazifik“. Mit seinen Publikationen verfolgt er das Ziel, dem interessierten Laien gut verständliche Informationen über wertvolle Naturstoffe und deren Anwendung im Rahmen der Gesunderhaltung des menschlichen Körpers zur Verfügung zu stellen.

Der Autor ist dankbar für jede Kritik, Anregung und für die Schilderung persönlicher Erfahrungen über den Einsatz von Cannabidiol, die in einer erweiterten Auflage dieses Buches ihren Platz finden würden.

Schreiben Sie an: cbd@gmx.de

Cannabis - kurzes Porträt einer alten Nutzpflanze

Hanf (griechisch: Cannabis) gehört zu den ältesten Kulturpflanzen der Menschheit. Ursprünglich in Zentralasien beheimatet, hat sich die Hanfpflanze über Tausende von Jahren durch menschliche Nutzung immer weiter verbreitet. Heute findet man sie weltweit in den gemäßigten bis tropischen Zonen. Die moderne Forschung unterscheidet zwischen mehreren, untereinander sehr ähnlichen Arten, von denen Cannabis sativa und Cannabis indica die Wichtigsten sind.

Hanf ist eine krautige Pflanze, welche bis zu sieben Meter hoch wachsen kann. Die Pflanze besitzt eine kräftige Pfahlwurzel mit vielen Seitenwurzeln. Das Wurzelsystem kann sich bis zu 2,5 m in die Tiefe und 80 cm in die Breite erstrecken. Die aufrechten Hanf-Stängel stehen meist einzeln und verzweigen im Bereich des Blütenstandes. Hanfblätter sind handförmig aus mehreren behaarten Blättchen zusammengesetzt. Die einzelnen Blättchen sind länglich, nach vorn spitz zulaufend und besitzen einen gesägten Rand. Von oben sind sie dunkelgrün; von unten weißlich-grün. Ihre Anzahl an einem Blatt schwankt gewöhnlich zwischen 7 bis 9. Zur Blüte hin nimmt die Blättchenzahl bis auf ein Einzelblättchen ab.

Von Juni bis September blüht der Hanf. Es gibt männliche und weibliche Pflanzen. Die gestielten, hängenden Blüten der männlichen Pflanzen sind in ca. 25 cm langen Rispen lose angeordnet, während die ungestielten Blüten der weiblichen Pflanzen dicht beieinander in Trauben konzentriert sind. Die Bestäubung erfolgt durch Vermittlung des Windes. Aus den bestäubten weiblichen Blüten entwickeln sich kurze Zeit nach der Befruchtung 2 bis 5 mm große nussartige Schließfrüchte (Achänen).

Hanf ist in der Regel einjährig. Die Pflanzen sind sehr genügsam und robust. Sie wachsen sehr schnell und produzieren dabei eine enorme Biomasse. Schätzungen gehen davon aus, dass ein Hanffeld innerhalb von 6 Monaten so viel Biomasse wie ein gleich großer Wald in 30 Jahren produziert.

Kein Wunder also, dass diese Pflanze schon seit den Urzeiten der Menschheitsgeschichte angebaut und genutzt wurde:

Alle Pflanzenteile sind zur Herstellung von Lebens- und Futtermitteln geeignet. Aus den Samen kann ein nahrhaftes, als Mehlersatz taugliches Pulver mit hohem Eiweißanteil gewonnen werden sowie Hanföl, ein ausgezeichnetes Speiseöl mit mildem, köstlich nussigem Geschmack.

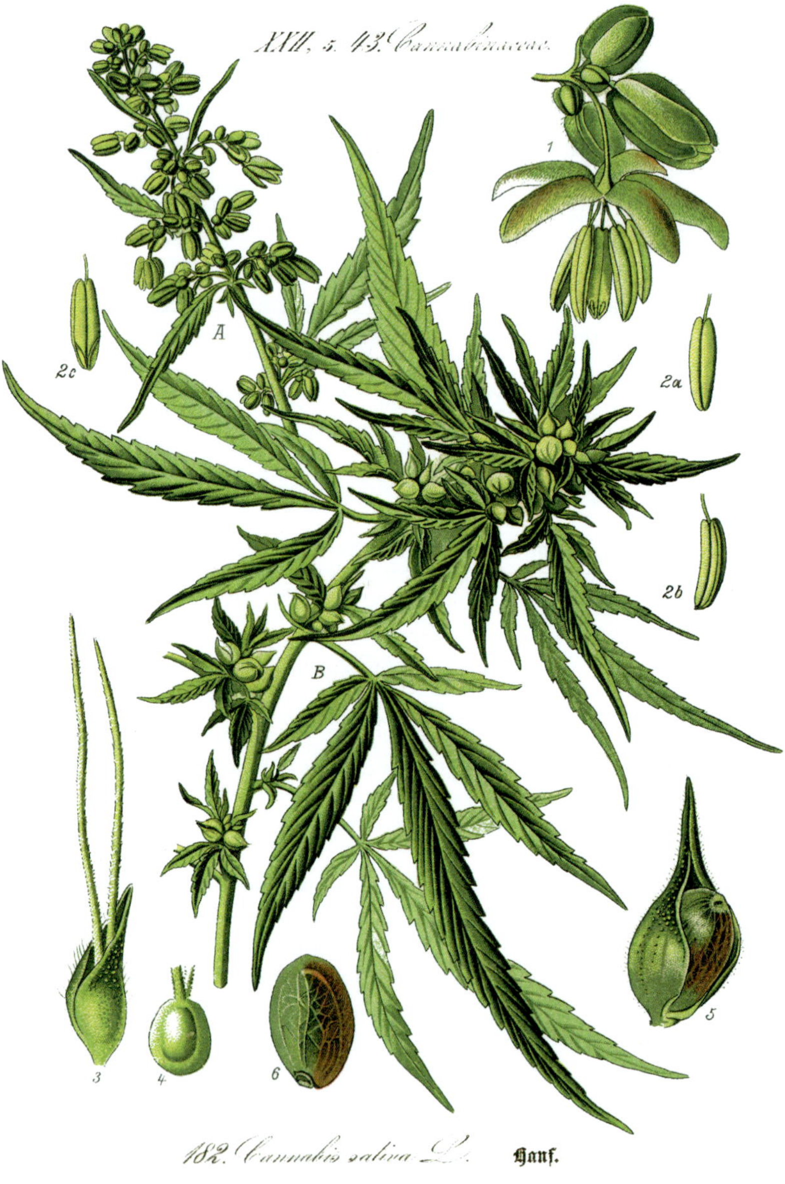

Illustration aus: Prof. Dr. Otto Wilhelm Thomé -
Flora von Deutschland, Österreich und der Schweiz 1885, Gera, Deutschland

Frische und getrocknete Hanfblüten wurden früher zum Aromatisieren und Würzen von Speisen genutzt und als Salat serviert.

Aus den robusten, widerstandsfähigen Hanffasern wurden Seile, Textilien und Dämmmaterialien hergestellt. Hanf war ein wichtiger Rohstoff der Papierindustrie. Die berühmte Gutenberg-Bibel wurde 1455 auf Hanfpapier gedruckt, ebenso wie die amerikanische Unabhängigkeitserklärung 1776. Tatsächlich lassen sich nahezu alle Produkte, die heute aus Erdöl, Baumwolle oder Holz hergestellt werden, auch aus Hanf produzieren. Und selbst die Hanfreste können noch in Biogasanlagen zu Biogas für die Energieerzeugung verarbeitet werden.

Hanf wird auch schon seit Langem als Heilmittel genutzt. So beschreibt das ca. 2.000 Jahre alte Shennong Bencaojing, ein chinesisches Buch über Ackerbau und Heilpflanzen, den Einsatz von Hanf gegen Fieber, Malaria, Rheuma und andere Unpässlichkeiten. Plinius der Ältere berichtet, dass Hanf Schmerzen lindere und Dioscurides empfiehlt den Saft der Hanfsamen gegen Ohrenschmerzen. 1839 beschrieb der in Indien stationierte irische Arzt Dr. William Brooke O´Shaughneesy die schmerzlindernden, entkrampfenden und muskelentspannenden Wirkungen des indischen Hanfes. Daraufhin fand Cannabis indica Eingang in die europäische Schulmedizin. Noch bis in die Neuzeit hinein wurden aus Hanf Mittel zur Linderung von Wehenschmerzen gewonnen.

Leider sind diese vielfältigen Anwendungen der Hanfpflanze im Bewusstsein der Bevölkerung in den letzten 80 Jahren immer mehr in Vergessenheit geraten. Bekannt ist Cannabis dafür heute vor allem als Rauschmittel. Obwohl Hanfblüten auf Grund ihrer berauschenden Wirkung bereits seit Urzeiten bei religiösen und schamanischen Ritualen Verwendung fanden, wurde Cannabis erst Mitte des 20. Jahrhunderts als Rauschdroge zunächst einer Betäubungsmittelpflicht unterworfen und letztlich ganz verboten.

Sein Drogen-Image bekam der Hanf in der 1930er Jahren verpasst: Treibende Kraft der damals in den USA einsetzenden Anti-Cannabis-Bewegung war der Vorsitzende des Federal Bureau of Narcotics (FBN) Harry S. Anslinger. Mit Hilfe von großen Öffentlichkeitskampagnen führte er einen regelrechten Krieg gegen den Hanf. Eine Flut von fragwürdigen Zeitungsartikeln schilderte wie Afroamerikaner, Mexikaner und andere Minderheiten, denen der Großteil des Marihuana-Gebrauches damals zugeschrieben wurde, im Rausch angebliche Gewalttaten begingen ("ein einziger Joint genügt, und du wirst zum Brudermörder") und wie sich weiße Frauen unter Hanfeinfluss dazu verleiten ließen, sich "willig Negern und jedem dahergelaufenem Volk hinzugeben". Damit gelang es Anslinger, bei einem großen Teil der weißen Öffentlichkeit erhebliches Misstrauen zu säen. 1937 folgte dann der bekannte Anti-Drogen Film "Reefer Madness". Darin werden Highschool-Schüler nach Cannabis-Konsum wahnsinnig, verursachen Verkehrsunfälle und begehen Suizid. Anslinger gelang es schließlich als Mitglied der Drogenkommission der Vereinten Nationen in den 1960er-Jahren, ein weltweites Verbot des Cannabisanbaus durchzusetzen.

Erst seit Anfang der 1990er Jahre ist es wieder erlaubt, Hanf anzubauen - jedoch nur solche Sorten, welche nur noch Spuren der berauschenden Substanz THC enthalten. Dieser sogenannte Faser- oder Industrie-Hanf konnte seitdem in vielen Wirtschaftsbereichen wieder Fuß fassen.

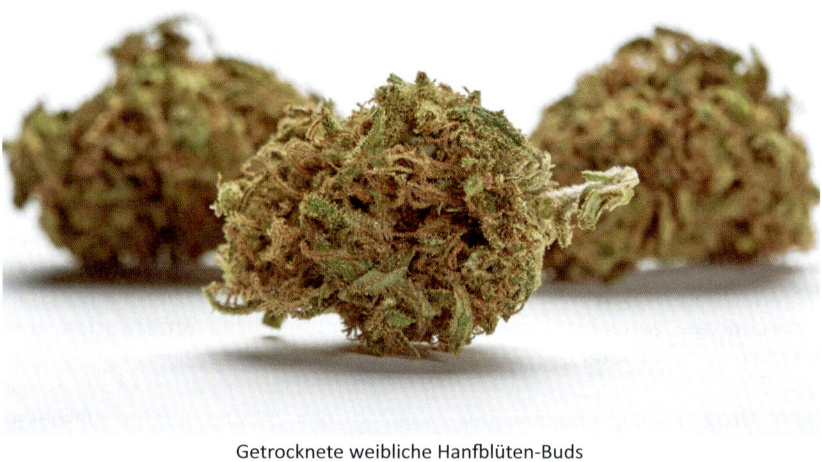

Getrocknete weibliche Hanfblüten-Buds
(Fotolia: #137593876 | Urheber: Michael)

Die Inhaltsstoffe des Hanfes

Die Anzahl der Inhaltsstoffe, die in einer Hanfpflanze zu finden sind, schwankt je nach Literaturquelle zwischen 400 und 700. Die Meisten davon finden sich in vielen anderen Pflanzen auch, darunter Mineralstoffe, Spurenelemente, Vitamine, Aminosäuren, Proteine, Zucker, Fettsäuren, Chlorophylle, sekundäre Pflanzenstoffe etc. Von einem kleinen Teil der im Hanf gefundenen sekundären Pflanzenstoffe glaubte man jedoch zunächst, dass sie ausschließlich im Cannabis vorkommen. Diese Stoffgruppe nannte man daher Cannabinoide. Es handelt sich um fettlösliche Terpenophenole, die vor allem in den Harzdrüsen der weiblichen Blütenblätter gebildet werden. Hier dienen sie u.a. der Abwehr von herbivoren Fressfeinden der Pflanze, entfalten zudem eine antibiotische und antimykotische Wirkung und bieten damit der blühenden Hanfpflanze Schutz vor mikrobiellen Krankheitserregern (Bakterien und Pilze).

Das erste, von der Wissenschaft entdeckte Cannabinoid ist das Tetrahydrocannabinol (THC). Es ist das mengenmäßig häufigste Cannabinoid in der Hanfpflanze und verantwortlich für deren psychoaktive Rauschwirkung. Allerdings kommt THC in der frischen Pflanze lediglich in Form seiner Carbonsäure-Vorstufe THCA vor. THCA ist im Gegensatz zu THC nicht psychoaktiv. Der Genuss frischer Hanfblütenblätter macht nicht high, was erklärt, dass früher Hanfblättersalat den Speiseplan bereichert hatte. Erst, wenn sich durch Hitzeeinwirkung, z.B. beim Rauchen, Verdampfen, Kochen oder Backen, aus der THCA das eigentliche THC gebildet hat, wird Cannabis hochgradig psychoaktiv.

Mittlerweile kennt die Wissenschaft mehr als 100 Cannabinoide. Allerdings kommen nicht alle in jeder Pflanze vor. Viele dieser Cannabinoide sind lediglich Analyseartefakte, andere künstlich erzeugt. Im Harz der Cannabis-Pflanzen kommen tatsächlich nur sehr wenige davon vor, welche als Phytocannabinoide bezeichnet werden. Das nach THC zweithäufigste Phytocannabinoid ist das Cannabidiol (CBD), welches in der frischen Pflanze ebenfalls als Carbonsäure-Vorstufe CBDA vorliegt. Weitere Cannabinoide, die von der Pflanze in signifikanter Menge gebildet werden, sind Cannabigerol (CBG) und Cannabichromen (CBC). CBG ist das Vorläufer-Cannabinoid, aus dem die Pflanze sowohl THCA als auch CBDA bilden kann. Ein weiteres Cannabinoid, das Cannabinol (CBN), entsteht dagegen erst bei schlechter Lagerung durch Oxidation von THC.

Die Mehrzahl der Phytocannabinoide sind tatsächlich nicht psychoaktiv. Cannabidiol wirkt sogar der Psychoaktivität des THC entgegen. THC-haltige

Cannabis-Sorten mit einem hohen CBD-Gehalt lösen gegenüber Sorten mit niedrigem CBD-Anteil einen Rausch aus, bei dem der Kopf viel klarer bleibt, da das enthaltene Cannabidiol offenbar die Wirkungen des THC zügelt.

Der charakteristische Cannabis-Geruch wird jedoch nicht von den enthaltenen Phytocannabinoiden verursacht. Cannabinoide sind geruchslos. Im Harz der Cannabis-Blätter finden sich über 120 verschiedene Terpenoide, deren Zusammenspiel den typischen Cannabis-Geruch und Geschmack entstehen lässt. Zu den wichtigsten im Hanf vorkommenden Terpenoiden gehören Myrcen, welches auch im Hopfen, dem nächsten Verwandten der Hanfpflanze, zu finden ist, sowie Alpha- und Beta-Pinen, die vielen Nadelhölzern ihren Duft geben. Vom Limonen und Terpinolen kommt der Zitrusduftanteil. Eucalyptol (1,8-Cineol) steuert den Eukalyptus-Geruch bei und Linalool liefert einen blumigen Geruchsanteil, der an Lavendel und Thymian erinnert. In einem Gramm Cannabis finden sich nur etwa 5 mg Terpenoide. Als ätherische Öle verflüchtigen sie sich leicht. Während Trocknung und Lagerung nimmt ihre Konzentration ab. Terpenoide sind im menschlichen Körper bereits in kleinen Konzentrationen wirksam. Sie können sedierend oder stimulierend wirken, Ängste reduzieren und selbst Entzündungen hemmen. Im synergistischen Zusammenspiel mit Cannabinoiden nehmen sie Einfluss auf eine Vielzahl von Rezeptoren im Gehirn und im gesamten Körper.

In diesem Buch soll es vor allem um die Wirkungen des Cannabidiols auf den menschlichen Körper gehen. Doch zuvor sind noch einige allgemeine Bemerkungen zum Stoffwechsel des menschlichen Körpers nötig sowie eine etwas intensivere Betrachtung der Schwestersubstanz THC.

Allgemeines zum menschlichen Stoffwechsel

(Anmerkung: Stoffwechselvorgänge sind komplexe chemische Reaktionen. Das physiologische Geschehen ist um Vieles komplizierter als hier dargestellt. Ziel dieses Textes ist es, einen grundlegenden Überblick der Körpervorgänge zu vermitteln und nicht, detailgetreue und vollständige Informationen über einzelne Prozesse zu vermitteln.)

Unser Körper steht mit seiner Umwelt in einer ständigen und ausdauernden Wechselwirkung. Permanent werden Stoffe aus der Umgebung aufgenommen: Durch das Atmen nimmt der Körper Luft auf, welche ein Stoffgemisch aus Stickstoff, Sauerstoff und anderen Gasen ist; durch Essen und Trinken nimmt der Körper Speisen auf, welche ein Stoffgemisch aus den unterschiedlichsten Stoffen sind, darunter Wasser, Eiweiße, Fette, Kohlenhydrate, aber auch Vitamine, Mineralstoffe. Je nach gewählter Ernährungsform und Ernährungsphilosophie (omnivor - "Allesfresser", vegetarisch, vegan etc.) sind in der Nahrung auch eine Vielzahl tierischer und pflanzlicher Substanzen und spezieller sekundärer Pflanzenstoffe enthalten, deren genaue Kenntnis erst in den letzten Jahrzehnten in den Mittelpunkt der Forschung gerückt ist und deren Bedeutung von den Ernährungswissenschaftlern erst nach und nach entschlüsselt wird.

Der Körper nimmt diese Nahrungsstoffe auf und arbeitet damit. Er verändert sie und nutzt sie. Der menschliche Körper ist eine enorme Chemiefabrik, die zeitgleich eine Vielzahl komplexer chemischer Reaktionen, an denen hunderte verschiedene Stoffe beteiligt sind, vollführt. Dafür braucht er keine großen technischen Anlagen wie die Chemieindustrie. Diese komplexen Reaktionen finden in winzigen Körperzellen statt, die in noch kleinere Reaktionsräume aufgeteilt (kompartimentiert) sind. Es entstehen dabei relativ wenige Abfallprodukte, die dann mit dem Kot, Urin, der Ausatemluft oder über die Haut wieder ausgeschieden werden. Der enorme Großteil dieser internen Stoffwechselprozesse führt dazu, dass der Körper sich selbst aufbaut und am Leben hält. Und der Körper hat viel damit zu tun, denn er baut sich ständig um, ohne dass wir etwas davon merken. Er erneuert fast alle Strukturen (Zellen, Gewebe, Organe) in regelmäßigen Abständen. Das Skelettsystem beispielsweise wird etwa aller 10 Jahre komplett ersetzt. Der Dünndarm erneuert sich komplett alle 16 Jahre, die Leber aller 2 Jahre. Unsere Haut wird nicht mal 8 Wochen alt. Auf Zell-Ebene betrachtet, haben wir Erneuerungsraten von wenigen Tagen (siehe Tabelle). Nur wenige Zellen (wie zum Beispiel im Nervengewebe) bleiben von Geburt (eigentlich noch früher, seit Entstehung des neuen

Lebewesens) bis zum Tod gleich - und selbst diese werden intern ständig umgebaut. Dieser permanente Umbauprozess nimmt leider mit zunehmenden individuellen Alter des Körpers in seiner Intensität und Schnelligkeit ab und kommt mit dem Tod zum Ende.

Erneuerungsrate verschiedener Gewebetypen

Zelltyp	**Erneuerungsrate**
Dünndarm-Epithel	2-4 Tage
Magenschleimhaut	2-9 Tage
Lungenbläschen	8 Tage
Geschmacksknospen (Zunge)	10 Tage
Blutplättchen	10 Tage
Osteoklasten (Knochenzellen)	14 Tage
Hautzellen	10 - 30 Tage
Luftröhren-Epithel	30 - 60 Tage
Spermien	60 Tage
Osteoblasten (Knochenzellen)	90 Tage
Rote Blutkörperchen	120 Tage
Leberzellen	0,5 - 1 Jahr
Fettzellen	8 Jahre

Die Konstante in diesem Prozess ist unsere Erbinformation, die DNA. Sie enthält die für diese Prozesse wichtigen Informationen, nach denen die Körpervorgänge ausgelöst und gesteuert werden. Da fast jede Zelle die komplette Erbinformation enthält, wird die DNA während der Zellerneuerung ständig kopiert. Leider schleichen sich dadurch auch immer wieder Kopierfehler ein, welche zwar wieder repariert werden, aber am

Ende dann doch nicht so perfekt wie wir es uns gern wünschen würden. Dies erklärt den Alterungsprozess des Körpers zum Teil.

Damit dieser auf dem Stoffwechsel beruhende Erneuerungsprozess optimal verlaufen kann, ist neben einer perfekten Erbinformation (Software) natürlich auch eine perfekte Hardware nötig. Nehmen wir an, unser Körper sei ein Haus, welches wir bauen: Wenn wir nur das beste Baumaterial und die besten Handwerker verwenden, haben wir am Ende ein perfektes Haus. Stehen uns dagegen nur schlechte Materialien und/oder schlechte Handwerker zur Verfügung, sieht man das dem gebauten Haus an. Mit anderen Worten: Ernähren wir unseren Körper dauerhaft gut, d.h. mit all den vielen Stoffen ("Vitalstoffen"), die unser Stoffwechsel für diese komplexen Aufbau- und Umbauprozesse benötigt, wird er bis ins hohe Alter prächtig funktionieren. Wir bleiben fit und gesund bis an unser (in weite Ferne gerücktes) Lebensende.

Leider liegt genau hier unser Problem: Diese perfekte Ernährung ist auf die Dauer nicht erreichbar. Wir müssen uns zwangsweise mit Lebensmitteln arrangieren, deren Gehalt an diesen Vitalstoffen teilweise enorm eingeschränkt ist. Und wir sehen es diesen Lebensmitteln auch nicht wirklich an, ob sie die benötigten Stoffe in ihrer Vielfalt und in den richtigen Mengen beherbergen. Die Lebensmittelindustrie liefert uns auf das Aussehen hin optimierte Produkte. Leider sind diese Produkte zusätzlich auch auf den Herstellungspreis hin optimiert und dies geht meistens zu Lasten der Inhaltsstoffqualität.

Glücklicherweise hat unser Körper ein großes Potential, auch mit weniger guten Ausgangsstoffen ein ziemlich gutes Ergebnis zu erzielen. Diese hohe Toleranzbreite hilft, über Zeiten des Mangels hinwegzukommen. Problematisch wird es immer dann, wenn unvorhergesehene Dinge aus unserer Umwelt auf den Körper einwirken und eine höhere Leistung verlangen: So ist unser Körper ständig dem Angriff von Mikroorganismen wie Bakterien, Viren und Pilzen ausgesetzt. Die Bedrohung, die von diesen nicht sichtbaren Feinden ausgeht, ist so groß, dass der Körper über ein eigenes Organsystem für deren Abwehr verfügt: das Immunsystem. Dieses Organsystem ist im Gegensatz zum Skelettsystem, zum Verdauungssystem bzw. vielen anderen Organsystemen, nicht so einfach körperlich abgrenzbar, sondern durchwandert alle Körperbereiche, um überall dort, wo die Feinde des Körpers lauern können, einsatzbereit zu sein. Manchmal lauert der Feind auch im Körper selbst: Entartete Körperzellen, die unkontrollierbar wachsen und die Funktion von Geweben und Organen beeinträchtigen. Auch diese Zellen werden durch das Immun-Abwehrsystem im Zaum gehalten. Wenn dies dem Immunsystem nicht gelingt, sprechen die Ärzte von Tumoren und Krebs.

Ebenso kritisch sind Verletzungen, die dem Körper, aus welchem Grund und auf welche Weise auch immer, zugefügt werden. Unser Körper verfügt über ein sehr ausgeklügeltes Selbstheilungssystem, welches versucht, Verletzungen umgehend zu schließen und unter einer schützenden Hülle ("Grind") wieder zu heilen. Dieser Heilungsprozess ist umso effektiver, je besser die Nahrung den Körper mit den dafür notwendigen Ausgangsstoffen versorgt. Stehen dem Körper die dafür nötigen Stoffe nicht bzw. nicht in ausreichender Menge zur Verfügung, ist der Körper so flexibel, dass er mit den ihm aktuell verfügbaren Stoffen eine notdürftige Reparatur (um im Bild des Hauses zu bleiben) ermöglicht. Später, wenn eine bessere Versorgungslage es ermöglicht, versucht der Körper im Zuge des normalen Ersetzungsprogramms, die ursprüngliche Situation vor der Verletzung wieder herzustellen. Je nachdem wie stark und tief die Verletzungen waren, welche Qualität die kopierte Erbinformation besitzt und wie gut die Vitalstoffversorgung zu diesem Zeitpunkt ist, kann es zu einer perfekten Reparatur kommen oder es können Narben zurückbleiben. Auch hier begünstigt die Natur die Jüngeren, einerseits dadurch, weil deren Erbinformation noch sehr "frisch" ist, andererseits auch deswegen, weil deren Vitalstoffbedarf leichter zu decken ist: es gibt weniger Baustellen und solidere Handwerker.

Diesen Prozessen liegen am Ende sehr komplexe chemische Reaktionen zu Grunde, die permanent im Körper ablaufen und die alle miteinander in irgendeiner Weise verknüpft und voneinander abhängig sind. Damit hier nichts durcheinandergerät, bedarf es einer Vielfalt an gut aufeinander abgestimmten Regelsystemen. Voraussetzung ist weiterhin, dass die Umgebung, in der diese chemischen Reaktionen stattfinden, zu jeder Zeit ein optimales Umfeld dafür bildet. Zu diesem Umfeld, zu diesem inneren Milieu gehören bestimmte Parameter wie Temperatur, Druck, Säuren-Basen-Gleichgewicht (pH-Wert) etc.. Da nicht alle Prozesse exakt die gleichen Umgebungsbedingungen benötigen, sorgt der Körper für die Bereitstellung verschiedener Reaktionsräume, welche zwar miteinander in Kontakt und Verbindung stehen, sich aber in ihren konkreten inneren Bedingungen dann doch voneinander unterscheiden. Das ist der Grund dafür, dass unser Körper über eine ganze Reihe von speziellen

Organsystemen verfügt, die sich auf bestimmte Körperfunktionen spezialisiert haben, und die ihrerseits verschiedene, ganz eigene Gewebe haben, welche wiederum aus differenzierten Zellen bestehen. Selbst die Zellen sind noch weiter unterteilt in verschiedene Reaktionsräume, in denen verschiedene Prozesse stattfinden. Je besser es unseren Körper gelingt, diese vielen Umgebungen, diese vielen inneren Milieus konstant zu halten, umso effizienter können alle notwendigen chemischen Reaktionen darin stattfinden. Die Aufrechterhaltung dieser vielen inneren Körpergleichgewichte nennt der Physiologe Homöostase.

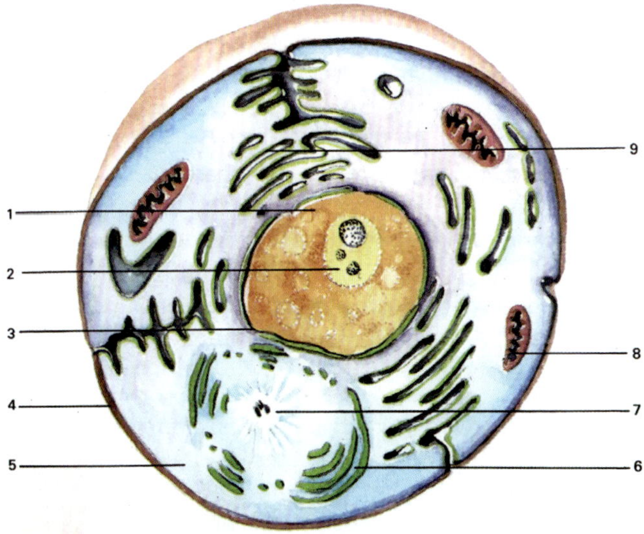

Menschliche Zelle schematisch: Zellkern (1), Kernkörperchen (2), Kernmembran (3), Zellmembran (4), Zellplasma (5), Golgi-Apparat (6), Zentralkörperchen (7), Mitochondrien (8), Membranen des endoplasmatischen Retikulums (9)

All die beschriebenen Stoffwechselprozesse benötigen natürlich auch Energie, um ablaufen zu können. Glücklicherweise müssen wir uns dafür nicht an einer Steckdose anschließen, sondern können die nötige Energie ebenfalls aus den Nahrungsbestandteilen, insbesondere den Fetten und Kohlenhydraten, gewinnen.

Das Alles wird als Stoff-und Energiewechsel, in der Wissenschaftssprache "Metabolismus", bezeichnet. Und für unseren Körper ist es das Natürlichste von der Welt. Es passiert, ohne dass uns auch nur ein Bruchteil davon jemals bewusst wird. Wir merken nichts davon, wenn eine kaputte Hautzelle durch eine funktionierende ersetzt wird. Wenn wir in den Spiegel schauen, wird uns nicht bewusst, dass die Haut, die wir gerade sehen, nicht exakt dieselbe Haut ist, die wir vor einem Monat gesehen haben. Am ehesten erkennen wir diese Prozesse am Wachstum von Haaren und Nägeln. Kopfhaare wachsen z.B. 0,3 bis 0,5 mm pro Tag, in einem Jahr können so ganze 15 cm zusammen kommen. Auch dieses Wachstum ist extrem abhängig von der Versorgungslage des Körpers mit Vitalstoffen. Gibt die Nahrung nicht genügend davon her, bleiben die Haare kurz bzw. sehen schnell struppig und unschön aus. Der Körper kann es sich dann einfach nicht leisten, wertvolle Stoffe, die an lebenswichtigeren Stellen im Körper dringend benötigt werden, "in die Haare zu schmieren". Volles, glänzendes Haar zeigt dagegen eine optimale Versorgungslage an. In früheren Zeiten war dies ein wichtiger Aspekt bei der Auswahl des richtigen Partners gewesen. Heute kann man sich jedoch nicht mehr darauf verlassen: Die chemische Industrie stellt sehr viele Pflegeprodukte zur Verfügung, mit denen der Besitzer oder die Besitzerin der Haare in Windeseile nachhelfen kann.

Hin und wieder merken wir natürlich, dass in unserem Körper nicht gerade alles rund läuft. Wir fühlen uns dann etwas unwohl, schwach, wenig leistungsfähig. Mitunter können wir dieses Unwohlsein lokalisieren, manchmal ist es sehr diffus. Stress spielt hier auch eine entscheidende Rolle, da der Stoffwechsel in Stresssituationen auf Hochtouren läuft und sich dann natürlich auch der Vitalstoffbedarf erhöht. Mitunter reicht es aus, bestimmte, dem Stoffwechsel fehlende Vitalstoffe zu zuführen. Vitamine des B-Komplexes erscheinen dann plötzlich als Wunderwaffen. Manchmal hat man einfach zu wenig getrunken und nach einem Glas Wasser erscheint die Welt wieder in Ordnung. Derartige leichte körperliche Verstimmungen, die im Rahmen der Selbstregulierung wieder verschwinden, haben keinen Krankheitswert. Wenn sich die Stoffwechselprozesse jedoch nicht mehr einfach wieder einregulieren lassen, können sich daraus die verschiedensten Krankheiten entwickeln. Bis zu diesem Punkt befanden wir uns im Bereich der Ernährungswissenschaft.

Erst jetzt betreten wir das Feld der Pharmakologie, deren Ziel es ist, mit Hilfe von Arzneimitteln Krankheiten zu heilen und zu lindern.

Leider bewirkt der Einsatz der aktuell verfügbaren Arzneimittel nur in wenigen Fällen eine Ursachenbekämpfung. Einige Antibiotika z.B. vernichten die krankmachenden Bakterien tatsächlich. In vielen Fällen verhindern sie aber nur eine weitere Vermehrung der Keime und überlassen dann dem körpereigenem Immun- und Selbstheilungssystem die eigentliche Arbeit. Die meisten Arzneimittel wirken symptomatisch: Sie bekämpfen die spürbaren Auswirkungen der Krankheit. Sie regulieren z.B. einen erhöhten Blutdruck, indem sie an ganz konkreten Rezeptor-Stellen andocken. Auf diese Weise greifen sie in das natürliche Regelsystem ein und sorgen lokal für eine Erweiterung der Blutgefäße, worauf dann der Blutdruck sinkt. Die eigentliche Ursache für den Bluthochdruck wird dagegen nicht bekämpft. Eine richtige Heilung wird also nicht bewirkt.

Eine durch Arzneimittel hervorgerufene pharmakologische Wirkung ist deutlich von einer körpereigenen physiologischen Wirkung zu unterscheiden: Ein Arzneimittel gelangt in den Körper und wird von ihm - wenn überhaupt - nur minimal chemisch verändert. Statt dessen findet es innerhalb weniger Stunden seine spezielle Angriffstellen, die spezifischen Rezeptoren, beeinflusst diese und entfaltet seine gewünschte Wirkung recht schnell. Diese Wirkung hält eine gewisse Zeit an und verschwindet dann, wenn der Körper das Arzneimittel wieder abgebaut hat. Leider findet die Wirkung auch an einigen wenigen anderen Stellen statt, wo sie eigentlich nicht gewünscht wird. Ein Arzneimittel wirkt nämlich immer dort, wo im Körper die gleichen spezifischen Rezeptoren dafür zu finden sind. Die Pharmaindustrie nennt das dann Nebenwirkung. So wirken z.B. die häufig eingesetzten Beta-Blocker auf die sogenannten Beta-Adrenozeptoren, welche im Körper in den verschiedensten Organen (u.a. in Herz, Lunge, Niere) zu finden sind. Der Körper braucht diese Rezeptoren als Andockstellen für das körpereigene Stresshormon Adrenalin und den Neurotransmitter Noradrenalin. Adrenalin schüttet der Körper beispielsweise in Zeiten von drohenden Gefahren aus, wo es darauf ankommt, schnell wegzulaufen. Schnelles Weglaufen ist anstrengend für die Muskulatur. Sie verbraucht dann sehr viel Energie und Vitalstoffe, welche über das körpereigene Transportsystem, das Blut, herangeschafft werden müssen. Also muss das Herz, die Pumpe, die das Blut in Bewegung hält, kräftiger arbeiten und einen hohen Blutdruck erzeugen. Infolge dessen braucht das Herz Beta-Adrenozeptoren, damit im Bedarfsfall das ausgeschüttete Stresshormon dort andocken kann und dem Herz den Befehl gibt, jetzt ordentlich loszulegen. Die Pharmaindustrie nutzt diesen Rezeptor, um den Blutdruck zu senken, indem es ihn über Beta-Blocker blockiert (= Wirkung). Leider finden sich die gleichen Rezeptoren auch in der Lungenmuskulatur. Hier sollen sie dafür sorgen, dass im Stressfall, also bei Ausschüttung des Stresshormons Adrenalin, die Bronchien weit gestellt werden, um möglichst viel Sauerstoff aufnehmen zu können. Eine Blockade der Beta-Adrenozeptoren in der Lunge führt jedoch dazu, dass die Bronchien sich verengen und sogar verkrampfen können (= Nebenwirkung). Daher sind zumindest einige Beta-Blocker bei Asthma-Kranken kontra indiziert.

Da Arzneimittel nur an wenigen Rezeptoren andocken können, haben sie sehr genau definierbare Wirkungen und Nebenwirkungen. Sie gelangen in den Körper und verrichten schnell ihre Arbeit. Der Körper hat dabei nur sehr wenig "Mitspracherecht". Er ist den Stoffen quasi ausgeliefert. Auf ähnliche Weise funktionieren Gifte und psychoaktive Drogen.

Bei Stoffen, die aus der gesunden Nahrung stammen und damit dem normalen Stoff-und Energiewechsel unterzogen werden, sieht das völlig anders aus: Der Körper macht mit ihnen, was er will. Er verändert sie, baut sie um und arbeitet mit ihnen. Sie werden von ihm dort eingesetzt, wo sie wirklich gebraucht werden: im normalen Stoffwechselgeschehen. Daher entfalten sich ihre Wirkungen nicht sofort, sondern oft erst nach Wochen und Monaten - eben in den von den Erneuerungsraten der Zellen, Gewebe und Organen zu erwarteten Zeiträumen.

Interessanterweise finden wir im Hanf Beides: THC, das wie ein Arzneimittel wirkt, und CBD, welches seine Effekte wie ein Nahrungsbestandteil entwickelt.

Wie wirkt THC?

THC steht für Delta-9-**T**etra-**H**ydro-**C**annabinol (Δ^9-Tetrahydrocannabinol). THC ist der mengenmäßig wichtigste Inhaltsstoff des Hanfes. Unbefruchtete, weibliche Blütenstände enthalten je nach Züchtung etwa 6 bis 22 Prozent THC, während der THC-Gehalt der anderen Pflanzenteile wesentlich geringer ist: Die Blätter in Blütennähe kommen noch auf ca. 5 Prozent. Die restlichen Pflanzenteile haben nur noch knapp 1 Prozent THC. Samen enthalten gar kein THC. Männliche Hanfpflanzen haben einen deutlich geringeren THC-Gehalt als weibliche. Mittlerweile gibt es spezielle Züchtungen des Faser- oder Industriehanfes, deren THC-Gehalt unter 0,2 Prozent liegt. Generell liegt das THC in der Pflanze überwiegend als THC-Säure (THCA) vor, welche erst durch Hitze (z.B. beim Rauchen) und UV-Strahlung in das eigentlich THC umgewandelt wird.

Mitte der 1960er Jahre gelang es den israelischen Forschern Raphael Mechoulam und Yehiel Gaoni, reines THC aus Cannabisblüten zu isolieren. Das war der Startschuss für die wissenschaftliche Erforschung der Hanfinhaltsstoffe und der Entdeckung eines hochinteressanten, bis dahin völlig unbekannten Regelsystems im menschlichen Körper.

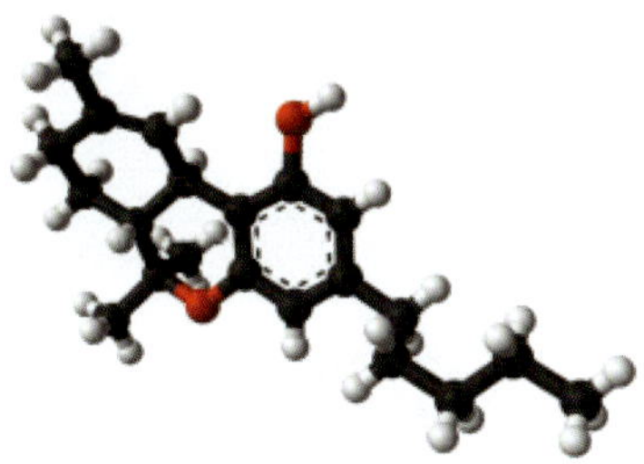

Tetrahydrocannabinol - THC - Stäbchenmodell

Im Verlauf ihrer Forschungen fanden die Wissenschaftler spezielle Rezeptoren, sogenannte Cannabinoid-Rezeptoren (CB-Rezeptoren) im menschlichen Nervensystem, an denen das THC bindet. Schließlich entdeckten die Forscher ein vom Körper selbst gebildetes, also endogenes Cannabinoid, welches sie Anandamid nannten. Den Namen entlehnten sie aus dem indischen Sanskrit. Dort bedeutet "ananda" so viel wie Glückseligkeit. Zusammen ergeben die CB-Rezeptoren und die endogenen Cannabinoide das Endocannabinoid-System.

Üblicherweise nehmen Konsumenten THC über das Rauchen von Gras bzw. Marihuana (= die getrockneten weiblichen Blüten) oder Haschisch (= Hanfextrakt aus weiblichen Blüten, der zu Blöcken gepresst wurde) auf. Wird dabei Tabak zugesetzt, spricht man von einem Joint. Häufig wird das

THC-haltige Material auch in speziellen Wasserpfeifen (Bongs) geraucht oder mit einem Vaporizer verdampft und inhaliert. THC kann zudem auch in Getränken wie Milch und Speisen (Kuchen, Muffins) verarbeitet werden. Allerdings dauert die Resorption dann länger und es kommen nur etwa 6 Prozent des verarbeiteten THC im Blut an. Beim Rauchen und Inhalieren gehen dagegen ungefähr 20 Prozent des im Rauch befindlichen THC schnell ins Blut über. Auf Grund dieser relativ niedrigen Resorptionsraten ist es praktisch unmöglich, über natürliche Cannabis-Produkte tödliche THC-Mengen aufzunehmen. Nach ca. 30 Minuten erreicht die THC Konzentration im Gehirn ihr Maximum, da THC als lipophile Substanz die Blut-Hirn-Schranke leicht passieren kann.

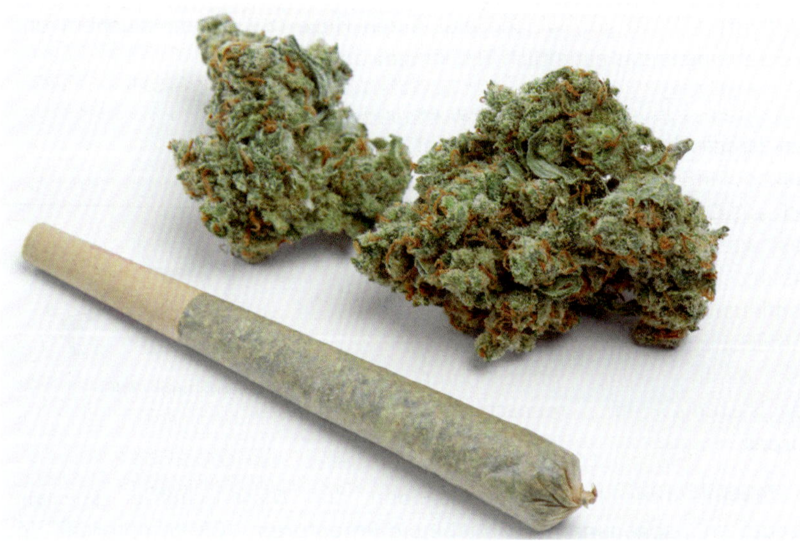

Gras - Marihuana - Weed: Getrocknete weibliche Hanfblüten (Buds) und ein Joint
(Fotolia: #136520127 | Urheber: Michael)

THC wirkt im Gehirn psychoaktiv. Man erlebt einen Rausch. Konsumenten bezeichnen dies als "high" werden. Dabei kann es zu einer veränderten Wahrnehmung von Farben, Geschmack und Tönen kommen. Das Zeitgefühl kann sich verändern. Gefühle erhöhter Einsicht und Bedeutung können entstehen, begleitet von Euphorie und Redseligkeit.

Daneben gibt es eine Reihe von therapeutisch nutzbaren Effekten, wie eine Linderung von Schmerzen, eine Entkrampfung, eine Linderung von Übelkeit und Erbrechen, eine Erleichterung des Schlafes und eine appetitanregende Wirkung. THC hat außerdem eine hemmende Wirkung auf Krebszellen.

Allerdings sind diese positiven Eigenschaften mit einer Reihe weniger vorteilhafter Effekte verknüpft: So beeinträchtigt THC das Denk-, Lern-, Erinnerungs- und Konzentrationsvermögen. Unter THC wurden Beeinträchtigungen der psychomotorischen Leistung (Ataxie und Tremor) beobachtet. Gefühle von Unwirklichkeit, Depersonalisation und Distanziertheit können auftreten, ebenso Panik, Angst und Dysphorie (Verstimmung, das Gegenteil von Euphorie). THC kann psychotische Symptome begünstigen. Regelmäßiger THC-Konsum kann zudem zu einem Toleranzeffekt führen. Um die gewohnte Wirkung zu erzielen, müssen die Konsumenten eine höhere Dosis nehmen. Weiterhin besteht die Gefahr einer Abhängigkeit. Nach dem Absetzen der Substanz können daher mehr oder minder intensive Entzugssymptome auftreten, bis sich im Belohnungssystem des Gehirns (mesolimbisches System) ein normales neuronales Gleichgewicht wieder eingestellt hat (Entwöhnung).

Das Endocannabinoid-System

THC wirkt auf sogenannte **Cannabinoid-Rezeptoren** (CB-Rezeptoren) des menschlichen Körpers ein. Diese Rezeptoren befinden sich innerhalb der Zellmembran (äußere Hülle der Körperzellen) verschiedener Zelltypen. Ähnlich wie ein Schloss in einer Tür ragt der äußere Teil des Rezeptors aus der Oberfläche der Zellmembran heraus und der innere Teil des Rezeptors ragt in die Zelle hinein. Der äußere Rezeptorteil enthält bestimmte Strukturen, an die andere Substanzen, wie z.B. THC, wie ein Puzzlestück andocken können. Häufig wird auch das Bild vom Schlüssel verwendet, der genau in dieses Schloss passt. Wie der Schlüssel das Schloss aufschließt, so verändert sich auch der Rezeptor, wenn eine passende andere Substanz daran bindet. Diese Veränderung löst schließlich bestimmte Prozesse in den betroffenen Zellen aus. So kann sich beispielsweise die Durchlässigkeit der Zellmembran für Kalium- und Calcium-Ionen verändern. Ebenso gibt es Wirkungen auf andere Zellmembranbestandteile, wie z.B. das Enzym Adenylatcyclase, welche weitere Folgeprozesse innerhalb der Zelle in Gang setzen. Durch das Andocken bestimmter Substanzen können die Rezeptoren entweder aktiviert oder auch blockiert werden.

Es gibt mindestens 2 Arten von CB-Rezeptoren: CB_1 und CB_2.

Rezeptoren vom Typ CB_1 befinden sich an Nervenzellen, sowohl im Gehirn und Rückenmark als auch an der Peripherie, und beeinflussen dort die Ausschüttung von Neurotransmittern. Darüber hinaus kommen sie auch in anderen Zellen vor, z.B. in der Hypophyse (Hirnanhangsdrüse), Herz, Lunge, Harnblase und Nebennieren.

CB_2-Rezeptoren wurden vor allem an Immunzellen (B-Zellen, natürliche Killerzellen) nachgewiesen. Dort sind sie an der Zytokininausschüttung beteiligt und somit an der Immunmodulation.

THC bindet an beiden CB-Rezeptor-Typen. An den CB_1-Rezeptoren im zentralen und peripheren Nervensystem beeinflusst THC die Signalübertragung an diesen Synapsen, was zu Glücksgefühl, Entspannung und Schmerzlinderung führen kann. Allerdings besitzt der Körper die CB-Rezeptoren nicht nur eigens für Substanzen, die in der Hanfpflanze zu finden sind. Unser Körper selbst produziert eigene Cannabinoide, welche als **Endocannabinoide** bezeichnet werden und an den Cannabinoid-Rezeptoren binden.

1992, kurz nach der Entdeckung der CB-Rezeptoren, gelang es der Arbeitsgruppe von Prof. Raphael Mechoulam, auch das erste endogene Cannabinoid nachzuweisen: Arachidonylethanolamid bzw. besser bekannt als Anandamid. Der Name Anandamid wurde dem Sanskrit-Wort Ananda für Glückseligkeit und der chemischen Struktur, dem Amid, abgeleitet. Mittlerweile wurden weitere Endocannabinoide (u.a. 2-Arachidonylglycerol - 2-AG) entdeckt.

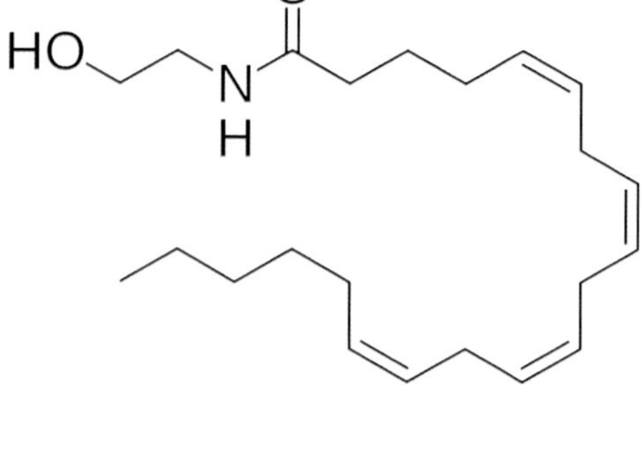

Das Endocannabinoid
Anandamid

Endocannabinoide fungieren lokal als wichtige Botenstoffe (Transmitter) zwischen den Synapsen von Nervenzellen (Neuronen). Synapsen sind die Stellen, mit denen Nervenzellen untereinander in Kontakt stehen. Dabei docken die Nervenzellen nicht direkt aneinander an, sondern sind durch den sogenannten synaptischen Spalt voneinander getrennt. Die Übertragung von Signalen von einer Nervenzelle zur anderen erfolgt über Transmitter, die von der einen Nervenzelle in den synaptischen Spalt abgegeben und von der Anderen wieder aufgenommen werden. An der anderen Zelle angekommen, lösen die Transmitter nun dort das Signal erneut aus.

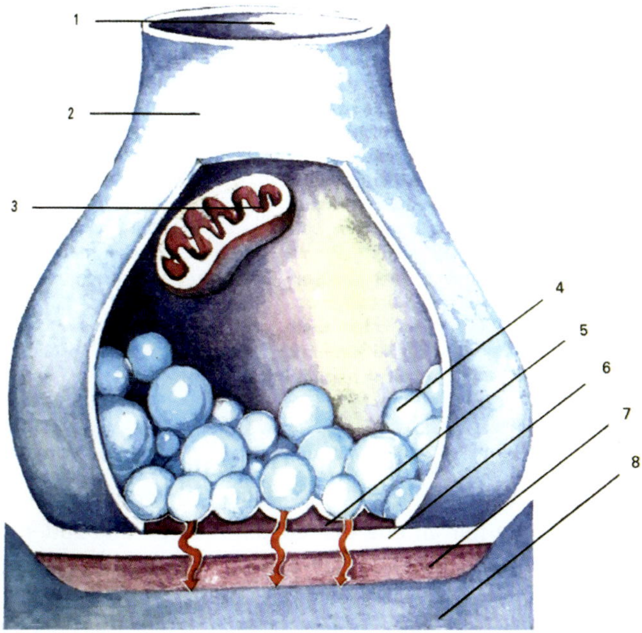

Stark vereinfachtes Modell einer Synapse:
Am Ende eines Nervenzellen-Fortsatzes, der Erregungen weiterleitet (Axon - 1) befindet sich die Präsynapse (2), welche Mitochondrien (3) und Vesikel-Bläschen (4) enthält. Aus den Vesikeln werden Neurotransmitter (rot) freigesetzt, die durch die präsynaptische Membran (5) in den synaptischen Spalt wandern und an den Rezeptoren in der postsynaptischen Membran (7) der nachgeschalteten Nervenzelle (8) die Erregung erneut auslösen.

Endocannabinoide sind dabei jedoch nicht nur einfache Botenstoffe, sondern sie regulieren zugleich den Fluss der Neurotransmitter, in dem sie auch in umgekehrter Richtung wirken: Läuft die normale Kommunikation an einer Synapse von Nervenzelle 1 zu Nervenzelle 2, kann Nervenzelle 2 Endocannabinoide ausschütten und damit rückwirkend Nervenzelle 1 beeinflussen. Dieser Rückkopplungseffekt tritt dann in Aktion, wenn die Signalübertragung an der Synapse eine bestimmte Intensität erreicht hat und reduziert diese. Abhängig von der Art der Synapse hat dies unterschiedliche Auswirkungen: Bei einer erregenden Synapse, die Nervenzelle 2 dazu bringen könnte, selbst erregt zu werden (man spricht hier vom "feuern"), wird die Erregung gehemmt. Bei einer hemmenden Synapse, die Nervenzelle 2 eher vom Feuern abhält, wird die hemmende Wirkung gehemmt, was am Ende mehr Erregung bedeutet. Auf Grund ihres modulierenden Effektes sorgen die Endocannabinoide dafür, dass das Nervensystem reibungslos funktioniert, und tragen damit zur physiologischen Stabilität (Homöostase) des Körpers bei. Bei Stress, Reizüberflutung, Verletzungen, Krankheiten und anderen Überlastungen helfen Endocannabinoide dem Körper, eine Balance zu finden und Reaktionen zu dämpfen. Die konstante Freisetzung von Endocannabinoiden könnte demnach durchaus einen tonischen Effekt auf Muskelverkrampfungen (Spastizität), Nervenschmerzen, Entzündungen und andere Problematiken bis hin zum Löschen negativer Erinnerungen haben. Der richtige Endocannabinoid-Level im Körper könnte somit für das allgemeine Wohlbefinden eine große Rolle spielen.

Endocannabinoide werden von den Zellen in direkter Umgebung des Wirkungsortes abgegeben und dann von speziellen Enzymen recht schnell wieder abgebaut bzw. wieder in die Zellen aufgenommen. Daher wirken Endocannabinoide nur an eng begrenzten Arealen und zudem nur wenige Minuten - ganz im Gegensatz zu pflanzlichen Cannabinoiden wie THC, welche länger am Wirkort verbleiben und zu einer länger anhaltenden Aktivierung führen. Außerdem verteilt sich THC über die Blutbahn im ganzen Körper und aktiviert somit überall CB-Rezeptoren.

Zusammen bilden die CB-Rezeptoren, die Endocannabinoide und die für Auf- und Abbau der Endocannabinoide zuständigen Enzyme das **Endocannabinoid-System** - ein Subsystem des Nervensystems, welches bei vielen Körperfunktionen eine Rolle spielt, unter anderem Schmerzen reguliert, das Erinnerungsvermögen steuert und das Immunsystem kontrolliert. Es beeinflusst zudem die Aktivierung anderer Neurotransmitter wie GABA, Glutamat und Dopamin.

Das Endocannabinoid-System ist noch nicht vollständig verstanden. Seine wichtigste Funktion ist aber offenbar die Homöostase - die Regulierung und Aufrechterhaltung eines physiologischen Gleichgewichtes im Körper, das für die Lebenserhaltung und Funktion des Organismus notwendig ist. Damit hat es eine wichtige Schutz- und Erholungsfunktion. Es wird bei übermäßigen Stress aktiv und hilft dem Körper, zum Normalzustand wieder zurückzufinden. Somit ist es wichtig zum "Entspannen, Ausruhen, Vergessen, Schützen und Essen" (Beat Lutz, Universität Mainz, 2004, Pressekonferenz der Sanofi-Aventis in München).

Offenbar ist das Endocannabinoid-System ein entwicklungsgeschichtlich sehr altes System. Es ist in allen Wirbeltieren zu finden: vom Fisch bis zum Menschen. Dennoch ist über seine funktionelle Bedeutung bisher nur wenig bekannt. Die Verteilung der CB-Rezeptoren lässt jedoch bereits eine Reihe möglicher Funktionen ahnen:

CB_1-Rezeptoren finden sich vor allem auf Nervenzellen im Gehirn und Rückenmark (Zentralnervensystem ZNS), darüber hinaus aber auch in vielen anderen Geweben von inneren Organen (Magen-Darm, Milz, Mandeln, Lunge, Leber, Harnblase, Nebennieren, Hoden, Uterus, Herz, Plazenta), inneren Drüsen (Pankreas), über Fettpolster und Muskeln bis hin zu Gefäßwänden. Damit durchzieht das Endocannabinoid-System praktisch den ganzen Körper. Dementsprechend sind die über die CB_1-Rezeptoren vermittelten Effekte sehr vielfältig und betreffen Funktionen wie Gedächtnis, Schmerzempfindungen, Verdauung, Appetit, Motorik, Knochenwachstum und Blutdruck.

Im Gehirn sind die CB_1-Rezeptoren ungleichmäßig verteilt. Sie konzentrieren sich besonders stark in Hirnbereichen mit Bedeutung

- für die Verarbeitung von Sinneseindrücken
- für die Koordination von Bewegungen
- bei der Schmerzverarbeitung und
- für das Gedächtnis.

Diese Konzentration erklärt die bekannten Effekte von Marihuana wie eine Intensivierung von Sinneseindrücken, eine Entspannung, eine Veränderung der Muskelkoordination, eine Schmerzlinderung und eine Veränderung der Denkvorgänge.

So wird zum Beispiel bei der Auslösung eines Schmerzreizes in bestimmten Hirnregionen vermehrt das Endocannabinoid Anandamid freigesetzt und in der Folge der Schmerz gelindert.

Dabei arbeitet das Endocannabinoid-System nicht alleine, sondern steht in Wechselwirkung mit anderen Rezeptorsystemen, wie z.B. dem Dopamin-Neurotransmittersystem. Offenbar ist es eine Aufgabe des Endocannabinoids Anandamid, eine zu starke Stimulierung des Dopaminsystems und damit eine zu starke Aktivierung der Muskulatur zu verhindern. Dies steht in Übereinstimmung mit der Beobachtung, dass Patienten, welche an bestimmten Bewegungsstörungen leiden, von Cannabis profitieren. Bei Schizophrenen stellte man einen stark erhöhten Endocannabinoidspiegel in der Gehirnflüssigkeit fest. Offenbar versucht hier das Gehirn, ein hyperaktives Dopaminsystem zu kompensieren. Aber auch die Freisetzung anderer Neurotransmitter wie Acetylcholin, Noradrenalin, 5-Hydroxytryptamin, Gamma-Aminobuttersäure, Glutamin und D-Aspartat, wird in bestimmten Hirnregionen von Endocannabinoiden gehemmt. 5-Hydroxytryptamin spielt z.B. eine Rolle beim Erbrechen. In der Medizin werden Gegenspieler des 5-Hydroxytryptamins als Brechreiz hemmende Arzneimittel verwendet. Eine ähnliche Wirkung ist auch von Cannabis bekannt.

Die Hirnregionen, in denen der CB_1-Rezeptor häufig gefunden wird, spielen eine wichtige Rolle für das Gedächtnis (Hippocampus und Kleinhirn) sowie für die Bewegungsregulation (Basalganglien und Kleinhirn). Infolge dessen scheinen Endocannabinoide, aber auch THC, Lern- und Bewegungsprozesse zu beeinflussen. THC aktiviert die CB_1-Rezeptoren in diesen Bereichen. Dies sorgt für die psychoaktiven Wirkungen des THC. Zugleich erlangt THC Einfluss auf die Informationsverarbeitung, insbesondere auf das Arbeits- und das Kurzzeitgedächtnis. Unter dem Einfluss von THC ist das Abspeichern und Verarbeiten neuer Informationen nur noch begrenzt möglich. Bei längerem, regelmäßigen Marihuana-Konsum nimmt dann auch häufig die Gedächtnisleistung ab. Erst nach dem Absetzen der Droge kann sich die Gedächtnisleistung wieder langsam verbessern. Allerdings scheint chronischer Konsum von Marihuana bei Jugendlichen die Hirnentwicklung langfristig negativ zu beeinträchtigen.

Eine Gehirnregion mit sehr wenigen CB_1-Rezeptoren ist der für Atmung und Blutkreislauf verantwortliche Hirnstamm. Dies ist u.a. mit ein Grund, weshalb eine Cannabis-Überdosierung nicht tödlich ist.

CB_1-Rezeptoren im Bereich der Blutgefäße haben offenbar Einfluss auf die Spannung der Gefäßwände und damit auf den Blutdruck. Marihuana-Konsum kann eine Steigerung der Herzfrequenz und des Blutdrucks zur Folge haben, andererseits aber auch zur Gefäßerweiterung und in der Folge zum Blutdruckabfall führen.

Während die Aktivierung der CB_1-Rezeptoren psychische und körperliche Folgen hat, zeigt eine Aktivierung von CB_2-Rezeptoren keine derartigen Auswirkungen. **CB_2-Rezeptoren** befinden sich vorwiegend auf Blutzellen (wie T- und B-Lymphozyten, natürlichen Killerzellen oder Makrophagen), den Mandeln und der Milz - also auf Zellen mit Immunfunktion. Hier kontrollieren sie die Freisetzung von Proteinen, die das Immunsystem regulieren, sogenannte Zytokine. Man vermutet, dass Endocannabinoide Immunzellen zum Ort einer Schädigung locken und vor Ort aktivieren, aber auch gleichzeitig deren gewebeschädliche Überaktivierung verhindern. Das Endocannabinoid-System spielt damit eine wichtige Rolle bei der Modulation des Abwehrsystems.

Darüber hinaus finden sich CB_2-Rezeptoren auch auf Knochenzellen (Osteoblasten und Osteoklasten) und sind daher auch an der Regulierung des Knochenauf- und abbaus beteiligt. Dabei scheinen Endocannabinoide die Festigkeit des Knochens zu erhöhen.

Endocannabinoide sind wahrscheinlich auch die Auslöser des sogenannten "**Runner´s High**" ("Läuferhoch"), jenes Glücksgefühls, welches Langläufer erleben können und dabei Schmerzen und Anstrengungen vergessen. Bis vor kurzem wurden noch Endorphine (also körpereigene Morphine) als mögliche Ursachen dafür diskutiert. Johannes Fuß vom Universitätsklinikum Hamburg-Eppendorf und Peter Gass vom Zentralinstitut für Seelische Gesundheit in Mannheim zeigten jedoch 2015 im Tiermodell, dass Endorphine diese Effekte nicht auslösen. Ganz anders ist es bei den lipophilen Endocannabinoiden, deren Blutwerte bei Läufern ebenfalls ansteigen. Fuß und Gass gelang es, bei Mäusen die Begleiteffekte (eine reduzierte Schmerzempfindlichkeit und eine geringere Ängstlichkeit) des Läuferhochs experimentell nachzuweisen. Dafür mussten sich die Tiere

5 Stunden lang im Laufrad abmühen und dabei 6,5 km zurücklegen. Anschließend wurde ihre Schmerzempfindlichkeit auf einer Heizplatte geprüft. Im Vergleich zur Kontrollgruppe zeigten sich die Langstrecken-Mäuse wesentlich entspannter. Es dauerte länger, bis sie ihre Pfoten leckten oder in die Höhe sprangen. Weitere Tests in einer Hell-Dunkel-Box zeigten bei den Langstrecken-Mäusen auch ein geringeres Angstempfinden. Die Mäuse wurden dazu in die dunkle Kammer gesetzt. Die Forscher beobachteten anschließend, wie oft und wie weit sich die Mäuse aus der für sie angenehmeren dunklen Seite in die benachbarte helle Seite wagten. Die Langstrecken-Mäuse zeigten gegenüber den Kontroll-Mäusen weniger Angst und wagten sich länger und öfter in die für sie unangenehmere helle Umgebung. Die Forscher verabreichten schließlich den Mäusen Medikamente, die die Endocannabinoid-Rezeptoren blockierten. Daraufhin blieben die positiven Effekte des Läuferhochs aus. Eine ebenfalls vorgenommene Blockade von Endorphin-Rezeptoren hatte dagegen keinen Effekt.

Für die Pharma-Industrie bietet das Endocannabinoid-System verschiedene Möglichkeiten der Einflussnahme. Die wichtigste Substanz, welche pharmakologisch zum Einsatz kommt, ist natürlich das THC, welches wie bereits beschrieben CB_1-Rezeptoren aktiviert. Als natürlichen Bestandteil von Cannabis-Blütenständen (lateinisch: Cannabis flos) können schwerkranke Patienten in Deutschland seit März 2017 THC auf Rezept bekommen. Der Anbau der Cannabis-Pflanzen soll ab 2019 unter staatlicher Aufsicht durch eine im Bundesinstitut für Arzneimittel und Medizinprodukte angesiedelte, sogenannte Cannabis-Agentur stattfinden. Bis dahin wird der Bedarf über Importe, u.a. aus den Niederlanden, gedeckt. In den Niederlanden sind Cannabis-Blüten in 5 Varietäten mit verschiedenen THC-Gehalten verschreibungspflichtig erhältlich:

1. Bedrocan - THC ca. 22 %; CBD <1 %
2. Bedrobinol - THC ca. 13,5 %; CBD <1 %
3. Bediol - THC ca. 6,3 %; CBD ca. 8 %
4. Bedica - THC ca. 14 %; CBD <1 %; gemahlene Blüten sowie
5. Bedrolite - THC <1 %; CBD ca. 9 %

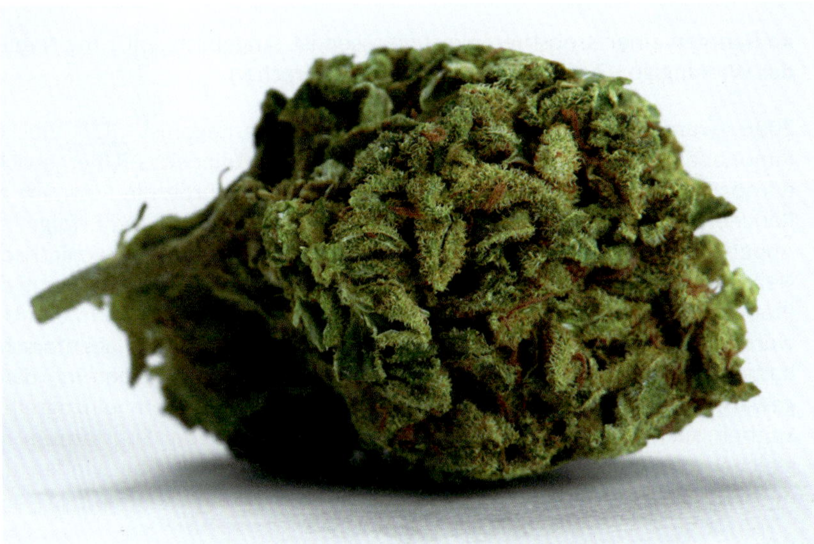

(Fotolia: #164978930 | Urheber: Michael)

Teilsynthetisch hergestellt ist THC als Dronabinol ein verkehrs- und verschreibungsfähiges Betäubungsmittel. Es wird in Form einer Lösung (Tropfen) mit 2,5 Prozent THC sowie in Kapselform mit 2,5 mg, 5 mg und 10 mg THC verabreicht und kann unter anderem gegen Schmerzen, Spastik, Appetitlosigkeit und Übelkeit infolge schwerer Erkrankungen eingesetzt werden. Zu den möglichen unerwünschten Wirkungen gehören psychotrope Effekte, Verdauungsbeschwerden und Herz-Kreislauf-Störungen. Die Wirkungen setzen nach zirka 30 bis 60 Minuten ein. Die psychoaktiven Effekte halten 4 bis 6 Stunden, die Appetitstimulation bis zu 24 Stunden an.

THC ist wirksamer Hauptbestandteil des Mundsprays Sativex bzw. Nabiximols, welches in Kanada, Großbritannien, Tschechien, Dänemark und Deutschland als verschreibungspflichtiges Arzneimittel zugelassen ist. Die Zulassung ist auf die Behandlung von Spasmen bei multipler Sklerose beschränkt. Das Spray wird auf die Innenseite der Wange gesprüht, da THC über die Mundschleimhaut besonders gut resorbiert werden kann.

Ein vollsynthetisch hergestellter Abkömmling des THC ist Nabilon, welches wie Dronabinol als Betäubungsmittel verschreibungsfähig zur Behandlung von Appetitlosigkeit und Unterernährung bei AIDS-Patienten sowie zur Behandlung von Übelkeit und Erbrechen bei Chemo- und Strahlentherapie im Rahmen einer Krebstherapie zugelassen ist. Angeblich soll 1 mg Nabilon der Wirkung von 7 bis 8 mg Dronabinol entsprechen.

2006 wurde der synthetische CB_1-Rezeptor-Antagonist (CB_1-Blocker) Rimonabant als Arzneimittel zur Behandlung der Adipositas (Übergewicht) europaweit auf den Markt gebracht. Ursprünglich wurde die Substanz zur Raucherentwöhnung entwickelt, zeigte dann aber gute Erfolge als Appetitzügler. Leider stellten sich zugleich schwerwiegende psychiatrische Nebenwirkungen bis hin zu einem erhöhten Suizidrisiko ein, worauf das Präparat 2008 in Europa wieder vom Markt genommen wurde. In den USA wurde dagegen die Zulassung erst gar nicht erteilt. Grundlagenforscher hatten im Vorfeld der europäischen Markteinführung bereits davor gewarnt, auf diese Weise in das Endocannabinoid-System einzugreifen. Seither suchen die Pharmakologen nach alternativen Substanzen mit gleicher Wirkung, die aber die Blut-Hirn-Schranke nicht überwinden und deshalb keine psychischen Nebenwirkungen hervorrufen können.

Eine andere Möglichkeit der Einflussnahme bieten sogenannte Fettsäureamid-Hydrolase-(FAAH)-Hemmer. Die Fettsäureamid-Hydrolase (FAAH) ist ein Enzym, welches das Endocannabinoid Anandamid in Arachidonsäure und Ethanolamin spaltet und damit abbaut. FAAH wird vor allem im Gehirn, in der Skelettmuskulatur, in der Niere und in der Bauchspeicheldrüse gebildet. So wird z.B. bei Stress in der Amygdala, einer für die emotionale Bewertung und Wiedererkennung von Situationen sowie der Gefahrenanalyse wichtigen Gehirnregion, die FAAH aktiviert, wodurch die Konzentration an Anandamid gesenkt wird. Der Betroffene fühlt in der Folge eine innere Anspannung bis hin zur Angst. FAAH-Hemmer unterbinden den Abbau des Endocannabinoids Anandamid und verstärken so dessen Wirkung. Derartige Stoffe sind demnach für die Behandlung von Angstzuständen interessant. Sie befinden sich aktuell noch in der Experimentierphase, sind also noch nicht marktreif.

Was ist CBD?

Von den etwa 80 Cannabinoiden der Hanfpflanze ist Cannabidiol (kurz: CBD) das mengenmäßig Zweithäufigste. Während der THC-Gehalt je nach Züchtung in den weiblichen Blütenständen ca. 6 bis 22 Prozent erreichen kann, wird der durchschnittliche CBD-Gehalt mit 0,6 bis 4 Prozent angegeben. Im Faser- oder Industriehanf, welcher kaum THC (weniger als 0,2 %) enthält, ist CBD dann auch das Cannabinoid mit der höchsten Konzentration.

Wie THC ist Cannabidiol eine fettlösliche (lipophile) Substanz, die sich gut im Körper und im zentralen Nervensystem ausbreiten kann. Wie alle Cannabinoide liegt das CBD in der Pflanze überwiegend als Carbonsäure (CBDA) vor.

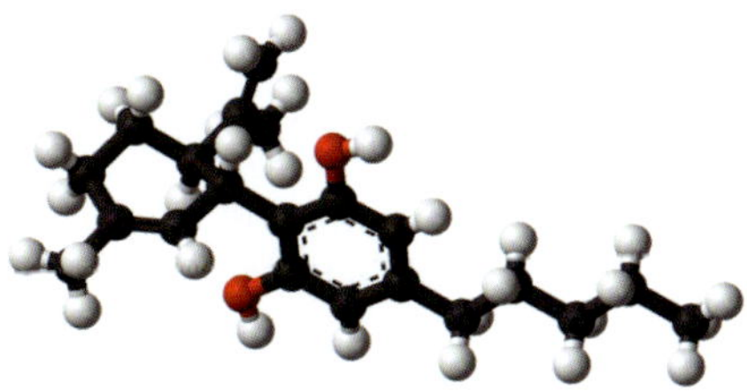

Cannabidiol - CBD - Stäbchenmodell

CBD wurde zum ersten Mal bereits in den 1930er Jahren aus der Pflanze isoliert. Aber erst in den 1960ern konnten Professor Raphael Mechoulam und sein Forschungsteam in Israel die chemische Struktur des CBD vollständig aufklären.

Die chemische Struktur von Cannabidiol ist der des THC sehr ähnlich. Lediglich einige Atome sind etwas anders lokalisiert.

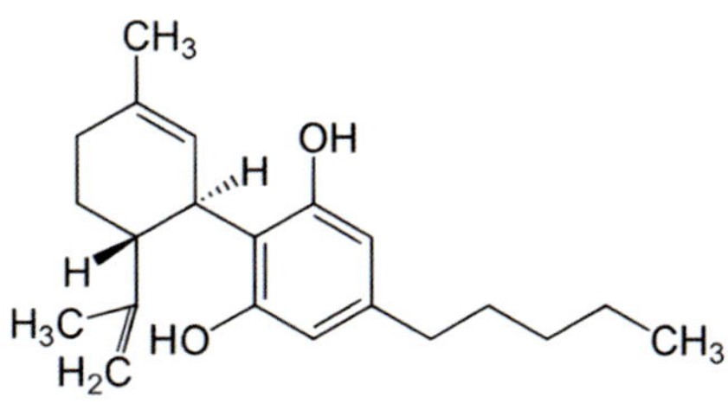

(-)-trans-Cannabidiol (CBD)

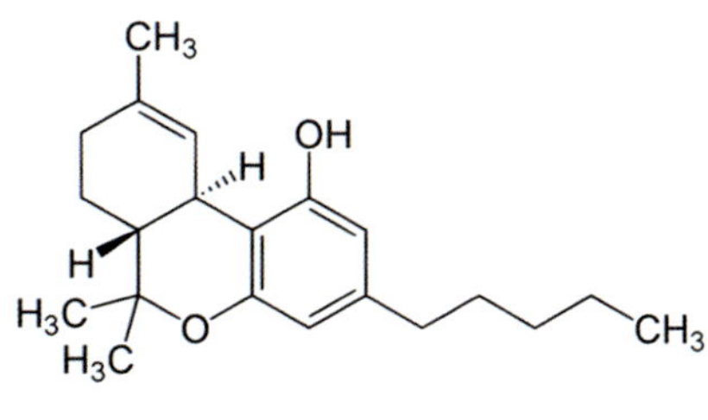

(-)Δ^9-trans-Tetrahydrocannabinol (THC)

Diese geringfügigen Unterschiede im Molekül haben jedoch für unseren Körper eine enorm große Auswirkung: Während THC berauschende psychoaktive Effekte in unserem Gehirn auslöst, verursacht CBD keine derartigen psychischen Wirkungen. Stattdessen hat Cannabidiol verschiedene, gesundheitlich vorteilhafte Eigenschaften und verursacht selbst in hohen Dosierungen keine relevanten Nebenwirkungen. Der Verzehr von CBD gilt daher als ausgesprochen sicher.

CBD entfaltet im menschlichen Körper keine klassische pharmakologische Wirkung wie das THC an den Cannabinoid-Rezeptoren. CBD hat offenbar nur eine sehr geringe Affinität zu CB-Rezeptoren. Es kann wohl an CB_1-Rezeptoren binden, blockiert diese dann aber vor dem Zugriff von THC, wodurch CBD die THC-Wirkungen teilweise ausbremst.

Cannabidiol entfaltet seine positiven Effekte auf die Gesundheit des menschlichen Körpers dagegen ähnlich wie andere gesunde Nahrungsbestandteile auf vielerlei Wegen in Interaktion mit verschiedenen physiologischen Systemen im Rahmen des normalen Stoffwechselgeschehens. Der Mediziner und Hanfexperte Dr. Franjo Grotenhermen listet in seinem 2015 zusammen mit den Co-Autoren Markus Berger und Kathrin Gebhardt veröffentlichten Compendium über Cannabidiol allein 14 verschiedene, in der Forschung diskutierte Einflussmechanismen von CBD auf den Körper auf, ohne dabei Anspruch auf Vollständigkeit zu erheben. Da ist neben der bereits beschriebenen möglichen Blockierung von CB_1-Rezeptoren vom Einfluss auf andere Rezeptoren, wie dem Vanilloid Typ 1 Rezeptor, die Rede, welcher sich ähnlich der Wirkung von Capsaicin verhält. Capsaicin ist ein wertvoller sekundärer Pflanzenstoff, welcher Paprika und Chili die geschmackliche Schärfe verleiht.

Weiterhin werden antioxidative Wirkungen diskutiert. CBD neutralisiert wirkungsvoll Freie Radikale, hochreaktive Sauerstoffverbindungen, die im normalen Stoffwechsel entstehen und Zellschäden erzeugen können. Freie Radikale werden mit der Entstehung einer ganzen Reihe von Krankheiten in Zusammenhang gebracht und sind mitverantwortlich für das Altern. Antioxidantien wie Glutathion, Coenzym Q_{10}, Beta-Carotin, Vitamin C und E sowie pflanzliche Polyphenole (u.a. OPC, Resveratrol) - typische Bestandteile gesunder Lebensmittel - haben die Aufgabe, die schädlichen Radikale wegzufangen. Es wurde experimentell gezeigt, dass Cannabidiol oxidativen Schädigungen besser oder zumindest gleich gut vorbeugt wie Vitamin C oder Vitamin E.

CBD scheint zudem einen Einfluss auf die Konzentration von Endocannabinoiden wie Anandamid zu haben. Möglicherweise führt eine Zufuhr von CBD zu einem höheren Endocannabinoid-Level im Körper, was das Endocannabinoid-System in seiner Schlüsselfunktion, der Homöostase, unterstützt, in dem es die Wirkung der körpereigenen Cannabinoide verlängert und verstärkt.

CBD als wichtiger Bestandteil einer gesunden Ernährung

Gesunde Menschen, welche CBD-haltige Lebensmittel als Bestandteil ihrer normalen Ernährung aufnehmen, profitieren durch eine Steigerung ihres allgemeinen Wohlbefindens. Sie fühlen sich subjektiv gelassener, ausgeglichener, erholter, gesünder, fitter. Allerdings gibt es hierzu keine wissenschaftlich befriedigenden Studien. Diese Aussage basiert auf den bisherigen Erfahrungen aus vielen persönlichen Gesprächen des Autors mit CBD-Konsumenten und deckt sich mit den Erfahrungen anderer Autoren.

Die Erklärung für diese beobachtete Steigerung des Wohlbefindens liefert die Grundlagenforschung zum Endocannabinoid-System, dessen vorrangige Funktion die Aufrechterhaltung der Homöostase im Körper ist. Befindet sich der Körper im Gleichgewicht, funktioniert er optimal und es geht ihm gut.

„Lass die Nahrung deine Medizin sein und Medizin deine Nahrung!" Dieser Rat des berühmtesten Arztes des Altertums, des Begründers der Medizin, Hippokrates von Kos (460-370 v. Christus) ist aktueller denn je. Dennoch wird er in den westlichen Industrieländern selten befolgt. Die häufigsten Zivilisationskrankheiten (Arteriosklerose, Diabetes mellitus, Krebs, Autoimmunkrankheiten u.a.) sind ernährungsbedingt verursacht. Die regelmäßige Versorgung des Körpers mit notwendigen Nähr- und Vitalstoffen ist ein entscheidendes Kriterium für einen ausreichenden Schutz vor der Entwicklung ernährungsbedingter Erkrankungen. Hierzu zählen nicht nur Vitamine, Mineralstoffe, essentielle Aminosäuren und Fettsäuren etc., sondern eben auch sekundäre Pflanzenstoffe, wie das Phytocannabinoid Cannabidiol. Die mit der Nahrung aufgenommenen pflanzlichen Cannabinoide optimieren die Endocannabinoid-Level des Organismus und sorgen damit für eine perfekt funktionierende Homöostase.

Phytocannabinoide waren bereits seit Urzeiten Bestandteile der menschlichen und tierischen Ernährung. Hanfprodukte kamen schon immer auch als Lebensmittel auf den Tisch. Schon immer wurden auch Haus- und Nutztiere mit Teilen der Hanfpflanze gefüttert. Daran ändern auch die letzten 80 Jahre nichts, in denen der Hanf politisch motiviert verteufelt und weltweit verboten wurde.

Cannabinoide und andere auf das Endocannabinoid-System ansprechende Substanzen, sogenannte **Cannabinoidmimetika** - also Substanzen, die die biologische Funktion der Cannabinoide nachahmen, ohne deren klassische chemische Struktur zu besitzen, kommen nicht nur im Hanf, sondern in vielen anderen als Lebensmittel genutzten Pflanzen ebenfalls vor. Das in einigen Kräuter- und Gewürzpflanzen (u.a. im Schwarzem Pfeffer, Gewürznelken, Rosmarin, Kümmel, Oregano, Basilikum, Lavendel, Zimt), im Hopfen und auch im Hanf als Bestandteil des ätherischen Öls vorkommende Beta-Caryophyllen bindet an peripheren CB_2-Rezeptoren auf Immunzellen. Seine Wirkung wird zudem als entzündungshemmend und schmerzstillend beschrieben. Ebenfalls am CB_2-Rezeptor dockt N-Isobutylamid aus dem als "Immunbooster" gern genutzten Sonnenhut Echinacea an. Der Grüne Tee (Camellia sinensis) ist für seinen Gehalt an Epigallocatechingallat (EGCG) bekannt. Diese Catechine wirken als CB_1-Rezeptoragonisten. In Lein-Samen (Linum) entdeckte man vor kurzem CBD-ähnliche Stoffe mit offenbar vergleichbaren entzündungshemmenden Eigenschaften. Im Kakao (Theobroma cacao) finden sich die zur Stoffklasse der N-Acylethanolamine (NAE) gehörenden N-Linoleoylethanolamid (LEA) und N-Oleoylethanolamid (OEA). Zur Stoffklasse der NAE gehört auch N-Arachidonoylethanolamid - besser bekannt unter dem Namen Anandamid, das zuerst entdeckte Endocannabinoid. Von den NAE ist bekannt, dass sie direkt auf die CB-Rezeptoren wirken und zusätzlich das Enzym FAAH hemmen, welches für den Abbau des Anandamids verantwortlich ist. Sie sind damit in der Lage, die Anandamid-Level zu erhöhen.

Diese Beispiele zeigen, dass es in unserer Nahrung viele Lebensmittel gibt, die unterschiedliche Bestandteile enthalten, welche Einfluss auf das Endocannabinoid-System haben.

Welche Effekte wurden nach CBD Verzehr beobachtet?

Zunächst hat sich die wissenschaftliche Erforschung der Auswirkungen von Cannabis-Bestandteilen auf den menschlichen Körper vor allem auf THC konzentriert. Erst in den beiden letzten Jahrzehnten ist das Interesse an anderen Cannabinoiden, insbesondere an Cannabidiol, gestiegen. Die meisten Erkenntnisse wurden dabei vorwiegend am Tiermodell gewonnen.

Cannabidiol unterstützt die homöostatische Funktion des Endocannabinoid-Systems, in dem es die Anandamid-Level des Körpers erhöht. Eine CBD Zufuhr scheint mit schmerzlindernden, entzündungshemmenden, entkrampfenden, antiepileptischen, antipsychotischen und angstlösenden Effekten einherzugehen. CBD hemmt Übelkeit und reduziert im Tierversuch das Risiko für die Entwicklung eines Diabetes (Zuckerkrankheit). Durchblutungsfördernde, nervenschützende und antioxidative Eigenschaften wurden ebenfalls gefunden. CBD verringert offenbar das Risiko von Protein-Fehlfaltungs-Erkrankungen wie Alzheimer und Parkinson. In Prion-infizierten Nervengewebe reduziert Cannabidiol die Anhäufung von krankhaften Prion-Proteinen. CBD scheint zudem, positive Effekte auf ADHS (Aufmerksamkeitsdefizit-Hyperaktivitätsstörungen) zu haben. Weiterhin zeigte sich CBD als antibakteriell gegenüber bestimmten gefährlichen Bakterien mit hoher Antibiotikaresistenz (MRSA, Methicillin-resistente Staphylococcus aureus). Darüber hinaus tötet Cannabidiol Krebszellen bei Brustkrebs, Prostatakrebs und einigen anderen Krebsarten.

Dieses breite Spektrum an beobachteten Effekten, welche mit der Gabe von CBD verknüpft sind, macht Cannabidiol zu einem äußerst multipotenten Nahrungsbestandteil, von dem Menschen mit unterschiedlichen Befindlichkeitsstörungen und Krankheiten profitieren können u.a. bei:

Neurologische Erkrankungen

- Alzheimer
- Amyotrophe Lateralsklerose (ALS)
- Bewegungsstörungen
- Creutzfeldt-Jakob-Krankheit
- Demenz
- Epilepsie
- Hirntumor
- Migräne
- Multiple Sklerose (MS)
- Parkinson
- Periphere Neuropathien

Psychische Erkrankungen

- Angstzustände
- Depressionen
- Entwöhnung von Nikotin, Alkohol und anderen Drogen
- Posttraumatische Belastungsstörungen
- Psychosen
- Reduzierung von Appetit und Übergewicht
- Schizophrenie
- Schlafstörungen
- Stress, Überbelastung, Nervosität

Schmerzen

- Chronische Schmerzen
- Gelenkschmerzen
- Migräneschmerzen
- Muskelspasmen
- Nervenschmerzen
- Rückenschmerzen
- Weichteilschmerzen

Krebserkrankungen

- Bauchspeicheldrüsenkrebs
- Brustkrebs
- Hautkrebs
- Hirntumor
- Leberkrebs
- Prostatakrebs

Chronisch-Entzündliche Erkrankungen

- Colitis ulcerosa
- Morbus Crohn
- Rheuma, Arthritis und Arthrosen

Autoimmunkrankheiten

- Diabetes mellitus Typ I
- Colitis ulcerosa
- Morbus Crohn
- Multiple Sklerose

Stoffwechselkrankheiten

- Diabetes mellitus Typ I & II

Sonstige

- Hautkrankheiten
- Herz-Kreislauf-Erkrankungen
- Knochenbrüche
- Transplantationen
- Übelkeit und Erbrechen

CBD und sein Einfluss auf Krankheiten

Im Folgenden soll es um den Einfluss gehen, den eine Cannabidiol-Gabe im Zusammenhang mit verschiedenen Krankheiten haben könnte. Die Ausführungen basieren auf weltweiten Forschungsergebnissen der letzten Jahre, von denen die meisten am Tiermodell gewonnen wurden. Bereits diese Grundlagenforschung weist auf eine vielfältige positive Wirkung bei den unterschiedlichsten Krankheiten hin. In einigen Fällen bestätigen die individuellen Erfahrungen von Ärzten und Patienten mit der Substanz die Ergebnisse der Grundlagenforschung. Demgegenüber stehen leider nur wenige klinische Studien am Menschen, die bislang durchgeführt wurden. Aber auch diese bestätigen die Bedeutung des Endocannabinoid-Systems und der darauf Einfluss nehmenden Phytocannabinoide für die Gesunderhaltung des menschlichen Körpers.

Einen weitergehenden Überblick über die aktuelle Datenlage können sich Interessierte anhand der über das Internet allgemein zugänglichen medizinischen Datenbanken verschaffen. Dort finden sich auch die Original-Arbeiten der hier zitierten Studienergebnisse. Allein bei der amerikanischen PubMed (US National Library of Medicine, National Institutes of Heath) finden sich mehrere Tausend Einträge zu CBD und Cannabidiol. Überzeugen Sie sich selbst:

https://www.ncbi.nlm.nih.gov/pubmed

Die bisher gesammelten Erkenntnisse zu Cannabidiol spiegeln nicht unbedingt das komplette Potential der Substanz wieder. Es könnte weitere mögliche Anwendungsgebiete geben, für die bisher noch keine Studien durchgeführt bzw. veröffentlicht wurden. Es bleibt also spannend.

Schmerzen

Ähnlich wie Berührungen, Hitze oder Kälte nimmt der Mensch auch Schmerzen wahr. Schmerzen sind komplexe, rein subjektive Sinneswahrnehmungen. Ihre Intensität kann von unangenehm bis unerträglich reichen. Schmerzen sind nicht gleich Schmerzen. Hier gibt es eine unglaubliche Vielfalt. Sie können plötzlich (akut) auftreten oder sich als chronische Schmerzen stetig entwickeln, dabei länger anhalten und wiederkehren. **Akute Schmerzen** weisen den Körper darauf hin, dass momentan irgendetwas nicht stimmt. In Gefahrensituationen, wie z.B. die berühmte Hand auf der heißen Herdplatte, löst der plötzlich einsetzende Schmerz gleichzeitig einen Schutzreflex, im Beispiel das schnelle Wegziehen der Hand, aus, um schwerere Verletzungen zu vermeiden. In der Regel steht ein akuter Schmerz eindeutig mit einem aktuellen Vorfall, etwa einer Verletzung, in Verbindung und dauert so lange an, bis der auslösende Reiz verschwunden oder der physische Schaden geheilt ist. In seltenen Fällen können Schmerzen aber auch ohne ersichtliche Ursache plötzlich und kurzzeitig auftreten, z.B. ein stechender Kopfschmerz.

Hält jedoch der Schmerz über einen längeren Zeitpunkt - länger als 3 Monate - an, kann er seine Warnfunktion verlieren und sich zu einer eigenen Erkrankung, dem **chronischen Schmerzsyndrom**, entwickeln. Dabei bildet der Körper eine Art Schmerzgedächtnis. Etwa 20 Prozent der Patienten, die ihren Hausarzt aufsuchen, leiden unter chronischen Schmerzen. Dabei zählen Rücken- und Gelenkschmerzen zu den häufigsten Beschwerden. Selbst nach der Amputation eines Armes oder Beines können Betroffene noch Schmerzen in der Gliedmaße verspüren, obwohl diese gar nicht mehr vorhanden ist (Phantomschmerzen).

Nicht immer haben Schmerzen körperliche Ursachen. Selbst Liebeskummer kann zu schmerzhaften Empfindungen führen. Auch im Verlauf psychischer Erkrankungen (z.B. einer Depression) kann es zu Schmerzen kommen, die eher auf psychische Faktoren zurückzuführen sind. Umgekehrt können chronische Schmerzen auch zu einer Depression führen.

Neuropathische Schmerzen ("Nervenschmerzen") entstehen durch Schädigungen und Erkrankungen der Nervenzellen, sowohl in der Körperperipherie als auch im Zentralnervensystem (Gehirn und Rückenmark). Betroffene berichten von kribbelnden, stechenden, brennenden und ausstrahlenden Missempfindungen, die auch bereits durch sanfte Berührungen hervorrufen werden können. Diese Übererregbarkeit geht oft mit einem, durch die geschädigten

Nervenbahnen herabgesetzten Empfinden von Hitze, Kälte oder Druck einher. Auch neuropathische Schmerzen können sich über die akute Schädigung der Nervenfasern hinaus verselbstständigen und chronisch werden. Meist haben sie dann Auswirkungen auf die Psyche und die Betroffenen leiden dann zusätzlich unter Schlafstörungen, Konzentrationsschwierigkeiten, Angstzuständen und Depressionen.

Schmerzen sind das häufigste Einsatzgebiet von medizinischem Cannabis mit einer Jahrtausende alten Tradition. Die alten Chinesen lösten bereits im 2. Jahrhundert Cannabispulver in Wein auf und verabreichten es vor operativen Eingriffen. Dabei weiß man heute, dass Cannabis bei akuten Schmerzen, wie sie im Zusammenhang mit Operationen auftreten, nicht besonders wirksam ist. Ganz anders sieht es bei chronischen Schmerzen aus: Cannabinoide lindern effektiv eine Reihe verschiedener chronischer Schmerzen wie Rückenschmerzen, Gelenkschmerzen, Muskelschmerzen, Eingeweideschmerzen und neuropathische Schmerzen. Dies ist zumindest das Ergebnis einer Umfrage aus dem Jahr 2013 von Dr. Sunil K. Aggarwal unter Patienten mit chronischen Schmerzen, welche Cannabis einsetzten, da sie nicht immer bzw. nicht ausreichend auf andere Schmerzmittel wie Opioide reagierten.

Dabei stellt sich natürlich die Frage, welche der im Cannabis enthaltenen Cannabinoide am Ende wirksam sind. Bekannt ist, dass die aktivierende Bindung von THC an den CB_1-Rezeptoren im zentralen Nervensystem eine Schmerzlinderung bewirkt. Aber auch andere Cannabinoide erwiesen sich in Tiermodellen als erfolgreich. Cannabigerol (CBG), das dritthäufigste Cannabinoid, wirkt sogar stärker schmerzlindernd als THC. In Folge regelmäßigen CBD-Verzehrs berichten viele Konsumenten von einer Schmerzlinderung, insbesondere bei neuropathischen Nervenschmerzen und Schmerzen, die auf Grund von Entzündungen entstehen. In diesen Fällen kann CBD gleichzeitig die Entzündung abschwächen. Die Kombination von THC und CBD erwies sich ebenfalls als besonders effektiv bei hartnäckigen chronischen und neuropathischen Schmerzen. Intensive Schmerzzustände können demnach gebessert werden, wenn dem Körper zusätzliche Cannabinoide zugeführt werden - es muss nicht unbedingt THC sein.

Cannabinoide, wie THC, CBD und CBG, scheinen auf verschiedenen Wegen Einfluss auf Schmerzen auszuüben. Neben der durch Cannabinoide stimulierten Freisetzung bestimmter Neurotransmitter und körpereigener Opioide, wird vermutet, dass an den schmerzhemmenden Wirkungen neben CB_1-Rezeptoren, auch Glycin- und Vanilloid-Rezeptoren beteiligt sind. Das Endocannabinoid-System ist an der Regelung der Schmerzübertragung durch das ganze Nervensystem beteiligt. Als Reaktion auf Schmerzen werden Endocannabinoide freigesetzt und mindern die Schmerzempfindlichkeit. Sie verringern dabei auch das Wind-Up-Phänomen, bei dem der Schmerz durch wiederholende Reizeinwirkung intensiver wird und auch die Schmerzempfindung durch Reize, welche normalerweise keinen Schmerz auslösen (Allodynie).

Dabei scheint, zumindest bei gerauchtem Marihuana, die Dosis für die Wirkung entscheidend zu sein. Während eine niedrige Dosis, wie erwartet, kaum eine Wirkung zeigt, kann eine zu hohe Dosis Schmerzen sogar noch deutlich verstärken. Am effektivsten reduziert eine mittlere Dosis die Schmerzempfindungen (Wallace et al. 2007).

Interessanterweise sind die meisten Marihuana-Züchtungen wirksam bei chronischen Schmerzen, obwohl sich die Sorten im THC- und CBD-Gehalt recht stark unterscheiden. CBD-reiche Sorten werden insbesondere bei neuropathischen Schmerzen empfohlen.

Viele Patienten mit chronischen Schmerzen verwenden opioidhaltige Arzneimittel zur Schmerztherapie. Auf Grund der zunehmenden Debatte über den Cannabis-Gebrauch für medizinische Zwecke wurde 2015 in Australien die sogenannte POINT Studie an mehr als 1.500 Patienten durchgeführt. Diesen Patienten wurden Opioide für chronische Nichtkrebs-Schmerzen von ihren Ärzten verschrieben. Nicht in allen Fällen reichte die Opioid-Therapie, trotz hoher Dosen, für die Schmerzlinderung aus. Ca. 16 Prozent der Patienten gaben an, dann zusätzlich Cannabis zu verwenden, und berichteten über eine größere Schmerzlinderung in Kombination mit Opioiden, als wenn die Opioide allein verwendet wurden. Da es sich hierbei um zusätzlichen und zugleich illegalen Cannabis-Gebrauch handelt, ist die Dunkelziffer möglicherweise etwas höher. Außerdem muss von Marihuana-Konsum ausgegangen werden. Daher ist die beschriebene Wirkung wohl eher auf THC zurückzuführen. Da aber auch bei CBD-Verzehr schmerzlindernde Effekte beobachtet wurden, kann davon ausgegangen werden, dass auch Cannabidiol bei Patienten mit starken Schmerzen, welche mit Opioiden behandelt werden, von Vorteil ist und dann entweder die Schmerzlinderung verstärkt oder dabei hilft, die Opioid-Dosen zu verringern. Zudem könnte CBD die Entwicklung einer Gewöhnung an Opioide bremsen und die Symptome beim Opioid-Entzug lindern. Im Gegensatz zu Opioiden führen Cannabinoide selbst bei Überdosierung nicht zu potentiell lebensgefährlichen Atemdepressionen und auch nicht zur Unterdrückung der Abwehrfunktion gegen infektiöse Keime.

Ein weiterer Aspekt verdient Beachtung: Nichtsteroidale Antirheumatika (NSAR) wie ASS (Acetylsalicylsäure), Ibuprofen, Naproxen, Ketoprofen, Diclofenac sind die wichtigsten Schmerzmittel im Pharmamarkt. Sie sind teilweise ohne Rezept erhältlich und werden für jegliche Arten von Schmerzen oft und häufig bedenkenlos eingesetzt. Allein vom Ibuprofen werden jährlich ca. 70 Millionen Packungen in Deutschland verkauft. Die Mittel wirken gut und zuverlässig, aber viele Patienten unterschätzen die damit verbundenen Nebenwirkungen, insbesondere bei längerem Gebrauch. Die nichtsteroidalen Schmerzmittel wirken, in dem sie die Bildung der für Schmerzen und Entzündungen verantwortlichen Gewebehormone, der Prostaglandine, unterdrücken. Aber Prostaglandine fungieren auch als Schutzfaktoren für die Magenschleimhaut vor dem Einwirken der Magensäure und der Verdauungsenzyme. Auf Grund der durch die Schmerzmittel verminderten Synthese von Prostaglandinen sind dann auch Schädigungen der Magenschleimhaut, die sich in Magenschmerzen und Übelkeit bis hin zu Magenblutungen und Magengeschwüren äußern können, die häufigsten Nebenwirkungen der NSAR.

Es gibt mittlerweile Hinweise, dass Cannabinoide, insbesondere THC, auch Magen-Darm-Blutungen lindern können. Möglicherweise macht es daher auch Sinn, nichtsteroidale Schmerzmittel mit CBD zu kombinieren: einerseits um die Wirkung der NSAR zu verstärken und damit vielleicht mit niedrigeren Dosen ähnliche oder sogar bessere Effekte zu erzielen, andererseits um die Magenschleimhaut vor nichtsteroidalen Schmerzmitteln zu schützen.

Nervenschützende Effekte des CBD

Eine der wichtigsten Aufgaben des Endocannabinoid-Systems ist der Schutz des Nervensystems bzw. der Nervenzellen. Im Tiermodellen konnte gezeigt werden, dass Cannabinoide Neuronen vor Schädigungen schützen können, die durch reduzierte Durchblutung und Sauerstoffminderversorgung, durch Entzündungen, durch toxische Stoffe und auch durch Verletzungen verursacht werden. Wenn der Körper selbst nicht in der Lage ist, über die eigenen Endocannabinoide den Nervenschutz zu gewährleisten, kann eine zusätzliche Cannabinoid Zufuhr über die Nahrung hierbei von Vorteil sein.

Bei jungen Ratten konnten die Folgen mechanischer Schäden am Ischiasnerv durch CBD-Gabe reduziert werden (Perez et al. 2013). CBD scheint zudem durch Alkohol verursachte Degenerationen von Nervenzellen zu mindern (Liput et al. 2013).

Auch bei Mangelversorgung von Nerven mit Sauerstoff und Glucose treten unter verschiedenen Cannabinoiden (darunter auch CBD) neuroprotektive Effekte auf. Derartige Engpässe in der Vitalstoffversorgung treten beispielsweise beim Schlaganfall, bei Schädelverletzungen oder bei Kohlenmonoxid-Vergiftungen auf. Sie lösen in den betroffenen Regionen chemische Überreaktionen wie eine übermäßige Ausschüttung des Neurotransmitters Glutamat aus, was zum Absterben von Nervenzellen führen kann. Darüber hinaus entstehen Entzündungen und ein Übermaß an freien Radikalen. Cannabinoide schwächten in Zellexperimenten diese Effekte ab (Mechoulam, 1999).

Freie Radikale können Schäden an den Nervenzellen bewirken. Cannabinoide wie CBD wirken antioxidativ und fangen freie Radikale ab.

Die neuroprotektiven (nervenschützenden) Effekte von CBD sind insbesondere für Patienten mit neurodegenerativen Krankheiten interessant. Es existieren Hinweise, dass CBD dazu beiträgt, durch abgestorbene Nervenzellen geschädigte Gehirnregionen wiederherzustellen. Wie dies im Einzelnen geschieht, entzieht sich jedoch noch der genauen Kenntnis.

Entzündungen

Entzündungen (Inflammatio) sind Abwehr-Reaktionen des Immunsystems auf schädliche Reize und Einwirkungen aller Art (Eindringen von Fremdkörpern, Giftstoffen, Krankheitserregern, Strahlung etc.). Sie finden im betroffenen Gewebe, in den beteiligten Blutgefäßen und im angrenzenden Lymphsystem statt und äußern sich üblicherweise durch Rötung, Schwellung, Erwärmung, Schmerz und funktionelle Einschränkungen. Diese Symptome resultieren aus einer durch Botenstoffe des Immunsystems (Histamin, Prostaglandine, Zytokine, Bradykinin, Serotonin etc.) bewirkten stärkeren Durchblutung des betroffenen Gebietes. Gleichzeitig werden die Blutgefäße durchlässiger für den Übertritt von Blutplasma und Immunzellen ins betroffene Gewebe, welche dann die Fremdstoffe, Krankheitserreger etc. vernichten. In der Regel besteht die Abwehrreaktion aus einer Abstoßung eines Teils des betroffenen Gewebes und einer anschließenden Zellneubildung, um den entstandenen Gewebeschaden zu reparieren. Blutstillung, Blutgerinnung, Entzündung, Entsorgung von Zelltrümmern und Wundheilung sind dabei eng verzahnte Prozesse, die teilweise nebeneinander ablaufen. In diesem Kontext sind Entzündungen ganz wichtige und wertvolle Körperfunktionen und klingen wieder ab, sobald die auslösenden Ursachen abgestellt sind. Werden jedoch die körpereigenen Abwehrreaktionen im Rahmen einer rein symptomatischen Therapie unterdrückt, bleiben die Ursachen bestehen, die Entzündungsreaktion wird vom Körper aufrechterhalten, wird chronisch, und die eigentliche Heilung verzögert sich.

Chronische Entzündungen können sich in vielen Organen und im lymphatischen Gewebe abspielen und dort schwerwiegende Folgen entwickeln. Die im Zuge der Immunreaktionen dabei ausgeschütteten Zytokine haben eine wachstumsfördernde Wirkung und können in den betroffenen Gebieten Zellwucherungen (Tumore) auslösen und deren Wachstum und Gefäßversorgung fördern. Mitunter richten sich entzündliche Prozesse aber auch gegen eigentlich harmlose Umweltreize und körpereigene Strukturen. In der Folge entwickeln sich Allergien und Autoimmunkrankheiten.

Immunzellen verfügen über CB_2-Rezeptoren. Endocannabinoide haben damit Einfluss auf die ablaufenden Immunreaktionen und spielen eine wichtige Rolle bei der Regulation von Entzündungsvorgängen. Dies haben 2007 Professor Dr. Andreas Zimmer und Professor Dr. Thomas Tüting mit ihrem Team vom Bonner Institut für molekulare Psychiatrie an Mäusen eindrucksvoll belegt. Mit Hilfe von Allergenen lassen sich bei den Versuchsmäusen Hautausschläge verursachen. Die Entzündungsreaktion lässt die Endocannabinoid-Konzentration in den Versuchstieren ansteigen.

Es gibt für Forschungszwecke gentechnisch veränderte Mäusestämme, bei denen die CB-Rezeptoren fehlen bzw. nicht funktionieren. Im Vergleich zu normalen Mäusen reagieren die Tiere, denen CB-Rezeptoren fehlen, deutlich stärker auf die Allergene. Darüber hinaus gibt es Mäusestämme, bei denen der Abbau der Endocannabinoide gestört ist und die infolgedessen über eine erhöhte Endocannabinoid-Konzentration in der Haut verfügen. Diese Tiere zeigten eine deutlich geringere allergische Reaktion. Offenbar scheinen Endocannabinoide "wie ein Tritt auf die Bremse" zu wirken. Sie halten die Immunreaktion unter Kontrolle und verhindern, dass der Körper über das Ziel hinausschießt. Im Experiment minderte dann auch eine auf die Haut aufgetragene THC-Lösung die allergische Hautreaktion (Zimmer, Tüting et al, 2007).

Weitere Untersuchungen zeigten im Tiermodell, dass neben THC auch CBD entzündungshemmende Effekte haben kann (Kozela et al. 2011, 2013 & 2016, Li et al. 2013). Dabei hemmte CBD dosisabhängig die Ausschüttung der Zytokine Interleukin 6 und 17, welche entzündungsfördernd sind, während es gleichzeitig die Ausschüttung des entzündungshemmenden Interleukins 20 förderte. Selbst eine äußerliche Anwendung von CBD auf geschwollene Gelenke von Ratten, die an entzündlicher Gelenkerkrankung (Arthritis) litten, führte zur Reduzierung der Entzündung und damit zu geringerer Schwellung und weniger Schmerzen (Hammell et al. 2015).

Zusammenfassend lässt sich daher feststellen, dass eine CBD-reiche Ernährung offenkundig positive Effekte auf das Entzündungsgeschehen hat. Zudem kann CBD auch sehr gut mit anderen entzündungshemmenden Substanzen kombiniert werden. So zeigte der gleichzeitige Verzehr von CBD und Moringin, eines Bestandteiles des Meerrettichbaumes Moringa oleifera, in Studien mit Makrophagen, den Riesen-Fresszellen des Immunsystems, entzündungshemmende und antioxidative Eigenschaften (Rajan et al. 2016).

Chronisch-Entzündliche Darmerkrankungen: Colitis ulcerosa und Morbus Crohn

Fast jeder zweite Deutsche leidet im Laufe seines Lebens mindestens einmal an einer Darmerkrankung mit Übelkeit, Erbrechen, Bauchschmerzen und Durchfall, ausgelöst durch eine Essensunverträglichkeit, Bakterien oder Viren. Die Symptome verschwinden üblicherweise spätestens nach ein bis zwei Wochen. Folgeerscheinungen gibt es in der Regel nicht.

Im Gegensatz dazu kommt es bei chronisch-entzündlichen Darmerkrankungen (CED), im Englischen auch als Inflammatory Bowel Disease (IBD) bezeichnet, zu immer wiederkehrenden (rezidivierenden) oder anhaltenden (kontinuierlichen) Krankheitsschüben, denen eine Entzündung der Darmschleimhaut zu Grunde liegt und die auch ohne äußere Anlässe beginnen können. Die beiden häufigsten Krankheitsformen sind die Colitis ulcerosa - eine geschwürige Entzündung des Dickdarms - und der nach seinem Entdecker, dem amerikanischen Arzt Burrill Bernard Crohn, benannte Morbus Crohn. Beide Formen werden von sehr ähnlichen Symptomen begleitet: Bauchschmerzen und häufige, manchmal blutige Durchfälle, zusätzlich auch Fieber, Appetitlosigkeit, Übelkeit und Erbrechen. Bei länger anhaltenden Schüben kommt es zu Gewichtsverlust und körperlicher Schwäche. Darüber hinaus können auch Beschwerden außerhalb des Magen-Darm-Systems auftreten, z.B. an den Gelenken und der Haut. Besonders die zahlreichen Durchfälle beeinträchtigen den Alltag der Betroffenen massiv. Gefährlich sind außerdem die Komplikationen dieser Erkrankungen. So kann es auf Grund von Verengungen zu einem Darmverschluss kommen, ebenso zu Darmdurchbrüchen mit lebensbedrohlichen Folgen. Das Darmkrebsrisiko ist erhöht.

Die auslösende Entzündung der Schleimhaut ist bei einer Colitis ulcerosa auf den Dickdarm beschränkt. Daher bestehen gute Heilungschancen durch eine operative Entfernung des betroffenen Dickdarmabschnittes. Im Gegensatz dazu ist Morbus Crohn derzeit nicht heilbar, da hier der gesamte Magen-Darm-Trakt vom Mund bis zum After betroffen ist und sich entzündete Stellen mit gesunden Abschnitten abwechseln. Entfernt man hier einen betroffenen Darmabschnitt, kann die Krankheit an anderer Stelle wieder ausbrechen.

Die genauen Ursachen für die Entzündungen sind noch nicht bekannt. Es gibt verschiedene Erklärungsansätze. So weisen Morbus-Crohn-Patienten in ihrer Darmwand einen Mangel an sogenannten Defensinen auf. Defensine sind kleine Eiweißstrukturen mit antimikrobiellen Eigenschaften, also körpereigene Antibiotika, die der Abwehr von Bakterien, Pilzen und Toxinen dienen. Möglicherweise haben wir es hier mit einer Protein-Fehlfaltungs-Erkrankung zu tun, bei der der Körper falsch gefaltete Defensine bildet, die wirkungslos bleiben. Der Defensinmangel führt zu einer geschwächten Immunabwehr der Darmschleimhaut und begünstigt eine Besiedlung mit Bakterien, die schließlich die chronische Entzündung auslösen. Bei Colitis ulcerosa vermutet man, dass die betroffene Dickdarmschleimhaut eine abweichende Zusammensetzung hat, die es den Defensinen nicht ermöglicht, ihre Wirkung zu entfalten.

Möglicherweise gehören die chronisch-entzündlichen Darmerkrankungen auch zu den klassischen Zivilisationskrankheiten und haben ihre Ursache in den modernen industriell erzeugten Lebensmitteln, die den Körper mit einer Vielzahl an künstlichen Zusatzstoffen einfach überfordern, kombiniert mit einer ungesunden Lebensweise und viel Stress. Dafür spricht, dass die Zahl der Erkrankten in Nordeuropa seit Jahren kontinuierlich wächst. In Deutschland sind derzeit ungefähr 400.000 Menschen betroffen, Frauen und Männer mit etwa gleicher Häufigkeit. Tendenz steigend.

Die meisten Mediziner sehen in den chronisch-entzündlichen Darmerkrankungen jedoch Autoimmunerkrankungen, bei denen Immunreaktionen fälschlicherweise gesundes Körpergewebe angreifen. Dementsprechend erfolgt auch die Behandlung in der Regel mit Medikamenten, die das Immunsystem unterdrücken, die aber vor allem bei längerer Anwendung mitunter starke oder zumindest unangenehme Nebenwirkungen haben können.

An der Steuerung aller Immunreaktionen des Körpers sind CB_2-Rezeptoren maßgeblich beteiligt. Körpereigene Cannabinoide haben immunsuppressive und entzündungshemmende Eigenschaften, mit denen sie eine Überreaktion des Immunsystems verhindern. Möglicherweise können daher auch von chronisch-entzündlichen Darmkrankheiten Betroffene von pflanzlichen Cannabinoiden, wie CBD, profitieren. Forschungen einer italienischen Arbeitsgruppe der Universität von Neapel an Mäusen mit Darmentzündungen und an Gewebeproben von Colitis-ulcerosa-Patienten lassen vermuten, dass eine Cannabidiol-Gabe die Entzündungen beträchtlich reduziert (De Filippis et al. 2011). Dabei spielt das enterische Nervensystem eine besondere Rolle.

Das Enterische Nervensystem (ENS) durchzieht jede Gewebeschicht des menschlichen Magen-Darm-Traktes mit bis zu 600 Millionen Nervenzellen -

von der Speiseröhre bis zum Enddarm. Die Nervenzellen bilden ganze Nerven-Netzwerke, die wie das Armierungsgewebe in Hochdruckschläuchen den Darm in allen Richtungen her durchweben. Man spricht im übertragenen Sinne auch von einem "Gehirn im Bauch". Das ENS gehört zum peripheren Nervensystem und wird daher oft in seiner Komplexität unterschätzt. Die Struktur des Nerven-Netzwerkes ist in allen Darmabschnitten verschieden, angepasst an die jeweilige funktionelle Situation. Es gibt im enterischen Nervensystem eine ähnliche Vielfalt unterschiedlicher Nervenzelltypen wie im zentralen Nervensystem und auch die gleichen Neurotransmitter. Neben den eigentlichen Nervenzellen gibt es im ENS auch sogenannte enterische Gliazellen, die ein Stützgerüst für die Nervenzellen bilden und auch für deren elektrische Isolation sorgen. Gliazellen sind zudem am Stofftransport und Flüssigkeitsaustausch sowie an der Aufrechterhaltung der Homöostase beteiligt. Enterische Gliazellen (EGC) vermitteln aktiv akute und chronische Entzündungen im Darm. Dabei setzen sie verschiedene Botenstoffe, u.a. Neurotrophine (Nervenwachstumsfaktoren) und entzündungsfördernde Zytokinine, frei, die die Immunreaktion verstärken können. Damit spielen sie eine wichtige Rolle bei der Auslösung der Krankheitsschübe entzündlicher Darmerkrankungen. Cannabidiol scheint die enterischen Gliazellen dabei zu kontrollieren und eine Immun-Überreaktion zu verhindern. Die italienischen Forscher konnten dann auch an histologischen, biochemischen und immunhistochemischen Daten zeigen, dass es nach CBD-Gabe zu einer geringeren Freisetzung entzündungsfördernder Botenstoffe kommt, verbunden mit einer beträchtlichen Abnahme der Mastzellen und Makrophagen im Darm der Versuchsmäuse. Ähnliche Ergebnisse wurden schließlich auch an ex vivo kultivierten Dickdarmgewebeproben von Colitis-ulcerosa-Patienten erhalten.

Eine andere italienische Forschergruppe untersuchte die Wirkung eines CBD-reichen Cannabis-Extraktes auf Mäuse, bei denen durch Chemikalien eine Colitis induziert wurde. Im Ergebnis reduzierte der oral applizierte Extrakt die Schleimhautschäden und die Darmbewegungen (Pagano et al. 2016).

Menschen mit chronisch-entzündlichen Darmkrankheiten wie Colitis ulcerosa und Morbus Crohn können also durchaus von einem regelmäßigen CBD-Verzehr profitieren, zumal sich auch andere entzündungshemmende Substanzen gut mit Cannabidiol kombinieren lassen. So lassen sich möglicherweise Arzneimitteldosen senken und Nebenwirkungen reduzieren.

Freie Radikale

Der menschliche Körper besteht aus ca. 70 Billionen (70 x 10^{12}) Körperzellen: In jeder dieser Zellen entstehen durch Stoffwechselprozesse aus molekularem Sauerstoff ständig freie Radikale. Das sind kurzlebige Molekülfragmente, wie das Hydroxyl-Radikal OH, mit einer enorm hohen Reaktionsbereitschaft. Sie reagieren sofort nach ihrer Entstehung oxidativ zerstörerisch mit anderen Stoffen ihrer Umgebung und bilden neue Radikale. So wird eine Kettenreaktion ausgelöst, die Zellbestandteile und Zellen schädigen kann. Immunzellen benutzen freie Radikale aktiv zur Zerstörung von Krankheitserregern.

Gefährlich werden freie Radikale, wenn sie sich gegen lebenswichtige Zellbestandteile richten. Mögliche Folgen sind eine eingeschränkte Zellfunktion durch Schäden an der Zellmembran, inaktivierte Enzyme, zerstörte Rezeptoren oder eine verminderte Eiweißsynthese. Oxidative Schäden, die durch freie Radikale an der Erbsubstanz entstehen, können im günstigsten Fall die Lebensdauer der Zelle begrenzen. Im ungünstigsten Fall jedoch führen die Schäden zu unkontrollierter Zellteilung und damit zu Krebs.

Damit Zellbestandteile und Zellen durch freie Radikale nicht oxidiert und damit zerstört werden, setzt der Körper Stoffe ein, die in der Lage sind, freie Radikale abzufangen, zu neutralisieren und damit unschädlich zu machen. Zu diesen sogenannten Antioxidationsmitteln oder Antioxidantien zählen u.a. die Vitamine C, E, Carotinoide und pflanzliche Polyphenole, die unser Körper mit der Nahrung aufnehmen muss, da er sie nicht selbst bilden kann. Damit das Abfangsystem reibungslos funktioniert, benötigt der Körper auch die Spurenelemente Zink, Selen, Kupfer und Mangan. Aus ihnen kann er selbst antioxidative Enzyme wie die Superoxiddismutase (SOD) oder die Glutathionperoxidase (GSH-Px) herstellen. Für den optimalen Schutz der Zellen vor freien Radikalen ist das synergistische Zusammenspiel verschiedener Antioxidantien wichtig.

Offenbar scheinen auch Cannabinoide in diesem Zusammenspiel der Antioxidantien ihren Platz zu haben. CBD beugt oxidativen Schädigungen durch Wasserstoff-Peroxid (H_2O_2) ebenso so gut, wenn nicht sogar besser vor als Vitamin C oder Vitamin E (Hampson et al. 1998). Ratten, denen hohe Alkohol-Mengen verabreicht wurden, zeigten weniger Nervenschädigungen, wenn gleichzeitig Cannabidiol im Futter verfügbar war. Dieser neuroprotektive Effekt wird auf die antioxidative Wirkung von CBD zurückgeführt (Hamelink et al. 2005).

Migräne

Die Bezeichnung „Migräne“ leitet sich vom altgriechischen Wort „hemikrania“ ab, was „halber Schädel“ bedeutet.

Migräne ist eine neurologische Erkrankung, welche bei Erwachsenen typischerweise durch einen heftigen, anfallsartig auftretenden, pulsierenden und halbseitigen Kopfschmerz gekennzeichnet ist, der regelmäßig wiederkehrt. Begleitet wird der Schmerz von weiteren Symptomen wie z.B. Übelkeit, Erbrechen, Schwindel, Licht- und Geräuschüberempfindlichkeit. Betroffen sind ca. 10 Prozent der Bevölkerung, dabei sind erwachsene Frauen etwa dreimal so oft betroffen wie Männer. Migräne wird vor allem bei Menschen im Alter zwischen 25 und 45 Jahren diagnostiziert. Dennoch kann die Krankheit schon im Kindesalter beginnen und ist dann sehr vielgestaltig. Auf Grund ihrer Häufigkeit, gerade in der werktätigen Bevölkerung, wirkt sich die Migräne enorm auf die Volkswirtschaft aus. Allein 500 Millionen Euro geben Patienten und Krankenversicherungen in Deutschland pro Jahr für die medizinische Behandlung aus. Die durch Arbeitsausfall und Produktivitätseinschränkungen entstehenden Zusatzkosten werden auf mehr als das Zehnfache dieser Summe geschätzt.

In der Mittelsteinzeit glaubte man, die Ursache der heftigen Kopfschmerzen sind böse Geister, die im Kopf der Betroffenen herumspuken. Als Gegenmaßnahme wurde bei lebendigem Leib der Schädel mit Hilfe von Steinwerkzeugen angebohrt, um die unheilbringenden Geister entweichen zu lassen. Tatsächlich überlebten ca. 50 Prozent der Patienten diese Maßnahme wie archäologische Funde zeigten. Mittlerweile bevorzugen die Ärzte glücklicherweise andere Methoden.

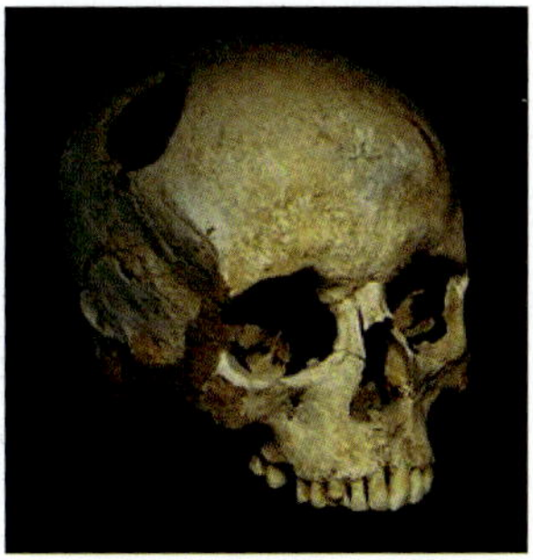

Trepanation, die Öffnung des Schädels, um böse Geister entweichen zu lassen, war eine Behandlungsmethode bei Migräne aus der Vorzeit, die bis ins 17. Jahrhundert angewandt wurde.

Da sich in den letzten 40 Jahren die Häufigkeit des Auftretens von Migräne mindestens verdoppelt hat, geht man davon aus, dass Umweltfaktoren und Lebensstil eine wesentliche Rolle bei der Entstehung der Krankheit spielen. Bei der Auslösung einer Migräne fungieren spezielle Situationen oder Substanzen als Schlüsselreize (Trigger). Hierzu zählen hormonelle Faktoren während des Menstruationszyklus, unregelmäßiger Biorhythmus mit zu wenig oder zu viel Schlaf, Stress, Lebens- und Genussmittel, insbesondere glutamat-, tyramin-, histamin- und serotoninhaltige wie Käse und Schokolade, Kaffee, Alkohol, Arzneimittel, Gerüche, Wetterschwankungen und andere. Migräne ist nicht die Folge anderer Erkrankungen wie Hirntumore, -traumata oder -entzündungen.

Zu den konkreten Ursachen eines Migräneanfalls gibt es mehrere Vermutungen. Während des Anfalls erweitern sich die Blutgefäße im Gehirn. Da sich in den Wänden der Blutgefäße Dehnungssensoren befinden, wird die Dehnung als Schmerz wahrgenommen. Dies erklärt jedoch nicht die Entstehung der Begleitsymptome. Da Migräne-Patienten eine erhöhte Erregbarkeit der Hirnrinde zeigen, vermutet man die Ursachen für die Entstehung eines Anfalls in einer Übererregbarkeit, die sich auf verschiedene Hirnregionen ausbreitet, so dass sich die unterschiedlichen Symptome einstellen. Dabei spielen Neurotransmitter wie Serotonin und Glutamat, Stickstoffmonoxid und andere Substanzen eine wichtige Rolle. Schließlich können auch neurogene Entzündungen an der Entstehung der Migräne beteiligt sein. Da Migräne familiär gehäuft auftreten kann, können auch Defekte in der Erbinformation bei ihrer Entstehung beteiligt sein.

Wie die meisten Erkrankungen lässt sich auch die Migräne nicht durch medikamentöse Maßnahmen heilen. Lediglich die auftretenden Symptome (Schmerz, Übelkeit etc.), die Anfallshäufigkeit und die Intensität der Anfälle können durch geeignete Arzneimittelgabe, bestimmte Verhaltensweisen (z.B. Meiden von Trigger-Situationen, Ruhe, abgedunkelte Räume, Yoga) sowie Nahrungsergänzung durch bestimmte Vitalstoffe wie Magnesium, Vitamin B_2, Coenzym Q_{10} oder Mutterkraut reduziert werden. Dabei könnte auch CBD durch seinen Einfluss auf das Endocannabinoid-System von Vorteil sein. Einerseits scheint Migräne mit neurogenen Entzündungen zusammenzuhängen. Die entzündungshemmenden Effekte von CBD wurden bereits an anderer Stelle beschrieben. Andererseits ist der modulierende Einfluss von Endocannabinoiden im Rahmen der Homöostase auf die Ausschüttung von Neurotransmittern bekannt. Darüber hinaus deuten genetische Untersuchungen darauf hin, dass Migräne-Patienten einen Mangel an CB_1-Rezeptoren im Gehirn haben könnten. Hier könnte der Verzehr von CBD dabei helfen, den Abbau von Anandamid zu hemmen, und so für höhere Endocannabinoid-Level für die Interaktion an den wenigen vorhandenen CB_1-Rezeptoren sorgen.

Im Internet findet sich die Beschreibung der ziemlich aufwändigen Zubereitung eines "Migräne-Gemisches" aus THC-reichen Hanfblüten- und blättern, welche im Anfallsfall zu Pulver verarbeitet und dann zusammen mit Schwarzem Tee heiß getrunken werden sollen. Ca. 20 Minuten später, soll dann die Wirkung einsetzen und der Kopfschmerz samt Begleiterscheinungen verschwinden. Der Tipp-Geber behauptet zwar, dass die Wirkung knapp unterhalb der Schwelle der psychoaktiven Wirksamkeit liegen würde, weil das in diesem Gemisch enthaltene THC an Gerbstoffe gebunden sei, welche einen "Adsorptionscluster" bilden und es nur langsam freisetzen. Dennoch müsste der Patient das illegale Marihuana zu Hause vorrätig haben und in der körperlichen Verfassung sein, während des Migräneanfalls die Zubereitung des Gemisches vorzunehmen. Unter diesen Bedingungen scheint es einfacher und legaler, regelmäßig CBD-Öl zur Nahrungsergänzung zu nutzen und im Anfallsfall höher zu dosieren.

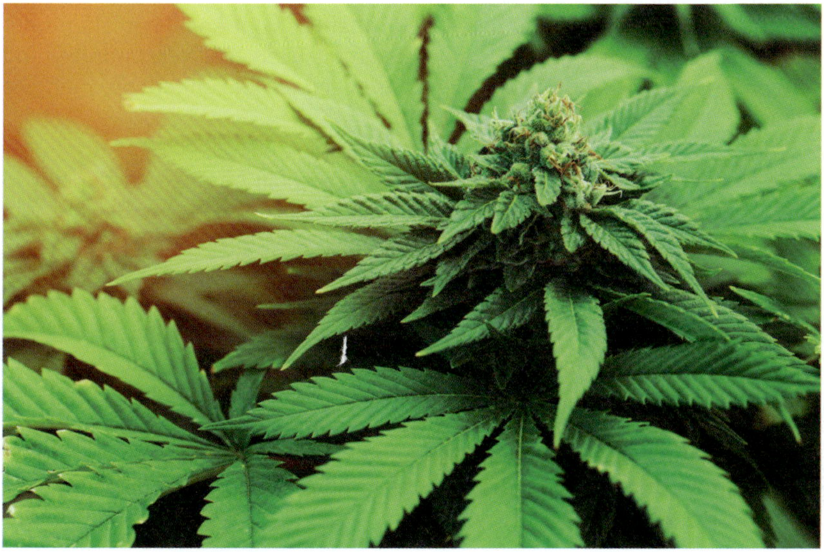

Fotolia: #96990883 | Urheber: EpicStockMedia

Epilepsie

Die Nervenzellen unseres Gehirns arbeiten im Normalzustand mit Hilfe bioelektrischer und chemischer Signale, welche exakt aufeinander abgestimmt sind. Bei einem epileptischen Anfall entladen sich in Folge einer vorübergehenden Störung viele Neuronen plötzlich gleichzeitig und reizen damit einzelne Hirnregionen oder gar beide Gehirnhälften. Dies führt zu spontanen unwillkürlichen stereotypen Verhaltens- oder Befindungsstörungen, abhängig von der betroffenen Gehirnregion. Entstehen Anfälle nur in einer örtlich begrenzten Gehirnregion, spricht der Mediziner von einem fokalen Anfall. Hierbei kommt es zu Zuckungen, die in einer Gesichtshälfte oder in einer Hand beginnen und sich dann allmählich über eine Körperhälfte ausbreiten. Typisch dafür sind zudem eine verfremdete Wahrnehmung der Umgebung wie das Sehen von (tatsächlich nicht vorhandenen) Lichtblitzen, eigentümliche Geruchs- und Geschmacks-wahrnehmungen oder der Eindruck, die Situation bereits schon einmal erlebt zu haben (Dèja vu). Die Betroffenen sind in der Regel bei Bewusstsein, benehmen sich aber seltsam: Sie drehen eigentümlich ihre Augen, nesteln, schmatzen oder lachen. Von einer generalisierten Epilepsie spricht der Fachmann, wenn beide Gehirnhälften vom Anfall betroffen sind. Die Betroffenen verlieren ihr Bewusstsein, stürzen hin, verkrampfen und fangen an, zu zucken. Die Anfälle können einige Sekunden bis mehrere Minuten dauern.

Als Gelegenheitsanfall wird ein epileptischer Anfall bezeichnet, der nur in einer bestimmten Situation auftritt. Ursachen können zum Beispiel ein massiver Blutzuckerabfall, Sauerstoffmangel oder eine Gehirnschädigung infolge einer Verletzung, einer Entzündung oder einer Vergiftung sein. Auch rasch ansteigendes Fieber kann bei kleinen Kindern zu einem Fieberkrampf führen. Fieberkrämpfe dauern ca. 2 bis 10 Minuten. Die Kinder verlieren das Bewusstsein, werden steif und fangen kurz darauf an, zu zucken. In einigen Fällen kann die Muskulatur auch ganz schlaff bleiben und die Kinder verlieren vollkommen ihre Körperspannung. Für Eltern, die dies nicht kennen bzw. zum ersten Mal erleben, ist es ein Horror. Die Kinder selbst haben in der Regel später keine Erinnerung an diese Situation und erholen sich schnell wieder.

Etwa 5 bis 10 Prozent aller Menschen erfahren einmal in ihrem Leben einen epileptischen Gelegenheitsanfall. Bei Gelegenheitsanfällen spricht man noch nicht von Epilepsie. Erst, wenn epileptische Anfälle wiederholt auftreten, liegt eine Epilepsie vor.

Epilepsie ist mit einem Anteil von 1 Prozent an der Gesamtbevölkerung eine der häufigsten chronischen Erkrankungen des Zentralnervensystems. Ihr liegt eine langfristige Veränderung des Gehirns zu Grunde, die angeboren, also erblich bedingt, oder erworben sein kann. Sie äußert sich durch wiederholt auftretende epileptische Anfälle. Es gibt zudem seltene Epilepsieformen, deren Anfälle durch bestimmte optische Reize (z.B. Stroboskop-Licht in Discos) ausgelöst werden können.

Kleine epileptische Anfälle (Petit Mal) mit kurzer Bewusstseinspause führen meist nicht zum Sturz oder Hinfallen. Sie äußern sich im Kindesalter häufig darin, dass die Kinder ihre derzeitige Tätigkeit kurz unterbrechen und abwesend vor sich hinstarren ("Tagträumerei"). In der Pubertät sind spontane, heftige Armbewegungen typische Zeichen für diese Anfälle. Erwachsene mit Petit Mal Anfällen zeigen oft automatisierte Bewegungen, die wie in einem Dämmerzustand ausgeführt werden.

Die meisten Menschen jedoch verbinden mit dem Begriff "Epilepsie" große Anfälle (Grand Mal), bei denen die Betroffenen bewusstlos zu Boden fallen, sich versteifen und anfangen, mit Armen und Beinen zu zucken. Derartige Grand Mal Anfälle können minutenlang andauern. Danach fallen die Patienten oft in einen tiefen Schlaf, aus dem sie benommen wieder erwachen. Obwohl es sehr dramatisch aussieht, sind Grand Mal Anfälle nur selten lebensbedrohlich.

Lebensbedrohlich wird die Epilepsie, wenn ein Anfall über 20 Minuten anhält oder ein Anfall dem anderen folgt, also eine Serie von Anfällen auftritt, ohne dass der Betroffene sich dazwischen erholen konnte. Ein solcher Status epilepticus muss vom sofort herbeigerufenen Notarzt medikamentös unterbrochen werden. Je länger so ein Zustand anhält, umso größer ist die Gefahr einer irreversiblen Schädigung des Gehirns bis hin zum Tod.

Zudem können epileptische Anfälle mit einer Reihe von Komplikationen verbunden sein. So können während des Anfalles direkt durch die Muskelkontraktionen Verletzungen entstehen. Neben Riss- und Bisswunden, kann es durch die extreme Anspannung der Rückenmuskulatur auch zu Wirbelbrüchen kommen. Während der Krämpfe kann sich der Betroffene an Gegenständen seiner Umgebung verletzen. Da Schutzreflexe während des Anfalls aussetzen, kann es auch dazu kommen, dass der Betroffene Erbrochenes in die Atemwege einatmet und daran erstickt. Auf Grund dieser Komplikationen haben Menschen mit Epilepsien ein etwa 2- bis 3fach höheres Sterblichkeitsrisiko gegenüber der gesunden Vergleichsbevölkerung.

Ziel der Behandlung der Epilepsie ist es daher, eine völlige Anfallsfreiheit zu erreichen. Die dabei eingesetzten Arzneimittel blockieren dabei Natrium-Ionenkanäle und aktivieren GABA-Rezeptoren im Zentralnervensystem. GABA (GammaAminoButterSäure) ist als ein hemmender Neurotransmitter der Gegenspieler der erregenden Transmitter Glutamat und Aspartat, welche an der Entstehung und Ausbreitung epileptischer Anfälle beteiligt sind, indem sie Ionenkanäle öffnen.

Obwohl viele Epilepsie-Patienten durch diese medikamentöse Behandlung kaum noch Anfälle haben, sprechen ca. 30 Prozent der Betroffenen nicht oder nicht ausreichend gut auf die derzeit verfügbaren Arzneimittel an.

Epileptische Anfälle sind die Folge einer Übererregung von Nervenzellen in verschiedenen Gehirnregionen. Der Körper verfügt mit dem Endocannabinoid-System über einen eigenen Schutzmechanismus gegen diese Überaktivität. Wenn sich die Nervenzellen im Gehirn in einem zu stark erregten Zustand befinden, setzt der Körper Endocannabinoide frei, die dann über die CB_1-Rezeptoren beruhigend auf die übermäßig aktivierten Neuronen wirken, um die Gehirnaktivität zu normalisieren. Das Endocannabinoid-System wirkt also wie eine Art Dämpfer der Übererregung entgegen und kann damit das Entstehen epileptischer Anfälle verhindern.

Professor Dr. Beat Lutz und seine Arbeitsgruppe von der Johannes-Gutenberg-Universität Mainz haben 2006 gezeigt, wie Endocannabinoide übermäßige neuronale Gehirnaktivitäten im Tiermodell ausbremsen. Gegenüber normalen Mäusen konnten die Forscher bei Mäusen, denen CB_1-Rezeptoren komplett fehlten, Krampfanfälle deutlich leichter und schneller auslösen. Das Vorhandensein von CB_1-Rezeptoren und damit von Bindungsstellen von Endocannabinoiden erhöht somit die Reizschwelle zur Auslösung von Krampfanfällen. Dabei scheint jedoch die Lage der CB_1-Rezeptoren eine wichtige Rolle zu spielen.

Historisches zur Epilepsie

Bereits zur Zeit des babylonischen Königs Hammurabi (ca. 1750 v. Chr.) und der alten Ägypter war Epilepsie bekannt. Das Miterleben eines epileptischen Grand Mal Anfalles kann für die Beobachter sehr spektakulär sein. Deshalb verwundert es nicht, dass bereits damals Berichte darüber verfasst wurden. Die betroffenen Menschen wurden dabei sowohl positiv wie negativ stigmatisiert. Manche Kulturen betrachteten die Epilepsie-Kranken als Heilige, da ihnen der scheinbare Übergang in Trancezustände so leicht fiel. So galt bei den Griechen Epilepsie als "Besessensein von der göttlichen Macht". Andere Kulturen sahen in den spektakulären Anfällen eher eine Besessenheit böser Geister. Das Markus-Evangelium (ca. 70 nach Chr.) berichtet im Kapitel 9, Verse 14 bis 29, von einer spontanen Heilung eines eventuell epilepsiekranken Jungen, nachdem Jesus dem ihm innewohnenden bösen Geist befahl, den besessenen Jungen zu verlassen. Dieser Text wurde zur Grundlage des mittelalterlichen Exorzismus, welcher in bestimmten katholischen Kreisen noch bis in unsere Zeit praktiziert wird.

Hippokrates betonte bereits ca. 400 v. Chr., dass auch Epilepsie eine Krankheit mit natürlichen Ursachen sei. Allerdings würde seine Erklärung, dass kalter Schleim das warme Blut zum Stehen bringe würde, heute keinen Mediziner überzeugen. So dauerte es bis ins 18. Jahrhundert, dass die Epilepsie in der westlichen Heilkunst ihren heutigen Stellenwert als Krankheit erlangte. Simon-Auguste Tissot (1728-1797) grenzte die Epilepsie von psychogenen Anfällen ab, unterschied zwischen kleinen und großen Anfällen (Petite und Grand Mal) und empfahl Baldrian zur Behandlung. John Hughlings Jackson (1835-1911) veröffentlichte Ende des 19. Jahrhunderts exakte Beschreibungen von epileptischen Anfällen und bewies, dass Epilepsie einen natürlichen Ursprung hat.

Interessanterweise empfahl bereits im 10. Jahrhundert der persische Arzt al-Maǧūsī zur Vorbeugung von Krämpfen, den Saft von Hanfblättern in die Nase zu träufeln.

Normalerweise besteht im Gehirn eine Balance zwischen aktivierenden (erregenden) und hemmenden Signalen. Diese Signale werden vorrangig durch zwei Nervenzelltypen vermittelt, welche die Neurotransmitter Glutamat (erregend) bzw. GABA (hemmend) ausschütten. Und genau auf diesen Neuronentypen kommen auch CB_1-Rezeptoren vor. Die Forscher manipulierten Mäuse genetisch so, dass ihnen die CB_1-Rezeptoren entweder auf den Glutamat- oder auf den GABA-ausschüttenden Nervenzellen fehlten. Anschließend wurden beide Mäuse-Formen bezüglich ihrer Neigung zur neuronalen Übererregung untersucht. Die Mäuse ohne CB_1-Rezeptoren auf den GABA-ausschüttenden (und damit hemmenden) Nervenzellen zeigten keine Veränderung, während die Mäuse ohne CB_1-Rezeptoren auf den Glutamat-ausschüttenden (und damit erregenden) Neuronen mit starken epileptischen Anfällen reagierten. CB_1-Rezeptoren auf glutamatergen Neuronen in der Großhirnrinde sind demzufolge für den Schutz des Gehirns vor Schädigungen während epileptischer Anfälle sehr wichtig.

Darüber hinaus gelang es der Arbeitsgruppe von Prof. Lutz die relevante Gehirnregion, in der die über das Endocannabinoid-System vermittelte Schutzfunktion wirksam wird, noch weiter einzugrenzen. Da der Hippocampus, ein stammesgeschichtlich sehr alter Teil der Großhirnrinde, eine entscheidende Rolle bei der Entstehung der Epilepsie spielt, untersuchten die Forscher, ob dies auch tatsächlich die Hirnregion ist, wo die CB_1-Rezeptoren epileptische Anfälle dämpfen können. Und tatsächlich konnten nach der lokalen Entfernung der CB_1-Rezeptoren in dem als Hilus bekannten Teil des Hippocampus wieder verstärkte Krämpfe beobachtet werden. Elektrophysiologische und immunhistologische Experimente konnten schließlich die sogenannten Moos-Zellen, eine Gruppe glutamat-ausschüttender Nervenzellen im Hilus, als zentrale Stelle des Dämpfungsgeschehens ausmachen. Diese Moos-Zellen sind in einem Schaltkreis zwischen Großhirnrinde und Hippocampus eingebunden, der bei Epilepsie wahrscheinlich gestört ist.

Epilepsie könnte daher als Folge eines bestehenden Ungleichgewichtes des Endocannabinoid-Systems auftreten. Dieses kann wiederum seine Ursache in einer erworbenen Schädigung des Gehirns haben oder erblich veranlagt sein.

Die Erkenntnisse über den Einfluss des Endocannabinoid-Systems auf die Entstehung neurologischer Erkrankungen, die mit neuronalen Überaktivitäten einhergehen, lassen den Schluss zu, dass auch

Phytocannabinoide wie THC oder CBD positive Effekte haben können, in dem sie die Aktivität des Endocannabinoid-Systems verstärken und somit einen erhöhten Schutz gegen Krampfanfälle bewirken.

Und tatsächlich sind die krampfhemmenden (antikonvulsiven) Eigenschaften von Phytocannabinoiden bereits seit langem bekannt. Eine australische Studie zeigte bereits 1974 die antikonvulsive Wirkung hoher Dosen von THC bei Mäusen, bei denen epileptische Anfälle durch chemische und elektrische Schocks ausgelöst wurden. Dabei stellten die Forscher zugleich fest, dass CBD die Wirkung des THC verstärkt. Allerdings wurde nicht geprüft, ob CBD alleine den Effekt ebenfalls auslöst.

2001 kam man zur Erkenntnis, das THC seine Wirkung über eine Aktivierung der CB_1-Rezeptoren erzeugt. Auf Grund dieses Einflusses kann THC aber in seltenen Fällen auch den gegenteiligen Effekt haben und selbst Krämpfe auslösen. Infolge dessen rückten andere Phytocannabinoide, allen voran CBD und Cannabidivarin (CBDV), in den Fokus der Forschung. Mehrere Studien konnten sowohl im Tiermodell als auch am Menschen nachweisen, dass CBD in hohen Dosierungen (bei erwachsenen Menschen 200 bis 300 mg CBD täglich) ebenfalls bemerkenswerte antikonvulsive Eigenschaften besitzt. Bei einigen Formen von Epilepsie trägt die hochdosierte Gabe von CBD dazu bei, Anfälle wirksam zu unterdrücken, ohne dabei psychoaktiv zu wirken oder einen Gewöhnungseffekt herbeizuführen.

Dies ist vor allem bedeutsam für bestimmte genetisch bedingte Epilepsieformen bei Kindern, welche sich häufig mit den üblichen Arzneimitteln nicht befriedigend behandeln lassen. Auf dem jährlichen Kongress der Amerikanischen Gesellschaft für Epilepsie wurde 2014 eine Studie an 23 Kindern mit behandlungsresistenter Epilepsie, insbesondere dem sogenannten Dravet-Syndrom, vorgestellt. Die Patienten mit einem durchschnittlichen Alter von 10 Jahren erhielten dabei zunächst jeden Tag CBD-Dosen von 5 mg pro kg Körpergewicht zusätzlich zu ihren üblichen (wenig wirksamen) Epilepsiemedikamenten. Die tägliche Dosis wurde schließlich langsam bis maximal 25 mg CBD pro kg Körpergewicht gesteigert. Nach 3-monatiger Anwendung zeigten 39 Prozent der Kinder eine um mehr als 50 Prozent reduzierte Anfallshäufigkeit. Drei von neun Dravet-Patienten erlitten sogar gar keine Anfälle mehr. Die CBD-Gabe wurde von den Kindern in der Regel gut vertragen. Es wurden nur in wenigen Fällen harmlose Nebenwirkungen wie Müdigkeit, Durchfall, reduzierter oder verstärkter Appetit etc. beobachtet.

Dieser Studie vorausgegangen war ein stark beachteter TV-Bericht über ein damals 5-jähriges Mädchen mit Dravet-Syndrom, welches täglich fast 50 Krampfanfälle hatte. Weil nichts mehr half, griffen die Eltern schließlich zu einem mit Cannabidiol angereichertem Öl, worauf sich die Anfälle dramatisch reduzierten. Diesem Mädchen hat CBD buchstäblich das Leben gerettet. Dieser Fall hat die öffentliche Wahrnehmung von Cannabis in den USA bedeutend gewandelt: Cannabis wird nun nicht mehr nur als eine gefährliche Droge wahrgenommen, sondern als wertvoller Lieferant gesunder Phytocannabinoide, die kranken Menschen sehr hilfreich sein können.

Inzwischen findet man im Internet mit etwas Geduld eine Vielzahl von weiteren Erfahrungsberichten - nicht nur von Patienten aus fernen Ländern, sondern auch von Betroffenen aus unserer direkten Nachbarschaft wie die dramatische Geschichte von Tommy K. aus Oranienburg bei Berlin. Tommy leidet seit seinem 12. Lebensjahr nach einem Reitunfall an dramatischen epileptischen Anfällen mit Stürzen und zwanghaften Schwimmbewegungen, welche er zudem bewusst erlebt, ohne sie steuern zu können. Antiepileptika halfen nur bedingt. Mitte 2016 kam der Wendepunkt in Tommys Leben, als seine Eltern ihm regelmäßig ein mit CBD angereichertes Hanföl gaben. Seither hat er keine Anfälle mehr. Tommys Geschichte zeigt, dass eine tägliche CBD-Gabe nicht nur bei genetisch veranlagten Epilepsieformen sinnvoll ist, sondern auch bei nicht angeborenen, nach Unfällen erworbenen Epilepsien.

Wie CBD seine krampfhemmenden Effekte im Körper auf zellulärer Ebene entwickelt, entzieht sich noch unserer Kenntnis. Neben einer möglichen Interaktion von CBD mit dem CB_1-Rezeptor werden auch Wirkungen auf andere Rezeptorsysteme im Körper vermutet. Im Gegensatz zu der aktivierenden Wirkung von THC auf die CB_1-Rezeptoren, scheint CBD auf die CB_1-Rezeptoren eher hemmend (antagonistisch) einzuwirken. Daher ist es sehr wahrscheinlich, dass die antiepileptischen Effekte über CB-Rezeptor-unabhängige Wege vermittelt werden.

Selbst wenn die durch CBD beeinflussten Körpervorgänge noch unbekannt sind, sollten Epilepsie-Patienten - auch wenn sie medikamentös gut zurechtkommen - unbedingt ein CBD-reiches Produkt in ihre tägliche Ernährung integrieren. Möglicherweise lassen sich dadurch die Dosen von antiepileptischen Arzneimitteln und damit auch das Auftreten von Nebenwirkungen verringern. Allerdings sollte eine Veränderung der Medikation nur nach ärztlicher Absprache erfolgen.

Charlotte Figi - die bewegende Geschichte eines kleinen Mädchens, das dank CBD ihre epileptischen Anfälle überwand

Charlotte Figi wurde am 18. Oktober 2006 geboren. Sie schien bei ihrer Geburt ein gesundes Kind zu sein. Im Alter von 3 Monaten jedoch hatte sie ihren ersten epileptischen Anfall, der eine halbe Stunde dauerte. Im Krankenhaus konnten die Ärzte trotz ausführlicher Diagnostik zunächst nichts Ungewöhnliches finden. Bereits eine Woche später erlitt Charlotte einen weiteren Anfall, der noch viel länger dauerte. Auch danach waren die Ärzte ratlos. Charlottes Zustand verschlechterte sich weiter. Immer häufiger traten nun die Anfälle auf und wurden immer schlimmer. Am Ende litt Charlotte unter mehr als 300 schlimmen Anfällen pro Woche.

Erst im Alter von zwei Jahren wurde bei Charlotte das sogenannte Dravet-Syndrom diagnostiziert - eine seltene, genetisch bedingte Form der Epilepsie, auch bekannt als myoklonische Frühenzephalopathie, welche mit konventionellen krampflösenden Medikamenten nur eingeschränkt kontrolliert werden kann. Die Eltern waren verzweifelt und versuchten Alles, um ihrem Kind zu helfen. Sie versuchten es unter anderem mit einer ketogenen Diät, einer kohlenhydratarmen, aber sehr fettreichen Ernährungsform. Dabei bezieht der Körper seinen Energiebedarf nur noch aus Fett und stellt daraus einen Glucoseersatz, die namensgebenden Ketone her, welche die epileptischen Anfälle unterdrücken können. Die Diät stoppte zunächst die Anfälle, aber es kam zu vielen unerwünschten Nebenwirkungen wie Knochenschwund, Verhaltensstörungen und einem geschwächten Immunsystem. Zwei Jahre später setzten die Anfälle wieder ein.

Charlottes Eltern fanden im Internet den Bericht über einen kalifornischen Jungen, dessen Dravet-Syndrom erfolgreich mit einer Cannabis-Sorte mit hohem CBD- und niedrigem THC-Gehalt behandelt wurde.

Charlottes Zustand hatte sich inzwischen extrem verschlechtert. Sie hatte stündlich heftige Anfälle, konnte kaum noch etwas essen und verlor die Fähigkeit zu gehen und zu reden. Ihr Herz setzte mehrfach aus. Die Ärzte sagten, dass sie nichts mehr tun könnten. Trotz großer Bedecken gegen den Einsatz von Marihuana entschieden sich Charlottes Eltern in ihrer Not schließlich dafür, unter ärztlicher Betreuung durch Dr. Margaret Gedde und Dr. Alan Shackelford eine CBD-reiche und THC-arme Hanfsorte zu versuchen. Sie ließen aus den Hanfblüten ein Ölkonzentrat herstellen und gaben eine kleine Menge davon ihrer Tochter - mit atemberaubendem Effekt: Charlotte war für eine Stunde anfallsfrei, dann bei höherer Dosis zwei Stunden und schließlich 7 Tage.

Damit war Charlotte die jüngste Patientin, bei der medizinisches Cannabis eingesetzt wurde. Allerdings gestaltete sich der Bezug der geeigneten Hanfblüten im Frühjahr 2012 sehr schwierig. Charlottes Eltern kontaktierten die Stanley Brüder, die größten Züchter von medizinischem Cannabis in Colorado. Diese versorgten sie daraufhin mit ihrem sogenannten "Realm Oil", einem mit CBD angereichertem Olivenöl, welches unter die Zunge gegeben oder dem Essen beigemischt wurde. Das CBD dafür gewannen die Stanleys aus einer speziellen Cannabis-Züchtung mit ca. 17 Prozent CBD und 0,5 Prozent THC, welche sie später "Charlottes Web" nannten.

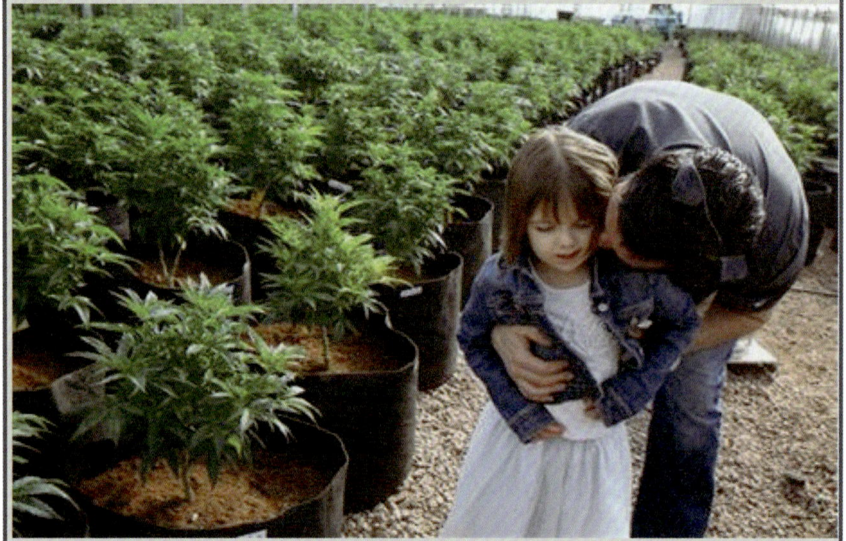

Die 7 Jahre alte Charlotte Figi mit ihrem Vater Matt Figi im Februar 2014 zu Besuch in der Cannabis-Plantage der Stanley Brüder in Colorado Springs (AP Foto/Brennan Linsley).

Durch den Einsatz des CBD-Öls konnten Charlottes Anfälle von fast 50 Krämpfen pro Tag auf zwei bis drei nächtliche Anfälle im Monat reduziert werden. Als der Effekt 20 Monate anhielt, wurden schließlich die anderen Medikamente abgesetzt. Heute lebt Charlotte ein weitgehend normales und anfallsfreies Leben. Sie hat wieder angefangen zu sprechen, kann gehen und sogar Fahrrad fahren. Ihre Eltern und Ärzte sind über die Schnelligkeit erstaunt, mit der sie sich erholt. Sie sehen von Tag zu Tag signifikante Verbesserungen. Charlotte kann jetzt malen und tanzen. Sie fährt Ski und reitet. Sie hat Freunde. Sie ist glücklich und gesund. Sie bekommt zweimal täglich eine Dosis von 6 bis 8 mg CBD pro kg Körpergewicht mit ihrem Essen. CBD hat nicht nur ihr Leben gerettet, sondern deutlich verbessert.

Charlottes bewegende Geschichte gewann schließlich die Aufmerksamkeit der Medien. Der amerikanische TV-Sender CNN berichtete am 11. August 2013 ausführlich über Charlottes Weg zurück ins Leben. Charlottes Geschichte wurde zur Hoffnung für Eltern in ähnlichen Situationen. Der daraus entstandene, wachsende Druck von Eltern, Ärzten und Cannabis-Aktivisten zwang die Politik, ihre Position zu medizinischem Hanf zu überdenken und neue Wege zu gehen. So trägt die Geschichte eines kleinen Mädchens wesentlich zur längst überfälligen Rehabilitierung von Cannabis bei.

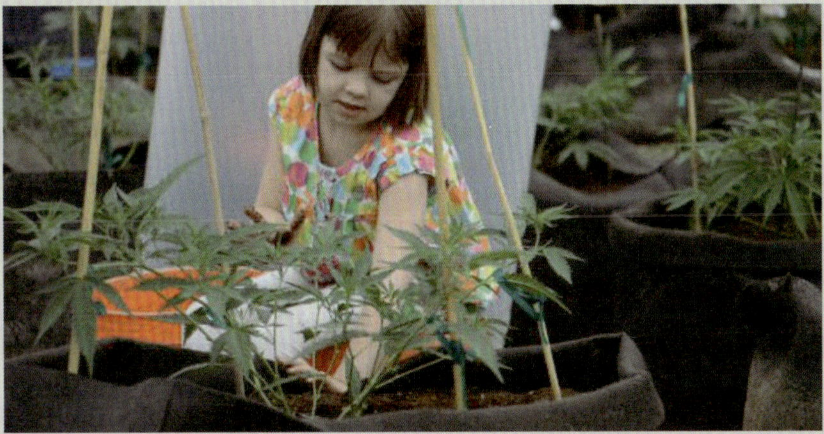

Charlotte und die nach ihr benannte CBD-reiche und THC-arme Cannabis-Züchtung "Charlottes Web" (Google images via Creative Commons).

Alzheimer und Demenz

Etwa 1,3 Millionen Menschen leiden in Deutschland an Demenz. Der Begriff leitet sich vom lateinischem "Dementia" ab und bedeutet sinngemäß "ohne Verstand". Demenzerkrankungen sind gekennzeichnet durch einen fortschreitenden Verlust geistiger Fähigkeiten wie Erinnern, Orientieren, Urteilen, Auffassen, Denken, Sprechen, Orientieren und Verhalten. Dies äußert sich im Anfangsstadium durch Vergesslichkeit sowie zeitliche und örtliche Orientierungsschwierigkeiten. Später schwindet die Denkfähigkeit. Rechnen wird immer schwieriger. Probleme können nicht mehr allein gelöst werden. Die Motorik lässt nach. Haushalt und Körperhygiene werden zunehmend vernachlässigt. Es kommt zu Problemen beim Ankleiden. Das Gedächtnis zerfällt immer mehr. Wahnvorstellungen stellen sich ein. Selbst Angehörige werden nicht mehr erkannt. Das Sprachverständnis geht zurück, die Satzbildung wird immer schwieriger. Die emotionale Kontrolle geht verloren. Die Patienten verändern ihr Verhalten und verlieren ihre Persönlichkeit. Von Demenz Betroffenen fällt es mit fortschreitendem Krankheitsverlauf immer schwerer, eigenständig ihren Alltag zu meistern. Sie werden pflegeabhängig.

Das Risiko, an Demenz zu erkranken, steigt mit dem Alter. Während im Alter zwischen 65 bis 69 Jahren nur jeder Zwanzigste an einer Demenz leidet, zwischen 70 und 79 etwa jeder Zehnte, so ist zwischen 80 und 89 schon fast jeder Dritte betroffen. Jährlich werden allein in Deutschland mehr als 250.000 Demenzerkrankungen neu diagnostiziert. Auf Grund der in unserer Gesellschaft immer weiter steigenden Lebenserwartung rechnen Experten mit 2,6 Millionen Patienten für das Jahr 2050. Betroffen sind allerdings nicht nur die eigentlichen Demenzkranken. Besonders ihre Angehörigen leiden, wenn sie miterleben, wie sich ihre Verwandten und Freunde in ihrem Verhalten und ihrem Wesen immer mehr verändern.

Demenz ist nicht gleich Demenz. Die Mediziner kennen verschiedene Formen: Vaskuläre Demenz, Lewy-Körperchen-Demenz, Morbus Pick (Frontotemporale Demenz) und weitere. Mit einem Anteil von 60 Prozent ist jedoch die **Alzheimer-Demenz** die wichtigste Form.

Der deutsche Psychiater und Neuropathologe Alois Alzheimer (1864-1915) begegnete 1901 in der Frankfurter Heilanstalt der Patientin Auguste Deter. Der Ehemann der Patientin hatte sie kurz zuvor in die psychiatrische Heilanstalt einliefern lassen, nachdem sie sich innerhalb eines Jahres sehr stark verändert hatte. Sie konnte einfache Tätigkeiten im Haushalt nicht mehr verrichten, versteckte dagegen Gegenstände, fühlte sich verfolgt, war überaus eifersüchtig geworden und behelligte aufdringlich die Nachbarschaft. In der Heilanstalt wurde Auguste Deter von ihren Mitpatienten isoliert, da sie dazu neigte, Anderen ins Gesicht zu fassen, worauf sie von diesen geschlagen wurde. Alois Alzheimer befragte die Patientin. Sie konnte sich kaum noch an ihren Namen erinnern, war verwirrt und antwortete teilweise völlig unzusammenhängend auf zuvor gestellte Fragen. Sie hatte keine Orientierung mehr über Zeit und Aufenthaltsorte und konnte sich kaum an Einzelheiten aus ihrem Leben erinnern. Ihre Stimmungen wechselten rasch zwischen Angst, Weinerlichkeit, Misstrauen und Ablehnung. Bei der Befragung äußerte sie mehrfach: "Ich habe mich sozusagen selbst verloren".

Alois Alzheimer war schon zuvor schwer verwirrten Patienten begegnet, allerdings waren diese meist 70 Jahre oder älter, und er hatte diesen Befunden keine größere Bedeutung zugemessen. Auguste Deter war bei ihrer Einlieferung in die Klinik hingegen erst 51 Jahre alt. Alzheimer verfolgte diesem Fall über die nächsten Jahre, in denen sich der Geisteszustand der Patientin massiv verschlechterte. Auguste Deter starb 1906 an einer durch Wundliegen hervorgerufenen Blutvergiftung. Alois Alzheimer ließ sich das Gehirn der Patientin schicken. Die mikroskopische Untersuchung ergab großflächig abgestorbene Nervenzellen und eigenartige Eiweißablagerungen in der gesamten Großhirnrinde. Kurz darauf stellte Alois Alzheimer das Krankheitsbild unter dem Namen "Krankheit des Vergessens" auf einer Fachtagung in Tübingen vor. 1910 erhielt die Krankheit schließlich den Namen ihres Entdeckers: Alzheimer-Demenz oder kurz Alzheimer.

Heute ist Alzheimer eine der bekanntesten Alterskrankheiten, sicher auch, weil viele Prominente ihre Erkrankung öffentlich gemacht haben: So begründete 1976 der englische Premierminister Harold Wilson seinen Rücktritt damit, das er an beginnendem Alzheimer leide. Von Alzheimer betroffen waren Schauspieler wie Charles Bronson und Peter Falk, Musiker wie Helmut Zacharias, ebenso Sportler wie die Fußballer Helmut Schön und Gerd Müller oder der Boxer Sugar Ray Robinson, Schriftsteller wie der Fantasy-Autor Terry Pratchett, Playboys wie Gunter Sachs, Manager wie Rudi Assauer und Politiker wie der ehemalige niedersächsische Ministerpräsidenten Ernst Albrecht. Selbst vor US-Präsidenten macht die Krankheit nicht halt: Ronald Reagan, US-Präsident von 1981 bis 1989, bekannte sich 1994, mit 83 Jahren, in einem offenen Brief zu seiner

Erkrankung und machte damit der breiten Öffentlichkeit bewusst, dass es wirklich jeden treffen kann.

Die Symptome der Alzheimer-Krankheit werden durch das fortschreitende Absterben von Gehirnzellen hervorgerufen. Dieser Prozess lässt sich heute durch Computertomographie (CT) oder Magnetresonanztomographie (MRT) als Schrumpfung des Gehirns (Hirnatrophie) sichtbar machen. Das Gehirn kann im Verlauf der Krankheit um bis zu 20 Prozent seiner ursprünglichen Größe verlieren. Damit verbunden ist eine Vertiefung der Windungsfurchen an der Hirnoberfläche, eine Wucherung von Stützzellen und eine Vergrößerung der Hirnkammern.

Das Absterben von Gehirnzellen hat dramatische Auswirkungen auf das Zusammenspiel der Neuronen. Die Kommunikation zwischen den Nervenzellen erfolgt nicht direkt, sondern über Neurotransmitter genannte Botenstoffe, welche an den Verbindungsstellen zweier Neuronen (Synapsen) von einer Zelle in den dazwischen liegenden synaptischen Spalt abgegeben und von der anderen Zelle über bestimmte Rezeptoren wieder aufgenommen werden. Passt der Botenstoff zum Rezeptor wie der Schlüssel ins Schloss, sendet die Nervenzelle ein Signal aus und die Kommunikation ist geglückt. Im Gehirn gibt es viele unterschiedliche Neurotransmitter, u.a. Glutamat und Acetylcholin. Durch den Untergang der Nervenzellen werden auch die der Informationsweiterleitung- und verarbeitung dienenden Verbindungsstellen zwischen den Nervenzellen zerstört. Die Kommunikation kommt an den betroffenen Stellen zum Erliegen.

Das Absterben der Nervenzellen findet nicht nur in der Hirnrinde statt, sondern auch in tiefer liegenden Hirnstrukturen wie dem Nucleus basalis (Meynert-Basalkern). Dort befinden sich Nervenzellen, die Acetylcholin als Transmitter produzieren. Infolge ihres Absterbens wird immer weniger Acetylcholin produziert. Dieser Botenstoffmangel äußert sich in Erinnerungs- und Lernstörungen.

Eine wichtige Rolle bei der Entwicklung einer Demenz spielt der Neurotransmitter Glutamat. Im gesunden Gehirn ist Glutamat als erregender Botenstoff für das Stattfinden von Lern- und Gedächtnisprozessen wichtig. Bei Demenz-Kranken ist jedoch die Glutamatkonzentration zwischen den Nervenzellen anhaltend erhöht. Dadurch werden die betroffenen Nervenzellen quasi dauererregt. Am Ende können die Nervenzellen der permanenten Überreizung nicht mehr standhalten und sterben ab. Je mehr Nervenzellen zugrunde gehen, umso ausgeprägter werden die wahrnehmbaren geistigen Defizite.

Typisch für die Alzheimer-Demenz sind die bereits von Alois Alzheimer beobachteten Eiweiß-Partikel, die sich im Verlauf der Krankheit als faserartige Neurofibrillenbündel in den Gehirnzellen oder als Beta-Amyloid-Plaques zwischen den Zellen ablagern. Diese Ablagerungen behindern ihrerseits die Signalübertragung zwischen den Nervenzellen. Bei vielen Demenz-Patienten finden sich die Amyloid-Plaques zudem auch in den Wänden kleiner Blutgefäße und verringern damit die Durchblutung, was zu einer Unterversorgung des Gehirns mit Sauerstoff und Nährstoffen führt.

Die, die Krankheit letztendlich auslösenden Ursachen, sind noch nicht vollständig geklärt. Es werden mehrere Einflussfaktoren diskutiert. So wurden u.a. genetische Risikofaktoren gefunden. Es sind mehrere Mutationen von Genen bekannt, die dazu führen können, dass sich frühzeitig große Mengen von Beta-Amyloid-Plaques im Gehirn anhäufen. Allerdings wird ihr Anteil an der Entstehung von Alzheimer auf maximal 30 Prozent geschätzt. Etwa 5 bis 10 Prozent der Betroffenen zeigen zudem eine familiäre Häufung, was für eine genetische Komponente spricht.

Einen erheblichen Anteil an der Entstehung von Alzheimer scheinen die beobachteten Anhäufungen von Eiweißpartikeln innerhalb und außerhalb der Gehirnzellen zu haben. In fast allen Körperzellen werden permanent die verschiedensten Eiweiße (Proteine) produziert, die in der Zelle und im gesamten Organismus die unterschiedlichsten Funktionen erfüllen. Proteine sind sehr komplexe Makromoleküle, welche aus 21 verschiedenen Aminosäuren bestehen, die wie die Perlen einer Kette nacheinander in charakteristischen Reihenfolgen aufgereiht sind (Primärstruktur). Die meisten Proteine bestehen aus 100 und 300 Aminosäuren. Es gibt aber auch viel Kleinere und auch wesentlich Größere. Die Aminosäuren eines Proteins beeinflussen sich auf Grund ihrer eigenen Strukturen gegenseitig und verursachen dadurch eine räumliche Sekundärstruktur des Proteins, z.B. in Form von Spiralen, Schleifen oder Knäuel. Diese wird von einer weiteren, noch komplexeren räumlichen Tertiärstruktur überlagert, welche schließlich für die korrekte Funktion des Proteins im Körper entscheidend ist. Das Protein macht dabei einen sehr komplizierten Prozess der Proteinfaltung durch, welcher von einer Protein-Qualitätskontrolle überwacht wird. Und das ist auch dringend nötig, denn etwa 30 Prozent aller gebildeten Proteine werden nicht korrekt gefaltet. Falsch gefaltete Proteine werden normalerweise innerhalb von wenigen Minuten wieder in ihre Einzelteile, die Aminosäuren, zerlegt. Geschieht dies jedoch nicht, sammeln sich die fehlerhaften Proteine an und setzen die Zelle unter Stress. Zunächst unterdrückt die Zelle die weitere Produktion neuer Eiweiße und stellt stattdessen verstärkt sogenannte Chaperone her. Das sind fassähnliche Proteine, die die neu entstehenden Proteine in ihren Hohlraum aufnehmen und dabei helfen, dass diese sich richtig falten. Sollten diese Maßnahmen nicht innerhalb einer bestimmten Zeit greifen und die Stresssituation für die Zelle bestehen bleiben, begeht die Zelle zum Schutz des Organismus schließlich Selbstmord. Der Fachmann spricht hier vom programmierten Zelltod durch Apoptose.

Alzheimer wird heute als eine **Protein-Fehlfaltungs-Erkrankung** (engl. Protein Misfolding Disease) angesehen. Innerhalb der Gehirnzellen lagern sich fehlgefaltete Tau-Proteine, welche normalerweise röhrenförmige Elemente des zellulären Stützsystemes bilden, als faserartige Gebilde ab. Außerhalb der Gehirnzellen sind es Beta-Amyloide, die sich im Zellzwischenraum als Plaques ablagern. Möglicherweise sind jedoch die hier beobachteten Plaques nicht die Ursache, sondern lediglich das Ergebnis des eigentlichen krankhaften Geschehens. Der extrazellulären Plaquebildung geht nämlich eine intrazelluläre Anhäufung der Beta-Amyloide voraus (Wirths 2004). Diese Beta-Amyloide entstehen durch enzymatische Spaltung eines Zellmembranproteins (Amyloid-Vorläufer-Protein), welches möglicherweise bei der Bildung von Synapsen eine Rolle spielt. Bei der Spaltung des Amyloid-Vorläufer-Proteins können abhängig von den die Spaltung katalysierenden Enzymen entweder kleinere Eiweiße mit neuroprotektiven Eigenschaften entstehen oder eben jene Beta-Amyloide, welche antimikrobielle Eigenschaften haben. Im normalen Stoffwechsel passiert das ständig. Kritisch wird es jedoch, wenn sich die Beta-Amyloide im Innern der Zellen anhäufen. Sie gelten nämlich als neurotoxisch, da sie in den Zellmembranen viele kleine Defekte hervorrufen können, wodurch die Funktion der Zellmembran für Stoffaustausch und Signalleitung massiv gestört wird. Diese Beeinträchtigungen führen im Ergebnis zu einem Funktionsverlust der betroffenen Nervenzellen und schließlich zu ihrem Absterben.

Da Beta-Amyloide eine starke antimikrobielle Wirkung haben, liegt die Vermutung nahe, dass Infektionen ebenfalls eine Rolle bei der Auslösung des Krankheitsgeschehens spielen. Der Körper setzt bei Anwesenheit von Mikroben zu Abwehrzwecken verstärkt Beta-Amyloide frei. Dies führt zu entzündlichen Prozessen, in deren Verlauf sich die Beta-Amyloide als Plaques ablagern.

Möglicherweise geht die Krankheitsentstehung zusätzlich mit einer verminderten Abfallentsorgung des Gehirns einher. Das Gehirn eines Erwachsenen wiegt durchschnittlich 1,3 kg und macht damit nur etwa 2 Prozent des Körpergewichtes aus. Es verbraucht jedoch bis zu 25 Prozent des gesamten Energiebedarfes. Das Gehirn ist ein richtiges Hochleistungsorgan, in dem extrem viele Stoffwechselprozesse stattfinden, um Gedanken zu produzieren und alle möglichen Körpervorgänge zu steuern. Dabei fallen enorme Mengen an Abfallstoffen an: ca. 7 g verbrauchte Proteine und zellulärer Müll pro Tag. Für den effizienten Abtransport dieser Mengen verfügen Gehirn und Rückenmark über ein eigenes Entsorgungssystem, das **glymphatische System**. Ähnlich wie das Lymphsystem im restlichen Körper, welches das Zentralnervensystem jedoch nicht mit umfasst und außerhalb an der Blut-Hirn-Schranke endet, ist es ein fließendes Kreislaufsystem zum Abtransport von überflüssigem und schädlichem Material. Sowohl falschgefaltete Tau-Proteine als auch Beta-Amyloide werden durch das glymphatische System beim gesunden Menschen zuverlässig abtransportiert und entsorgt. Dies geschieht überwiegend während des Schlafes, da dann die Nervenzellen etwas schrumpfen und sich der Zellzwischenraum entsprechend vergrößert, wodurch deutlich mehr Raum für den Flüssigkeitstransport zur Verfügung steht. Es wird daher auch vermutet, dass Personen mit wenig Schlaf oder mit Schlafstörungen ein erhöhtes Risiko haben, an Alzheimer zu erkranken. Die mit fortschreitendem Alter sehr deutliche Zunahme des Erkrankungsrisikos lässt sich ebenfalls mit einer altersbedingten Leistungsverminderung des glymphatischen Systems erklären.

Ein erhöhtes Risiko, an Alzheimer zu erkranken, haben zudem Menschen mit Stoffwechselerkrankungen wie Diabetes und Herz-Kreislauf-Erkrankungen wie Bluthochdruck. Infolge von Verkehrs-, Sport- und Arbeitsunfällen erlittene Schädel-Hirn-Traumen und Schlaganfällen erhöht sich ebenfalls das Risiko, später eine Demenzerkrankung zu entwickeln.

Alzheimer-Demenz ist bislang nicht heilbar. Nachdem die Diagnose gestellt worden ist, verbleiben den Betroffenen in aller Regel noch etwa 7 bis 10 Jahre, in denen sich die Situation immer mehr verschlechtert. Einmal abgestorbene Gehirnzellen sind unwiederbringlich verloren und können nicht regeneriert werden. Allerdings lässt sich die Krankheit in ihrem Verlauf verzögern. Von enormer Wichtigkeit ist dabei, möglichst frühzeitig mit der Prophylaxe zu beginnen. Untersuchungen zeigen, dass bereits etwa 8 Jahre bevor Alzheimer sicher diagnostiziert werden kann, erste Anzeichen der Krankheit auftreten können. Hierzu zählen u.a. Probleme mit dem

Kurzzeitgedächtnis und der Fähigkeit, neue Informationen auffassen zu können.

Vorbeugende Maßnahmen gegen typische Zivilisationskrankheiten senken gleichzeitig auch die Wahrscheinlichkeit, Alzheimer zu entwickeln. So können sich regelmäßige körperliche Aktivität und geistig anspruchsvolle Beschäftigung in Verbindung mit einer gesunden Ernährung und dem Verzicht auf Nikotin positiv auswirken. Die Ernährung sollte dabei einen hohen Anteil an sekundären Pflanzenstoffe wie z.B. Epigallocatechingallat (EGCG) aus dem Grünen Tee oder das in vielen Lebensmitteln vorkommende antioxidative Polyphenol Quercetin enthalten, ebenso ungesättigte Fettsäuren und hochdosierte Vitamine. Die Vitamine B_6, B_{12} und Folsäure bauen die im Stoffwechselgeschehen entstehende toxische Aminosäure Homocystein ab. Menschen mit geringfügig erhöhten Homocystein-Werten im Blut haben deutlich höhere Risiken, an Atherosklerose und Alzheimer zu erkranken. Außerdem geht ein niedriger Vitamin B_{12}-Spiegel mit einer größeren Hirnatrophierate einher. Durch regelmäßige Gabe höherer Dosen von Vitamin B_{12}, B_6 und Folsäure ließ sich in Studien die Atrophierate des Gehirns von Patienten mit leichten kognitiven Beeinträchtigungen um fast 30 Prozent senken. Über einen Beobachtungszeitraum von 2 Jahren konnte gezeigt werden, dass sich damit der allmähliche Verlust der Hirnsubstanz nachweisbar verlangsamen lässt (Smith et.al. 2010, Douaud et al. 2013). Von Grüntee-Catechinen wie EGCG ist bekannt, dass die antioxidativ wirkenden Substanzen Amyloid-Plaques verhindern und auflösen können. EGCG unterstützt zudem die korrekte Proteinfaltung. Ähnliches bewirken auch die Theaflavine des schwarzen Tees, welche während der Fermentation von grünem zu schwarzem Tee aus den Catechinen entstehen. Zudem gibt es Hinweise, dass auch das Koffein aus Kaffee und Tee der Entstehung von Alzheimer entgegenwirken kann. Auch die Blätter des Ginkgo-Baumes enthalten antioxidative Polyphenole wie Flavonoidglykoside und Ginkgoloide, deren hochdosierter Verzehr von Vorteil bei Demenzerkrankungen ist.

Pharmakologisch versucht man, Einfluss auf die Neurotransmitter Acetylcholin und Glutamat zu nehmen. Durch das Absterben bestimmter Nervenzellen im Laufe des Krankheitsgeschehens nimmt die Produktion des Botenstoffes Acetylcholin immer mehr ab. Acetylcholin ist ein für Gedächtnisprozesse wichtiger Neurotransmitter. Daher versucht man durch Gabe von sogenannten Acetylcholinesterase-Hemmern, den Abbau vorhandener Acetylcholin-Mengen im Gehirn zu verlangsamen, was jedoch nur bei leichter und mittelschwerer Demenz sinnvoll sein kann. Die

Wirkung der Medikamente ist jedoch nur gering. Andere Arzneimittel sollen die übermäßige Wirkung des bei Alzheimer erhöhten erregenden Neurotransmitters Glutamat einschränken, in dem sie die Glutamat-Rezeptoren blockieren.

Bereits 1890 - kurz vor der wissenschaftlichen Erstbeschreibung der Alzheimer-Demenz - empfahl der englische Neurologe und Leibarzt von Königin Victoria, Sir John Russel Reynolds (1828-1896) Patienten mit "seniler Demenz" und "Gehirnerweichung ... vor dem Schlafengehen eine moderate Dosis indischen Hanfs" zu verabreichen, um sie zu beruhigen und sanft zu sedieren. Diese beobachteten Wirkungen sind auf das enthaltene THC zurückzuführen. Wie man heute weiß, können aber schon geringfügig höhere Dosierungen von THC auch gegenteilige Effekte haben und bei den Patienten zu großer Unruhe und Verwirrtheit führen.

Viel interessanter ist daher die Nutzung anderer Cannabinoide wie CBD, welche nicht psychoaktiv wirken. Wie bereits in früheren Kapiteln ausgeführt, zeigen diese Cannabinoide entzündungshemmende, antioxidative und nervenschützende Effekte. 2011 zeigten italienische Forscher im Tiermodell an Ratten mit Alzheimer-Demenz, dass CBD die durch Beta-Amyloide verursachte Entzündung im Gehirn reduzieren kann (Esposito et al. 2011). Offenbar können Cannabinoide auf diese Weise die Bildung von Beta-Amyloid-Plaques reduzieren oder gar verhindern. Möglicherweise spielen hierbei die sogenannten Lysosomen eine wichtige Rolle. Das sind kleine von einer eigenen Membran umschlossene Bläschen innerhalb der Zellen, welche spezielle Enzyme zum Abbau schädlicher körpereigener- sowie körperfremder Stoffe enthalten. Sie übernehmen die Verdauung der Abfall- und Schadstoffe innerhalb der Zelle. Dazu schließen sie den aufzulösenden Stoff zunächst in ihren Innenraum ein. Schließlich sorgen die darin enthaltenen Enzyme (Proteinasen, Lipasen, Nucleasen) für den Abbau der betreffenden Substanz. Zusätzlich können die Lysosomen auch Zellgifte wie Alkohol und Nikotin speichern und abbauen. Beta-Amyloide verursachen an den Membranen der Lysosomen zwar nur kleine, dafür aber zahlreiche Membrandefekte, die die wichtige Aufgabe der Lysosomen bei der Entsorgung schädlicher Stoffe innerhalb der Zelle stark beeinträchtigen können. Eine Anhäufung der Schadstoffe in der Zelle führt unweigerlich zu deren Absterben. 2010 gelang der Nachweis, dass Endocannabinoide die Lysosomen-Membran stabilisieren und damit vor dem Angriff des Beta-Amyloids schützen können. Vermutlich ermöglichen sie auf diese Weise sogar den intrazellulären Abbau der Beta-Amyloide und anderer neurotoxischer Proteine wie die fehlgefalteten Tau-Fibrillen. In der Konsequenz dieser Entdeckung wäre Alzheimer demzufolge eine

Erkrankung, welche durch Defekte im Endocannabinoid-System ausgelöst wird. Fehlende Endocannabinoide führen innerhalb der Nervenzelle dazu, dass z.B. als Immunantwort entstandene Beta-Amyloide die für den Schadstoffabbau wichtigen Lysosome zerstören können. Dadurch sammeln sich in der Zelle übermäßig Schadstoffe, einschließlich Tau-Fibrillen und Beta-Amyloide, an, worauf die Zelle den programmierten Zelltod stirbt. Die Gabe von Phytocannabinoiden wie CBD könnte demnach die fehlenden Endocannabinoide ausgleichen und damit dazu beitragen, die die Krankheit verursachenden Prozesse bereits im Ansatz zu verhindern.

Neben der stabilisierenden Wirkung auf die Lysosomen-Membranen modulieren Endocannabinoide zusätzlich die Weitergabe der Erregungen zwischen den Nervenzellen. Alzheimer Patienten zeigen erhöhte Konzentrationen des erregenden Neurotransmitters Glutamat in den Nervenzellen, was zu einer anhaltenden Übererregung der Neuronen und schließlich, zu deren Absterben führen kann. Auf den Glutamat ausschüttenden Nervenzellen befinden sich CB_1-Rezeptoren, an denen Endocannabinoide andocken und damit, die Glutamat-Ausschüttung regulieren können. Ein altersbedingt absinkender Endocannabinoid-Spiegel könnte daher die Ursache der erhöhten Glutamat-Konzentrationen sein und das Fortschreiten der Alzheimer Erkrankung befördern. Die regelmäßige Aufnahme von Phytocannabinoiden wie CBD könnte das körpereigene Endocannabinoid-System in seiner nervenschützenden Funktion bei neurodegenerativen Erkrankungen wie Alzheimer unterstützen und das Fortschreiten der Krankheit verlangsamen.

Neben Alzheimer gibt es eine Reihe weiterer Demenzerkrankungen, darunter die **Creutzfeld-Jakob-Krankheit (CJK)**. Sie wurde erstmals 1920 von den Neurologen Hans Gerhard Creutzfeld und Alfons Maria Jakob beschrieben. CJK betrifft in der Regel ältere Menschen zwischen 65 und 70 Jahren. Obwohl die Erkrankung sehr selten ist - von 1 Millionen Menschen ist nur einer davon betroffen - geriet sie im März 1996 weltweit in die Schlagzeilen, als bekannt wurde, dass mehrere junge Menschen in Großbritannien an einer neuen Variante der Krankheit gestorben waren. Seither gilt die Creutzfeld-Jakob-Krankheit als menschliche Variante des sogenannten "Rinderwahnsinns" (**B**ovine **S**pongiforme **E**nzephalopathie, BSE) und der Traberkrankheit Scrapie bei Schafen.

Die Creutzfeld-Jakob-Krankheit ist eine tödlich verlaufende Gehirnerkrankung, bei der Gehirnzellen absterben und sich das

Hirngewebe schwammartig-löchrig (spongiform) verändert. Die Krankheit beginnt mit unspezifischen Symptomen wie Kopfschmerzen, Schwindel, Schlaflosigkeit, Konzentrationsschwierigkeiten, Merkfähigkeitsstörungen. Die Betroffenen verlieren rasch und unaufhaltsam ihre geistigen und motorischen Fähigkeiten. Außerdem treten Störungen der Bewegungsvorgänge wie unwillkürliche Muskelzuckungen und Gleichgewichts- und Koordinationsstörungen auf. Die Krankheitsdauer ist sehr kurz. Innerhalb weniger Monate mündet CJK in ein Stadium der Bewusstlosigkeit und Bewegungsstarre, bis schließlich - nach ca. 1 Jahr - der Tod eintritt.

Die Creutzfeldt-Jakob-Krankheit ist wie Alzheimer eine Protein-Fehlfaltungs-Erkrankung. Im Mittelpunkt stehen hier bestimmte Eiweißkörper, sogenannte **Prionen** (PrP^{C} - **Pr**ion **P**rotein **c**ellular, also zelluläres Prion-Protein), welche vor allem an der Zelloberfläche von Gehirnzellen vorkommen und dort normalerweise antioxidative Aufgaben erfüllen. Damit die zellulären Prion-Proteine ihre Funktion erfüllen können, müssen sie eine ganz konkrete räumliche Struktur besitzen. Falsch gefaltete Eiweißkörper, die sich anhäufen, lösen ein Absterben der betreffenden Zellen aus. Dies wurde zuerst bei an Scrapie erkrankten Schafen wissenschaftlich beschrieben. Die falsch gefalteten Prionen heißen deshalb PrP^{SC} - Prion Protein Scrapie. Geraten normale zelluläre Prion-Proteine in Kontakt mit falsch gefalteten Scrapie-Prion-Proteinen, verändern die gesunden Prionen ihre räumliche Struktur und werden in die falsche Scrapie-Struktur umgefaltet. Dieser Molekül-Vampyrismus läuft als Kettenreaktion ab. Immer mehr gesunde Prione wandeln sich in Scrapie-Prione um. Diese sind unlöslich, verklumpen und lagern sich in den Nervenzellen ab, was zum Absterben der Nervenzellen führt. Die auf diese Weise entstandenen Löcher lassen das Gehirn wie einen Schwamm erscheinen. Das Hirngewebe verliert innerhalb kurzer Zeit seine Funktionalität.

Im Zuge der BSE-Krise wurde deutlich, dass Scrapie-Prione von Schafen auf Kühe und schließlich auch auf Menschen über das Futter bzw. Essen übertragen werden können. Scrapie, die Traberkrankheit bei Schafen, grassiert seit mehr als 200 Jahren in britischen Schafherden. Aus den Kadavern der erkrankten Schafe wurde in den 1980er Jahren Tiermehl hergestellt und an Rinder verfüttert, welche in der Folge den Rinderwahnsinn BSE entwickelten. Die krankmachenden Scrapie-Prione fanden schließlich über BSE-infiziertes Rindfleisch, insbesondere Hirn und andere Innereien, den Weg zum Menschen und lösten hier die neue

Variante der Creutzfeldt-Jakob-Krankheit aus, welche auch jüngere Menschen betreffen kann.

Eine Therapie der Creutzfeld-Jakob-Krankheit ist bislang nicht bekannt. Die Medizin beschränkt sich daher darauf, den Betroffenen die Zeit bis zum Sterben mit beruhigenden und schmerzstillenden Medikamenten möglichst angenehm zu machen (Palliativmedizin).

Französische Forscher konnten jedoch 2007 zeigen, dass Cannabidiol die Entwicklung von Prion-Krankheiten möglicherweise verhindern kann (Dirikoc et al. 2007). CBD hemmt offenbar die Anhäufung von Scrapie-Prionen in Gehirnzellen von Mäusen und Schafen und erhöht die Überlebensdauer betroffener Tiere. Möglicherweise hemmt CBD nicht nur die Anhäufung der Prione, sondern verhindert sogar deren Entstehung, in dem es ähnlich wie EGCG aus dem grünen Tee die korrekte Faltung von Proteinen unterstützt.

Amyotrophe Lateralsklerose (ALS)

Amyotrophe Lateralsklerose (ALS) ist eine neurodegenerative Erkrankung, welche nahezu ausschließlich das motorische Nervensystem betrifft, also die Teile des Nervensystems, die für die Kontrolle von Körperhaltung und Bewegung zuständig sind und die Muskeln steuern. ALS ist durch eine fortschreitende Schädigung der oberen (zentralen) und unteren (peripheren) motorischen Nerven gekennzeichnet, die zu Muskelschwäche, Muskelabbau und Lähmung führt. Die Erkrankung beginnt zumeist an einer bestimmten Stelle, ergreift im Verlauf aber die gesamte Körpermuskulatur einschließlich der Schluck- und Atemmuskulatur. Durch die Lähmung der der Muskulatur kommt es unter anderem zu Gang-, Sprech- und Schluckstörungen. Die Hände verlieren ihre manuellen Fertigkeiten. Betroffene landen in der Regel schnell im Rollstuhl und sind auf Hilfe Anderer angewiesen.

Die Sensorik, also das Empfinden von Berührungen, Schmerzen, Hitze und Kälte, das Sehen, Hören, Riechen und Schmecken und die Funktionen von Magen-Darm, Blase etc. bleiben dabei in der Regel normal. Die Betroffenen erleben den Verfall des eigenen Körpers bei vollem Bewusstsein.

ALS wurde 1873 von dem französischen Neuropathologen Jean Martin Charcot zum ersten Mal beschrieben, weshalb die Erkrankung auch als Charcot-Krankheit bezeichnet wird. Der Name Amyotrophe Lateralsklerose leitet sich aus der Verhärtung (Sklerose) des seitlichen (lateralen) Rückenmarks, wo die motorischen Nervenbahnen verlaufen, und dem mit der Krankheit einhergehenden Muskelabbau (Amyotrophie) ab.

Bekanntester ALS-Patient war der britische Astrophysiker Steven W. Hawking (1942-2018). Seit seinem 21. Lebensjahr litt er an ALS. Allerdings handelt es sich dabei um eine besondere Form der ALS, welche bereits im jüngeren Alter auftritt und durch einen sehr langen Krankheitsverlauf gekennzeichnet ist. Normalerweise tritt die Erkrankung erst zwischen dem 50. und 70. Lebensjahr auf. Jährlich erkranken von 100.000 Menschen ein bis zwei an ALS.

ALS ist nicht heilbar. Die Ärzte bemühen sich nur um eine palliative Linderung der Symptome. Nach der Diagnose beträgt die Überlebenszeit im Schnitt noch drei bis fünf Jahre, sehr selten mehr als 10 Jahre. Der Tod tritt häufig infolge einer Lungenentzündung ein, die durch den Verlust des Schluckvermögens und die Lähmung der Atemmuskulatur begünstigt wird.

Die Ursache der Erkrankung ist unklar. Es werden unterschiedliche Auslöser diskutiert. Bei einem Großteil der Patienten wurden Anhäufungen falsch gefalteter Proteine (SOD1) gefunden, die die Neurodegeneration auslösen. Ebenfalls wird eine Übererregung durch den Neurotransmitter Glutamat als Ursache für die Nervenschädigungen erwogen.

Wie bereits in den Kapiteln über Epilepsie und Demenz ausführlich dargelegt, modulieren Endocannabinoide die Übertragung von Nervenimpulsen und reduzieren die Anhäufung fehlgefalteter Proteine. Die damit erreichten nervenschützenden Effekte könnten auch bei ALS positiv auf den Krankheitsverlauf einwirken und die Degeneration der motorischen Nervenbahnen verlangsamen, vielleicht sogar stoppen. Möglicherweise funktioniert bei ALS-Kranken das Endocannabinoid-System nicht mehr optimal. Infolge dessen könnten die Betroffenen von einer zusätzlichen Gabe von Phytocannabinoiden wie CBD über die Nahrung sehr profitieren.

Multiple Sklerose (MS)

Multiple Sklerose (MS) ist eine der häufigsten neurologischen Erkrankungen im jungen Erwachsenen-Alter. Ärzte sprechen auch oft von einer Enzephalomyelitis disseminata. MS ist eine neurodegenerative Erkrankung, bei der infolge chronisch entzündlicher Prozesse nach und nach die Nervenhüllen von Gehirn- und Rückenmarksnerven zerstört werden. Diese auch Myelin-Scheiden genannten Schutzhüllen umgeben die Nervenfasern wie eine Isolierschicht ein elektrisches Kabel. Sie ermöglichen, dass Nervenimpulse mit einer hohen Geschwindigkeit an den korrekten Ort geleitet werden. Der entzündliche bewirkte Abbau der Myelin-Scheiden führt dazu, dass in den betroffenen Fasern die Nervenimpulse schlechter und unkoordinierter weitergeleitet werden, was sich wiederum u.a. in sehr schmerzhaften Muskelverkrampfungen (Spasmen), Zittern, Koordinationsschwierigkeiten, Sprach- und Sehstörungen und vielen anderen Symptomen äußert. MS verläuft im Beschwerdebild und Therapieerfolg von Patient zu Patient so unterschiedlich, das die Betroffenen sie auch als "Krankheit mit den vielen Gesichtern" bezeichnen.

Die Krankheit verläuft häufig zunächst in Schüben, die dann später in einen anhaltenden (chronischen), fortschreitenden Prozess übergehen. MS-Schübe können ohne konkreten Anlass auftreten. Bereits kleine seelische und körperliche Belastungen (z.B. Stress, Infektionen) können einen Schub begünstigen. Ein Schub kann einige Tage bis mehrere Wochen anhalten. Es gibt Schübe, bei denen sich die Symptome anschließend komplett zurückbilden, aber auch solche, bei denen die Beeinträchtigungen auch nach Ende des Schubes bestehen bleiben. Zwischen den Schüben können Wochen, Monate, sogar Jahre vergehen. Später geht dieser schubartige Verlauf häufig in einen langsam, aber kontinuierlich fortschreitenden Krankheitsprozess über. Dabei nehmen die Beschwerden und Symptome stetig zu.

Die eigentliche Ursache der Krankheit scheint eine Überreaktion des Immunsystems zu sein. Damit gehört Multiple Sklerose zu den Autoimmunkrankheiten. Offenbar verwechselt das Immunsystem das eigene Körpergewebe der Nervenfaserhüllen mit Krankheitserregern und attackiert es. Möglicherweise spielen bei der Krankheitsentstehung weitere Faktoren, wie die Zusammensetzung der Darmflora eine Rolle. Der Darm ist das größte Immunorgan des Körpers und wird milliardenfach von Bakterien besiedelt. Die Darmflora besteht aus vielen verschiedenen Bakterienarten, die ein eigenes komplexes Ökosystem bilden. Für ein gutes Funktionieren des Darms ist eine intakte Darmflora unerlässlich, d.h. eine Besiedelung mit vorwiegend neutralen und gesundheitsfördernden Bakterien, wie z.B. Milchsäurebakterien (verschiedene Arten von Lactobacillus, Bifidobakterium). Diese scheinen bestimmte Abbauprodukte zu produzieren, die für das Nervensystem wichtig sind. Fehlen die betreffenden Bakterien in der Darmflora und werden diese wichtigen Stoffe nicht produziert, kann dies zu neurologischen Erkrankungen wie MS führen. MS-Kranke zeigen in der Tat eine ungünstige Zusammensetzung der Darmflora. Durch den regelmäßigen Verzehr sogenannter Probiotika lässt sich die Darmflora positiv in ihrer Zusammensetzung beeinflussen. Probiotika sind lebende Bakterienkulturen, die die Darmpassage aufgrund ihrer Widerstandskraft gegenüber der Magensäure und den Verdauungssäften unversehrt überstehen. Sie siedeln sich im Darm an und sorgen so für den Aufbau einer gesunden Darmflora.

In Deutschland gibt es etwa 200.000 MS-Patienten, weltweit etwa 2,5 Millionen. Frauen erkranken etwa doppelt so häufig an MS wie Männer. Die Erkrankung wird in aller Regel zwischen dem 20. und 40. Lebensjahr diagnostiziert. Selten sind Erstdiagnosen nach dem 60. Lebensjahr und im Kindes- und Jugendalter.

Multiple Sklerose ist nicht heilbar. MS-Patienten leben fast genau so lang wie die Allgemeinbevölkerung. Aber MS führt in etwa der Hälfte der Fälle im Laufe vieler Jahre zu schwerer Behinderung. Ziel der Therapie ist es daher, den Betroffenen Selbständigkeit und Lebensqualität so lange und so gut wie möglich zu erhalten. Das sich der Verlauf der "Krankheit mit den 1000 Gesichtern" nicht vorhersagen lässt, stellt für die Patienten (und ihre Angehörigen) eine hohe Belastung dar. Auf Grund der ausweglosen Situation entwickeln die Patienten zudem meist Depressionen. Behandelt wird MS in der Regel mit einem ganzen Medikamenten-Cocktail aus Kortison, muskelentspannenden Mitteln (wie Baclofen und Tizanidin), Antiepileptika (wie Gabapentin und Clonazepam), Schmerzmitteln und Antidepressiva. Alle diese Arzneimittel haben mitunter starke Neben- und zusätzliche negative Wechselwirkungen.

Seitdem bekannt ist, dass THC antispastisch und schmerzlindernd wirkt, greifen viele MS-Kranke gerne auf Marihuana zurück. Diese Patienten, ihre Ärzte und verschiedene Wissenschaftler sehen darin eine wesentlich bessere Behandlungsmethode gegenüber der mit starken und vielfältigen Neben- und Wechselwirkungen behafteten klassischen Arzneimittel-Therapie. Die negativen Auswirkungen, die der Konsum THC-haltigen

Cannabis haben kann, wie der Rausch ("High"), Schwindel, Übelkeit, ein Abnehmen der kognitiven Leistung, sind für die Betroffenen offenbar weniger belastend als die Arzneimittelneben- und wechselwirkungen.

Besonders bei spastischen Muskelverkrampfungen und Schmerzen gibt es viele positive Reaktionen der Patienten nach Cannabis-Gebrauch. Bei einer 1997 durchgeführten Umfrage an 112 MS-Patienten aus den USA und Großbritannien gaben über 80 Prozent der Befragten an, eine Symptom-Verbesserung zu verspüren. Eine Studie mit MS-Patienten aus 2011 zeigte bei etwa der Hälfte der Teilnehmer eine Verringerung der spastischen Beschwerden um 20 Prozent bei gleichzeitiger positiver Beeinflussung anderer Symptome. So verbesserte sich zusätzlich die Bewegungskoordination, die Blasenkontrolle sowie die psychische Stabilität. Die Patienten fühlten sich in den meisten Fällen besser und berichteten über eine gesteigerte Lebensqualität, so dass die psychoaktiven Nebenwirkungen als das kleinere Übel gern in Kauf genommen werden.

Diese Effekte des im Marihuana enthaltenem THC werden mit seiner Einwirkung auf das Endocannabinoid-System erklärt. MS-Kranke haben gegenüber gesunden Menschen deutlich verringerte Endocannabinoid-Level. Offenbar resultieren daraus die der Spastik zugrunde liegenden Fehlfunktionen bei der Nervenimpulsübertragung. THC scheint hier die Funktion der körpereigenen Cannabinoide nachzuahmen. Dies sollte dann aber auch für andere Phytocannabinoide wie CBD ebenfalls gelten. Und tatsächlich erbrachte 2013 eine Tierstudie mit Cannabidiol Hinweise auf ähnliche Effekte.

Allerdings entfalten THC und CBD an den Cannabinoid-Rezeptoren unterschiedliche und zum Teil gegenteilige Wirkungen. Während THC den CB_1-Rezeptor aktiviert und neben der muskelentspannenden Wirkung psychoaktiv wirkt, beeinflusst CBD den CB_1-Rezeptor kaum bzw. eher hemmend. Es schwächt daher die psychoaktive Wirkung von THC und dessen Suchtpotential ab. Dennoch zeigt CBD ebenfalls schmerzlindernde Effekte, wirkt Krämpfen entgegen und agiert neuroprotektiv. Die nervenschützende Wirkung wird durch eine Hemmung der Ausschüttung des erregenden Neurotransmitters Glutamat erklärt. Bei geschädigten Myelin-Hüllen kommt es offenbar zu Fehlübertragungen der Nervenimpulse zwischen den betroffenen Nervenfasern. Die daraus resultierende Überreizung der Nervenzellen führt zur Freisetzung großer Glutamat-Mengen. Die übersteigerte Freisetzung von Glutamat kann für die beteiligten Nervenzellen toxisch sein. Cannabidiol bremst die überschießende Glutamat-Ausschüttung und reduziert dadurch im Laufe der Zeit Nervenschäden.

Darüber hinaus vertragen sich Cannabinoide gut mit den oft zur Schmerzlinderung verordneten Opiat-Arzneimitteln. Diese greifen an anderen Rezeptoren, den Opioid-Rezeptoren, an. Ihre Wirkung wird häufig von Übelkeit begleitet. Gleichzeitig angewandte Cannabinoide unterbinden die Übelkeit und verstärken die schmerzstillende Wirkung der Opiate. Auf Grund dieser Wirkungsverstärkung kann sogar die eingesetzte Dosis des Opiats verringert werden.

THC wirkt jedoch nur bei MS-Patienten mit ausreichend vielen CB_1-Rezeptoren. Offenbar gibt es eine Reihe von MS-Kranken, welche über zu wenige CB_1-Rezeptoren verfügen, und dadurch nicht vom Marihuana-Gebrauch profitieren.

Israelische Forscher um Zvi Vogel zeigten 2011 und 2013 im Tiermodell an MS-Mäusen, dass Phytocannabinoide wie CBD auf Grund ihrer entzündungshemmenden Wirkung möglicherweise dazu beitragen können, die der Krankheit zugrunde liegende Ursache, die durch die Autoimmunreaktion des Körpers ausgelösten chronischen Entzündungen, zu beseitigen. Cannabidiol war im MS-Maus-Modell in der Lage, Immunzellen daran zu hindern, weiterhin Entzündungsmoleküle (Zytokine) zu produzieren. CBD kann dabei wohl auch die fehlgeleiteten Immunzellen effektiv reprogrammieren, so dass diese nicht weiter körpereigenes Nervengewebe im Gehirn und Rückenmark angreifen. Offenbar hat CBD neben dieser antientzündlichen Wirkung auch ein regeneratives Potential. So konnten selbst paralysierte (gelähmte) MS-Mäuse wieder das Laufen lernen, nachdem man ihnen hochdosiert Cannabidiol injiziert hatte.

Es besteht daher eine berechtigte Hoffnung, das CBD auch beim Menschen bei regelmäßiger Anwendung in hoher Dosierung langfristig dazu beitragen kann, MS-Schübe vorzubeugen und den Krankheitsverlauf positiv zu beeinflussen.

MS-Patienten waren es im Übrigen auch, die sich für die Legalisierung von medizinischem Cannabis in Deutschland einsetzten. Ein Mannheimer MS-Patient klagte sich über 15 Jahre hinweg durch die verschiedensten Instanzen der deutschen Gerichtsbarkeit, bis er vom Bundesverwaltungsgericht in Leipzig im April 2016 endlich das Recht bekam, für seine Therapie THC-haltige Cannabispflanzen selbst anzubauen. Eine MS-Patientin aus Baden-Württemberg erlangte im August 2007 durch die im BfArM angesiedelte Bundesopiumstelle das Recht, Cannabis zu Therapiezwecken nutzen zu dürfen. Seither darf sie vollkommen legal THC-haltiges Cannabis aus Apotheken beziehen und konsumieren. Viele weitere Patienten folgten ihrem Beispiel. Allerdings sind die Kosten dieser Therapie enorm und werden nur vereinzelt von den Krankenkassen getragen.

Parkinson

Morbus Parkinson ist eine der bekanntesten und häufigsten Erkrankungen des Nervensystems, bei der vor allem die Beweglichkeit und der Bewegungsablauf gestört sind. Typische Symptome sind versteifte Muskeln, verlangsamte Bewegungen, eine gestörte Körperhaltung und ein in Ruhe auftretendes Zittern (Tremor). Die Krankheit verdankt ihren Namen dem britischen Arzt James Parkinson (1755-1824), der erstmals 1817 die charakteristischen Symptome unter der Bezeichnung "Shaking Palsy" ("Schüttel-Lähmung") bzw. Paralysis agitans beschrieb. Die deutsche Bezeichnung "Schüttellähmung" ist jedoch etwas irreführend, da die Krankheit sich eher in einer zunehmenden Bewegungsarmut als in einer Lähmung äußert und sogar ohne den Tremor, das Schütteln, verlaufen kann. Der Boxer Muhammad Ali, Papst Johannes Paul II. und Adolf Hitler sind die bekanntesten Parkinson-Kranken der jüngeren Weltgeschichte.

Schätzungen zufolge gibt es in Deutschland ca. 300.000 Parkinson-Kranke. Jährlich kommen bis zu 20.000 Neuerkrankungen dazu. Viele der Betroffenen erkranken zwischen dem 50. und 79. Lebensjahr. Männer sind dabei häufiger betroffen als Frauen. Zu Beginn verursacht die Krankheit eher unauffällige Symptome wie schmerzhafte einseitige Muskelverspannungen im Schulter-Arm-Bereich, allgemeine Müdigkeit, plötzliche Schweißausbrüche, innere Unruhe und depressive Verstimmungen. Die Betroffenen schieben diese Anzeichen häufig auf ihr Alter oder halten sie für rheumatische Beschwerden. Mit der Zeit können sie jedoch ihre Bewegungsabläufe immer schlechter koordinieren. Alltägliche Dinge, die eine gewisse Feinmotorik erfordern, wie Zähne putzen, Haare kämmen oder Schreiben, fallen immer schwerer. Die Schrift wird zunehmend kleiner und unleserlicher. Zeitweilig zittern die Hände, wenn die Arme entspannt liegen oder hängen (Ruhetremor). Die Gesichtsmimik erstarrt immer mehr. Es entsteht das für Parkinson typische Maskengesicht. Parkinson-Kranke schlucken selten, der Speichel fließt. Die Körperhaltung und der Gang verändern sich mit fortschreitendem Krankheitsverlauf. Die Betroffenen sind vornübergebeugt und machen nur noch kleine Schritte. Die Arme schwingen weniger mit. Im fortgeschrittenen Stadium können sich Parkinson-Patienten nicht mehr schnell bewegen. Rasch loszugehen oder abrupt abzubremsen, fällt ihnen schwer. Die Muskeln versteifen zunehmend. Gleichzeitig wird das Zittern zum ständigen Zeichen der Krankheit. Die Kranken können zunehmend schlechter gehen, sind instabil und fallen hin. Schließlich sind sie auf den Rollstuhl angewiesen. Im Spätstadium kann es passieren, dass die Patienten plötzlich oder binnen weniger Tage völlig bewegungsunfähig sind. Sie können dann weder sprechen noch schlucken. Eine derartige "akinetische Krise" ist zwar selten, dafür aber lebensbedrohlich. Dieser Krankheitsverlauf wird bereits ab dem fortgeschrittenen Stadium begleitet durch weitere Symptome wie Blasenschwäche, Erektionsstörungen, Verstopfung, Sehstörungen, Geruchsstörungen. Fast die Hälfte der Patienten entwickeln eine Demenz. Gedächtnis und Denkvermögen lassen nach und die Aufmerksamkeit ist zunehmend gestört.

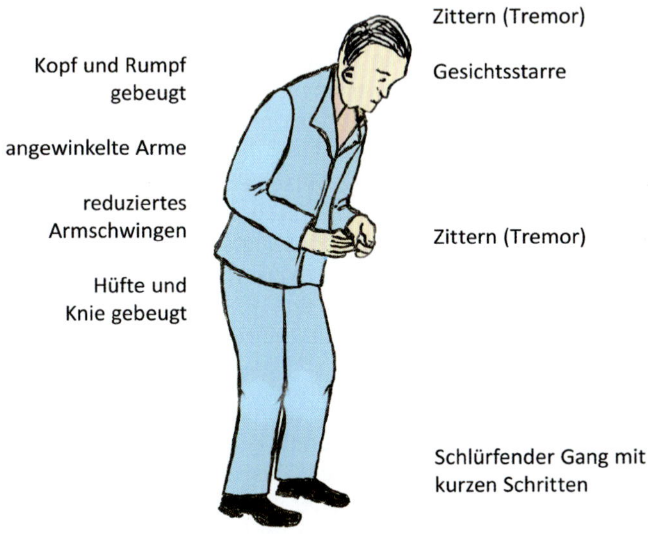

Typische Körperhaltung und Beschwerden bei Morbus Parkinson.

Üblicherweise schreitet Parkinson langsam voran. Manche Patienten sind über viele Jahre hinweg kaum durch die Krankheit beeinträchtigt. Andere kämpfen dagegen schon früh mit den Beschwerden und sind auf Pflege angewiesen. Parkinson ist bislang nicht heilbar. Selbst eine frühzeitig begonnene Therapie kann das Fortschreiten der Krankheit nur verlangsamen, nicht aufhalten. Aber unter einer gut eingestellten medikamentösen Therapie haben Parkinson-Kranke fast die gleiche Lebenserwartung wie die Normalbevölkerung.

Die genaue Ursache der Krankheit ist noch unbekannt, aber Parkinson geht mit einem Mangel an dem Neurotransmitter Dopamin einher. Dieser Mangel resultiert aus einem fortschreitenden Absterben dopaminreicher Nervenzellen in der schwarzen Substanz (Substantia nigra) des Mittelhirns. Diese schwarze Substanz spielt eine wichtige Rolle bei der Koordination von Bewegungen. Ihre Nervenzellen sind über Nervenfasern mit dem Corpus striatum (Streifenkörper), einer anderen Region des Gehirns, welche ebenfalls für die Bewegungskontrolle wichtig ist, verknüpft. Hier setzen die Neuronen den Botenstoff Dopamin frei, welcher normalerweise dafür sorgt, dass die Nervenimpulse einer Nervenzelle an die andere weitergeleitet werden. Auf diese Weise stehen die beteiligten Nervenzellen im Informationsaustausch und kontrollieren willkürliche und unwillkürliche Bewegungsabläufe. Ist zu wenig Dopamin vorhanden, können wichtige Informationen zu den Muskelbewegungen nicht mehr von Nervenzelle zu Nervenzelle weitergegeben werden. Dies macht sich durch die typischen Symptome der Krankheit, insbesondere die zunehmende Bewegungsverarmung, bemerkbar. Gleichzeitig verschiebt der Dopaminmangel das fein abgestimmte Gleichgewicht der Neurotransmitter zugunsten der ebenfalls an der Bewegungsbildung beteiligten Botenstoffe Acetylcholin und Glutamat. Dies führt zu weiteren Beschwerden, wie das Zittern und die Muskelsteifheit, welche sich jedoch erst im fortgeschrittenen Stadium zeigen, wenn der Dopaminverlust 60 bis 70 Prozent erreicht hat.

Der exakte Grund, weshalb die dopaminreichen Nervenzellen der Substantia nigra bei Parkinson zu Grunde gehen, ist noch nicht bekannt. Umweltgifte (z.B. Schimmelpilzgifte, Pestizide) und Traumen, also Verletzungen durch starke Schläge oder Stöße gegen den Kopf (z.B. bei Boxern) können dafür verantwortlich sein, vielleicht auch bzw. in Verbindung mit Entzündungen. Interessanterweise ließen sich in den abgestorbenen Nervenzellen unlösliche Ablagerungen fehlgefalteter α-Synuclein-Proteine nachweisen. α-Synuclein ist unter gesunden Bedingungen ein kleines, lösliches Eiweiß, das an der Regulation der Dopamin-Ausschüttung im Gehirn beteiligt ist. Anhäufungen von

Proteinfehlfaltungen innerhalb der Nervenzellen führen zum Absterben der betroffenen Neurone und damit zum Dopaminmangel im Gehirn. Offenbar gehört auch Morbus Parkinson zur Gruppe der Protein-Fehlfaltungs-Erkrankungen, welche bereits im Kapitel zur Demenz und Alzheimer dargestellt wurden.

Medikamentös wird versucht, den Mangel an Dopamin im Gehirn, welcher für die typischen Parkinson-Symptome verantwortlich ist, auszugleichen. Die Gabe von Dopamin ist jedoch wirkungslos, da es die Blut-Hirn-Schranke nicht überwinden kann. Die Pharmakologen behelfen sich deshalb mit der Gabe einer Vorstufe des Dopamins, L-Dopa (Levodopa). Diese durchdringt die Blut-Hirn-Schranke und wird im Gehirn schließlich in Dopamin umgewandelt. Andere Arzneimittel (MAO B - und COMT-Hemmer) blockieren den Abbau von Dopamin im Gehirn und sorgen so für eine höhere Konzentration. Sogenannte Dopamin-Agonisten ahmen die Wirkung des Neurotransmitters nach. Darüber hinaus wird versucht, über Anticholinergika den Botenstoff Acetylcholin und über sogenannte NMDA-Agonisten den Transmitter Glutamat positiv zu beeinflussen, damit der Tremor und die Muskelsteifigkeit zurückgehen. Die Arzneimittel, insbesondere L-Dopa, sind bei Therapiebeginn häufig gut wirksam und gut verträglich. Da sie das Fortschreiten der Krankheit aber nicht verhindern können, nimmt im Laufe der Therapie ihre Wirksamkeit ab und es treten vermehrt Nebenwirkungen (z.B. tagsüber extreme Müdigkeit, Herz-Kreislauf-Störungen, Magenprobleme und psychische Störungen) auf. Neben der medikamentösen Therapie sollten Parkinson-Kranke ihre Beweglichkeit, Reaktionsfähigkeit und Körperhaltung durch geeignete sportliche Aktivitäten und/oder Physiotherapie trainieren, um der fortschreitenden Bewegungsverarmung entgegenzuwirken.

Bereits 1899 beschrieb der englische Neurologe William R. Gowers deutliche Verbesserungen bei Parkinson-Patienten, die mit Cannabis behandelt wurden. Mehr als hundert Jahre später, 2004, bestätigten bei einer Umfrage der Internationalen Parkinson Gesellschaft über die Hälfte der Kranken, welche Cannabis ausprobiert hatten, subjektive Verbesserungen. Schließlich präsentierten 2013 israelische Forscher auf dem 17. Internationalen Parkinson Kongress eine Beobachtungsstudie an 17 Parkinson-Patienten, die zur Symptombehandlung Cannabis rauchten und die Effekte anhand einer ausgeklügelten internationalen Vergleichskala (UPDRS = Unified Parkinsons Disease Rating Scala) bewerteten, welche sowohl eine Momentaufnahme wie auch eine Verlaufsbeobachtung ermöglicht. Im Ergebnis war eine 30-prozentige Verbesserung der Durchschnitt-UPDRS-Werte der Patienten zu beobachten. Insbesondere der

Tremor, die Steifigkeit und die Bewegungsverlangsamung wurden durch Cannabis-Rauchen deutlich gemildert, wohingegen es keinen Einfluss auf die Körperhaltung und die Schmerzempfindungen gab. Als unangenehmste Nebenwirkung gaben die Betroffenen Schläfrigkeit an.

Andere Untersuchungen deuten darauf hin, dass die Cannabis-Wirkung nicht allein auf THC zurückzuführen ist. Phytocannabinoide wie das neuroprotektive CBD scheinen bei Parkinson sogar besser geeignet zu sein. Brasilianische Forscher zeigten an 21 Parkinson-Patienten ohne Demenz und psychiatrische Erkrankungen, dass CBD die Lebensqualität verbessern kann (Chagas et al. 2014). Dazu wurden die Patienten in 3 Gruppen a 7 Personen geteilt. Eine Gruppe erhielt ein Placebo, die zweite Gruppe 75 mg CBD täglich und die dritte Gruppe sogar 300 mg CBD pro Tag. Eine hochdosierte Tagesdosis von 300 mg CBD zeigte gegenüber Placebo signifikant bessere mittlere Gesamtwerte für das Wohlbefinden der Teilnehmer und ihrer Lebensqualität.

Bewegungsstörungen

Störungen der Bewegungs- und Haltungsregulation des Körpers äußern sich oft durch fehlende oder zusätzliche Bewegungen, die nicht vom Willen der Betroffenen gesteuert werden können und deshalb erheblich ihren Alltag negativ beeinflussen. Bewegungsstörungen gehören zu den häufigsten Krankheiten der Neurologie. Oft treten sie als Begleiterscheinung anderer Erkrankungen, wie z.B. der Tremor und die Gangstörungen bei Parkinson-Kranken, auf, können aber auch eigene Krankheitsbilder erzeugen. Zu den Bewegungsstörungen gehören beispielsweise die sogenannten Tics, die sich durch unwillkürliches Muskelzucken besonders im Kopf und Schulterbereich in unterschiedlicher Stärke äußern, oft begleitet von unspezifischen Lautäußerungen. Nach ihrem Erstbeschreiber, dem französischen Neurologen und Psychiater Georges Gilles de la Tourette (1857-1904), erhielten diese Bewegungsstörungen den Namen **Tourette-Syndrom**. Nach dem amerikanischen Arzt George Huntington (1850-1916) wurde eine andere Bewegungsstörung, die **Chorea Huntington**, benannt, bei der sowohl in Ruhe als auch während willkürlicher Bewegung plötzlich rasche, unregelmäßige Bewegungen von Armen und Beinen, des Rumpfes, des Halses und des Gesichtes auftreten, welche nicht willentlich gesteuert werden können. Früher wurde die Krankheit auch als "St.-Veits-Tanz" bezeichnet. Während einige der Störungen durch ein "Zuviel" an Bewegung auffallen, äußern sich andere durch ein "Zuwenig", wie z.B. die **Katalepsie**, die Starrsucht, bei der eingenommene Körperhaltungen übermäßig lange beibehalten werden. Bei den **Dystonien** fallen ungewöhnliche Haltungen und Fehlstellungen des Körpers oder einzelner Körperteile auf, hervorgerufen von lang anhaltenden unwillkürlichen Kontraktionen (Krämpfen, Spasmen) der Skelettmuskulatur. Dazu gehören u.a. der Schiefhals (Torticollis spasmodicus), der Lidkrampf (Blepharospasmus) und der Schreibkrampf, bei dem, während des Schreibens unwillkürliche Verkrampfungen der Finger- und Handmuskulatur auftreten, die die Tätigkeit erheblich beeinträchtigen und die Schrift unleserlich machen.

Derartigen Bewegungsstörungen liegen fehlerhafte Steuerungen im Zentralnervensystem zu Grunde. Häufig sind die sogenannten Basalganglien (Nuclei basales) betroffen. Das sind mehrere Kerngebiete unterhalb der Großhirnrinde, die eine wichtige Rolle als Schaltstellen motorischer, kognitiver und limbischer Regelungen spielen. Dabei üben sie eine Filterfunktion (Gating) aus, in dem sie bestimmte für die aktuelle Situation erforderliche Handlungen auswählen und gleichzeitig andere momentan unerwünschte Aktionen unterdrücken.

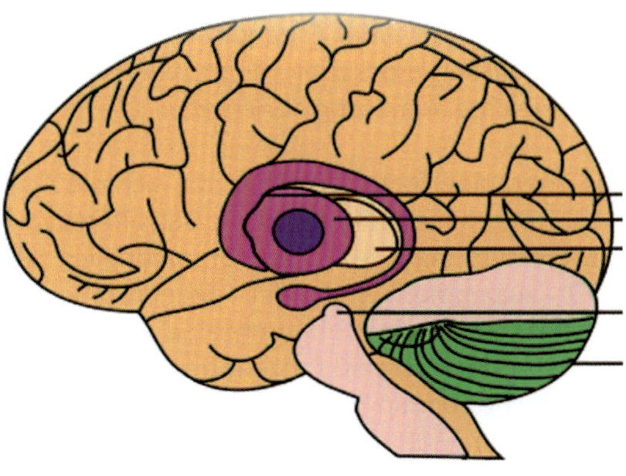

Basalganglien (violett) und ihre anatomisch-funktionellen Nachbarstrukturen
(aus Wikipedia)

1984 beschrieben die Neurologen S. R. Snider und P. Consroe den Fall eines 42-jährigen Patienten mit einem schweren Meige-Syndrom, einer Dystonie, die sich in symmetrischen krampfhaften, unkontrollierbaren Kontraktionen der Gesichts-, Kiefer- und Schlundmuskulatur äußert, wodurch es zu unwillkürlichen Bewegungen wie Kieferöffnung, Hervorstrecken der Zunge, Zurückziehen der Lippen und einem krampfartigen Augenschluss (Blepharospasmus) kommen kann. Die Erkrankung begann 9 Jahre zuvor mit leichten Lidkrämpfen, breitete sich dann über den Mund bis hin zum Nacken aus und verschlechterte sich zunehmend. Viele Medikamente wurden ausprobiert, allerdings ohne Erfolg. Da den behandelnden Ärzten anekdotische Berichte über die erfolgreiche Behandlung von Dystonien mit Cannabis bekannt waren, entschieden sie sich dazu, dem vom Meige-Syndrom betroffenen Patienten Cannabidiol zu verabreichen. Angefangen wurde mit einer Dosis von 100 mg CBD pro Tag (aufgeteilt in mehrere Einzeldosen). Über mehrere Wochen wurde dann langsam die verabreichte Menge auf täglich 400 mg erhöht. Verwandte beobachteten zweimal täglich den Patienten bei alltäglichen Dingen wie Sprechen oder Autofahren und zählten dabei die Häufigkeit der auftretenden Krämpfe (Spasmen). Sie zählten vor der CBD-Behandlung 20 bis 30 Spasmen pro Minute. Diese Spasmenfrequenz verringerte sich im Zuge der CBD-Anwendung auf 7 bis 15 pro Minute. Damit kam es unter Cannabidiol zu einer Verbesserung der Schwere und Häufigkeit der Muskelkrämpfe um mindestens 50 Prozent. Der Entzug von CBD für 24 Stunde führte zu einem Wiederaufleben schwerer Spasmen mit einer Frequenz von 25 bis 30 pro Minute. Als Nebenwirkungen wurden trockener Mund, vorübergehender Morgenkopfschmerz und eine leichte Sedierung berichtet.

Auf Grund dieses einzelnen Therapieerfolges entschlossen sich die Ärzte zu einer kleinen Pilotstudie an 5 Dystonie-Patienten. Den Betroffenen wurde über einen Zeitraum von 6 Wochen tägliche Dosen von anfänglich 100 bis schließlich 600 mg CBD zusammen mit der Standardmedikation verabreicht. Im Ergebnis konnte bei allen Probanten eine dosisabhängige Verbesserung der Dystonie zwischen 20 bis 50 Prozent beobachtet werden. Zwei der Patienten litten gleichzeitig an Morbus Parkinson. Bei ihnen verstärkten CBD-Tagesdosen über 300 mg allerdings die Hypokinese (Bewegungsverlangsamung) und das Muskelzittern in Ruhe (Ruhetremor). Insgesamt aber waren die beobachteten Nebenwirkungen (niedriger Blutdruck, Mundtrockenheit, psychomotorische Verlangsamung, Benommenheit und Sedierung) von leichter Natur (Consore et al. 1986).

Auch die tierexperimentelle Grundlagenforschung bestätigt den positiven Einfluss von CBD auf Bewegungsstörungen. Im Experiment wurde bei Mäusen durch Gabe verschiedener Substanzen - Haloperidol, L-Nitro-N-Arginin (L-NOARG) und das künstliche Cannabinoid WIN55,212-2 - kataleptische Muskelsteifigkeit und eine starre Haltung hervorgerufen. Die Gabe von CBD konnte die auf diese Weise ausgelösten Katalepsien abmildern (Gomes et al. 2013).

Haloperidol ist ein hochpotentes Neuroleptikum und wird unter anderem zur Behandlung akuter und chronischer schizophrener Syndrome und bei akuten psychomotorischen Erregungszuständen eingesetzt. Es blockiert u.a. Dopamin-Rezeptoren und hat einen etwa 50-mal größeren antipsychotischen Effekt als seine Vorgängermedikamente bei weniger Nebenwirkungen, wie zum Beispiel Mundtrockenheit und Herzrasen. Dafür kann es aber ausgeprägte motorische Nebenwirkungen, sogenannte **Dyskinesien** wie u.a. Muskelsteifheit (Katalepsie), verursachen. Brasilianische Forscher der Universität von Sao Paulo zeigten im Mausmodell, dass CBD in der Lage ist, die durch Haloperidol induzierten kataleptischen Nebenwirkungen zu reduzieren (Sonego et al. 2016). Die dabei verabreichten CBD-Mengen lagen zwischen 15 bis 60 mg CBD pro kg Körpergewicht.

Schizophrenie

Schizophrenie ist einer der häufigsten psychischen Erkrankungen. Von Hundert Menschen erkrankt einer im Laufe seines Lebens an Schizophrenie. Frauen und Männer sind etwa gleich häufig betroffen. In der Regel entwickelt sich die Schizophrenie zwischen der Pubertät und dem 30. Lebensjahr, wobei Männer im Schnitt 5 Jahre früher als Frauen erkranken. Schizophrenie ist auch eine der schwerwiegendsten psychischen Erkrankungen. Sie gehört zu den **Psychosen**, also zu den Krankheiten, bei denen das eigene Erleben und die Wahrnehmung gestört sind. Die Schizophrenie beeinflusst die gesamte Persönlichkeit. Sie hat viele Gesichter und kann sich in ganz unterschiedlichen Symptomen äußern. Viele Schizophrenie-Kranke haben Halluzinationen: Sie hören Stimmen und andere Geräusche, die objektiv nicht da sind. Sie sehen Personen, Farben oder Dinge, die nicht existieren. Sie riechen Gerüche, die in Wirklichkeit nicht vorhanden sind. Dazu kommen in der Regel beängstigende Wahnvorstellungen. Die Betroffenen fühlen sich verfolgt oder glauben, alle hätten sich gegen sie verschworen. Für die Schizophrenen selbst sind sowohl die Halluzinationen als auch die Wahnvorstellungen vollkommen real und in sich schlüssig. Sie haben den Bezug zur Realität verloren und lassen sich auch nicht davon überzeugen, dass ihre Sichtweise nicht der Realität entspricht. Bei den sogenannten "Ich-Störungen" können die Patienten nicht mehr zwischen ihrer eigenen Person und ihrer Umwelt unterscheiden. Sie glauben dann z.B., ihre Gedanken stammen von einer anderen Person. Das Denken schizophrener Personen ist zerfahren, unzusammenhängend, mit sprunghaften und unlogischen Gedankengängen. Sie erfinden Wörter neu, die keinen Sinn zu haben scheinen und können in einem einzigen Satz über völlig verschiedene Dinge reden. Auch die Sprache selbst ist oft gestört - beispielsweise sehr verlangsamt oder stark beschleunigt. Zudem können Affektstörungen auftreten: Die Kranken verhalten sich z.B. unangemessen heiter, obwohl kein Grund dazu vorliegt. Oder sie reagieren auf traurige Situationen mit Freude bzw. umgekehrt. Manche zeigen keine Gefühlsregungen. Wieder Andere erleben zeitgleich entgegengesetzte Gefühle. Sie lieben und hassen gleichzeitig. Bei einigen Betroffenen sind die Bewegungsabläufe gestört. Sie können regungslos sein, wie erstarrt wirken. Andere sind ständig unruhig und müssen sich bewegen (psychomotorische Störungen).

Die Symptome treten häufig in Schüben auf. Die Betroffenen verfallen für eine bestimmte Zeit - Wochen bis Monate - in diesen psychotischen Zustand mit Halluzinationen, paranoiden Wahnvorstellungen, Ich-Störungen etc. Bei jedem Betroffenen sind diese Symptome unterschiedlich ausgeprägt, und kommen in verschiedenen Kombinationen vor. Bei einigen Patienten bleibt es bei einem Schub. Sie erholen sich danach vollständig und die Symptome kommen nicht wieder. Andere erleiden mehrere Schübe. Obwohl auch hier die Beschwerden nach den Schüben verschwinden, besteht die Gefahr, dass manche Symptome dauerhaft erhalten bleiben (Chronifizierung).

Die Ursachen der Schizophrenie sind noch immer nicht genau bekannt. Mehrere zusammentreffende Einflüsse, wie eine genetische Veranlagung, bestimmte Veränderungen im Gehirn und psychosoziale Faktoren (z.B. Lebenssituationen mit großen Umbrüchen wie die Pubertät, der Berufseinstieg oder Lebenskrisen), können den Ausbruch der Krankheit begünstigen. Zudem gibt es halluzinogene Stoffe, wie LSD oder Meskalin, die eine Schizophrenie auslösen können. Bei Menschen mit Veranlagung zur Schizophrenie kann regelmäßiger Cannabiskonsum auf Grund des darin enthaltenen THC die Erkrankung wohl ebenfalls begünstigen.

Offenbar gerät bei schizophrenen Psychosen das empfindliche Gleichgewicht bestimmter Neurotransmitter (u.a. Dopamin und Glutamat) im Gehirn durcheinander - möglicherweise ausgelöst durch eine verminderte Durchblutung und die sich daraus ergebende suboptimale Stoffwechselleistung in einigen Hirnbereichen, u.a. im Frontalhirn. Neurotransmitter wie Dopamin und Glutamat sorgen dafür, dass Nervenimpulse von einer Nervenzelle zu nächsten gelangen können. Ist das Gleichgewicht der Botenstoffe gestört, sind verschiedene Störungen die Folge. Bei Schizophrenie scheint Dopamin in bestimmten Hirnregionen im Überschuss vorhanden zu sein und damit zu stark zu wirken, während andere Stellen zu wenig Dopamin haben und dort die Wirkung zu gering ausfällt.

Dementsprechend lässt sich eine akute Schizophrenie am besten mit Psychopharmaka behandeln, welche den Dopamin-Stoffwechsel im Gehirn beeinflussen können. Viele der beschriebenen Symptome, vor allem Halluzinationen und Wahnvorstellungen, nehmen durch Antipsychotika deutlich ab. Diese Arzneimittel verhindern unter anderem, dass Dopamin an Dopamin-Rezeptoren andocken kann. Allerdings können die eingesetzten Medikamente verschiedene, teilweise starke Nebenwirkungen wie Zittern, unwillkürliche Bewegungen, Bewegungsarmut, aber auch Gewichtszunahme haben. Die medikamentöse Therapie wird in der Regel durch eine Psycho- und Soziotherapie unterstützt, damit die Schizophrenen lernen, mit den Symptomen umzugehen, Ängste abzubauen, Ablenkungsstrategien zu entwickeln und schrittweise wieder ihren Alltag meistern zu können.

Eine der wichtigsten Aufgaben des Endocannabinoid-Systems ist die Modulation der neuralen Signalübertragung im Gehirn. Dabei greifen Endocannabinoide wie Anandamid steuernd in das Gleichgewicht der Neurotransmitter ein mit dem Ziel der Homöostase. Infolge dessen können auch von außen zugeführte Phytocannabinoide Einfluss darauf nehmen. THC wirkt dabei eher pro-psychotisch, kann also den Ausbruch von Psychosen begünstigen. Auf Grund dieser pro-psychotischen Tendenz, wird vermutet, dass der Konsum THC-reichen Cannabis - vor allem im sich entwickelnden jungen Gehirn - zu einem erhöhten Risiko psychotischer Störungen führt. Eine Londoner Langzeit-Studie zum Drogenkonsum untersuchte Haarproben von Cannabis-Rauchern auf nachweisbare Cannabinoide und teilte dann die Probanten entsprechend in drei Gruppen ein: "Nur THC", "THC & CBD" und "keine Cannabinoide". Anschließend wurden die Probanden einem Test unterzogen, der ihr Psychose-Risiko ermittelte. Cannabis-Raucher, in deren Haarproben nur THC gefunden wurde, zeigten im Vergleich zu den beiden anderen Gruppen höhere Level an psychotisch bedingten Halluzinationen (Morgan et al. 2010).

Demgegenüber scheint Cannabidiol eher antipsychotische Effekte zu haben. In einer Doppelblindstudie aus dem Jahr 2012 wurde 42 Patienten mit akuter Schizophrenie über 4 Wochen CBD in hoher Dosierung (800 mg pro Tag) gegeben. Die Vergleichsgruppe erhielt das Standardmedikament Amisulprid. Beide Behandlungsmethoden führten zu einer deutlichen Besserung der psychopathologischen Symptome. Hochdosiertes CBD zeigte demnach eine nahezu identische Wirkung wie das Arzneimittel - jedoch mit deutlich weniger Nebenwirkungen. Gleichzeitig zeigte die CBD-Gabe einen signifikanten Anstieg des Anandamid-Blutspiegels (Leweke et al. 2012).

Zu einem ähnlichen Ergebnis kam Prof. Antonia Zuardi von der Universität von San Paulo (Brasilien) bereits 1995. Die Ärztin behandelte eine 19-jährige Frau, die wegen einer akuten Schizophrenie mit Aggressivität, Selbstverletzung, zusammenhanglosen Gedanken und akustischen Halluzinationen in das Universitätskrankenhaus eingeliefert wurde. Zusätzlich war die Patientin stark agitiert: Sie war rastlos, unruhig, wirkte wie getrieben und vollführte hastige, unproduktive Bewegungen. Während der Behandlung mit dem starken Neuroleptikum Haloperidol zeigte die junge Frau signifikante hormonelle Nebenwirkungen. Daraufhin erhielt die Patientin vier Wochen lang CBD in immer höherer Dosierung bis zu täglich 1500 mg, aufgeteilt in zwei Einzeldosen. Diese hohe CBD-Dosis wirkte genauso gut wie das Neuroleptikum, ohne jedoch zu relevanten Nebenwirkungen zu führen. Bei starker Agitiertheit bekam die Patientin zur Beruhigung zusätzlich Diazepam. Nach Beginn der CBD-Behandlung verringerte sich die nötige tägliche Diazepam-Dosis von 16,3 auf 5,7 mg.

Viele Schizophrenie-Kranke zeigen Symptome, die mit Stoffwechselstörungen wie Diabetes mellitus Typ II einhergehen. Daher vermuten Philip Robson, Geoffrey Guy und Vincenco Di Marzo (2013), dass es sich bei Schizophrenie letztlich um eine entzündliche Stoffwechselkrankheit handelt. Auf Grund der antientzündlichen Effekte von Phytocannabinoiden wie CBD und ihrer positiven Beeinflussung des Anandamid-Spiegels schlagen die Autoren eine CBD-Kombinationstherapie vor, um die Effektivität konventioneller Antipsychotika zu verstärken und gleichzeitig ihre Dosis und Nebenwirkungen zu senken.

Angststörungen

Jeder Mensch kennt Angst bzw. Furcht. Sie sind Teil unseres Gefühlslebens und völlig natürliche Reaktionen auf mögliche Gefahren. Als Warnsignal hilft die Angst - wie auch der Schmerz - auf äußere Bedrohungen oder innere Störungen aufmerksam zu machen. Nur, wer die Gefahr, in der er sich befindet, kennt, kann darauf angemessen reagieren und sie bewältigen. Die Angst ist die Grundlage des Selbsterhaltungstriebes. Eine gesunde Angst war schon immer überlebenswichtig. Nur diejenigen unserer Vorfahren, die beim Anblick eines gefährlichen wilden Tieres vor Angst die Flucht ergriffen hatten, haben schließlich überlebt und konnten ihre Gene an ihre Nachfahren weitergeben. Ihre unängstlichen bzw. angstfreien Mitstreiter gingen dagegen zu hohe Risiken ein und bezahlten diese allzu oft mit ihrem Leben. Auch heute noch hält uns Angst häufig davon ab, ein zu hohes Risiko einzugehen.

Mitunter nimmt die Angst aber ein übersteigertes Ausmaß an. Wenn Personen starke Angstreaktionen zeigen, obwohl es dafür keinen objektiven Grund gibt, und die Betroffenen ihre Ängste kaum oder nicht kontrollieren können, so dass sie ihren Tagesablauf und ihre sozialen Beziehungen beeinträchtigen und erhebliches Leid verursachen, spricht der Mediziner von Angststörungen (veraltet: Angstneurosen). Sie zählen neben Depressionen zu den häufigsten psychischen Erkrankungen. Schätzungen zufolge erleiden 15 Prozent der Bevölkerung jährlich eine Angststörung. Frauen sind dabei häufiger betroffen als Männer. Genaue Zahlen, wie viele Menschen in Deutschland darunter leiden, sind nicht zu bekommen, da nur ein kleiner Teil der Betroffenen fachmännische Hilfe sucht. Das ist jedoch gefährlich, denn man gewöhnt sich an die Angst und setzt die damit verbundenen Sorgen, die Grübelei, die Furcht und die körperliche Anspannung mit dem alltäglichen Gefühlsleben gleich. Wirklich ernsthafte Erkrankungen werden so nicht rechtzeitig erkannt.

Angststörungen nehmen die unterschiedlichsten Ausmaße an. Da gibt es die eher harmlosen **Phobien** vor bestimmten Objekten oder Situationen: Spinnen-Angst (Arachnophobie), Höhen-Angst (Akrophobie), Flug-Angst (Aviophobie), Platz-Angst (Klaustrophobie), Zahnarzt-Angst (Dentalphobie) – nur um einige wenige zu nennen. Das Spektrum der Phobien ist schier unerschöpflich. Neben der recht häufig vorkommenden Sozialen Phobie, deren Betroffene z.B. Angst davor haben, in der Öffentlichkeit zu reden oder zu essen, weil sie fürchten, sich zu blamieren, gibt es auch sehr ausgefallene Formen, wo Menschen Angst vor Knöpfen oder vor der

Zahl „13" haben. Die meisten Phobiker schämen sich für ihre Ängste. Obwohl sie wissen, dass ihre Befürchtungen irrational sind, leiden sie angesichts der angstmachenden Situation dennoch an Symptomen wie Schweißausbrüchen, Herzrasen, Panik und Zittern. Bei der Behandlung von Phobien haben sich Verhaltenstherapien gut bewährt. Hier lernen die Betroffenen schrittweise, sich mit dem angstmachenden Reiz zu konfrontieren und ihn auszuhalten, bis die Angst deutlich nachlässt.

Kritischer sind **Panikstörungen**, bei denen plötzlich, wie aus heiterem Himmel, intensive Panikattacken auftreten, verbunden mit Todesangst, Schweißausbrüchen, Herzrasen oder Schwindel, und generalisierende Angststörungen, bei denen lang anhaltende, unbestimmte, frei flottierende Ängste und Gefühle der Anspannung auftreten. Die von generalisierten Angststörungen Betroffenen können oft nicht sagen, wovor sie genau Angst haben. Ihre Ängste sind nicht nur auf bestimmte Situationen oder Objekte begrenzt, sondern können sich auf verschiedene Lebensumstände und Alltagssituationen beziehen. Sie machen sich beispielsweise übertriebene Sorgen, es könne ihren Angehörigen irgendetwas zustoßen. Die Angst tritt über Monate oder Jahre hinweg immer wieder auf. Den Betroffenen gelingt es nur kurzfristig, sich von ihrer Angst abzulenken oder zu distanzieren. Eine generalisierte Angststörung kann sich durch viele verschiedene Symptome äußern, sowohl auf psychischer als auch auf körperlicher Ebene: starke innere Anspannung, die mit Zittern, Muskelanspannung und Ruhelosigkeit einhergeht, unkontrollierbare Übererregbarkeit, die sich durch Schwitzen, Mundtrockenheit, Schwindel und Beklemmungsgefühlen äußert, sowie übermäßige Wachsamkeit und erhöhte Aufmerksamkeit, die sich durch übersteigerte Reizbarkeit, Schreckhaftigkeit und Schlafstörungen zeigt.

Aus Angst vor der Angst beginnen die Betroffenen, bestimmte Situationen oder Objekte zu meiden. Je länger aber die Kranken die angstmachende Situation vermeiden, desto stärker wird die Angst. In der Folge vermeiden die Erkrankten immer mehr Situationen und ziehen sich noch weiter zurück. Depressionen, Alkoholismus und Medikamentenmissbrauch können die Folgen sein.

Zu den Ursachen von Angststörungen gibt es verschiedene Erklärungsansätze. Offenbar können unterschiedliche Faktoren zu einer Angststörung beitragen: eine genetische Vorbelastung oder eine ängstliche Persönlichkeit, die auf auslösende Faktoren wie belastende Erlebnisse, z.B. der Tod enger Verwandter oder Vertrauter, traumatische Kindheitsereignisse oder Überlastung, trifft. Psychologen glauben, dass hinter einer starken Angst innere Konflikte stecken und die Betroffenen nicht die Fähigkeit entwickeln konnten, mit normaler Angst umzugehen. Sie fühlen sich dann in Konfliktsituationen schnell überfordert, so dass irrationale, kindliche Ängste aufsteigen können.

Zudem nimmt man an, dass ein mehrstufiger Prozess zu einer Angststörung führt, bei dem auslösende und begünstigende Faktoren zusammentreffen. Dies lässt sich am Beispiel von Flugangst verdeutlichen: Eine Person, die bislang nie Angst vor dem Fliegen hatte, erlebt z.B. im Laufe eines unruhigen, aber dennoch sicheren Fluges sehr intensiv die Angst, jetzt abzustürzen. In der Folge ist die vorher neutrale Situation des Fliegens nun mit Angst besetzt. Würde sich diese Person dennoch wiederholt der Flugsituation aussetzen, könnte sie sehen, dass die Angst unbegründet ist, und das Fliegen würde seinen bedrohlichen Charakter wieder verlieren. Hält aber die erworbene Flugangst die Person davon ab, sich dieser Situation erneut auszusetzen, wird die Angst weiterhin aufrecht erhalten und manifestiert sich. Dabei kann man Ängste sogar allein durch Beobachtung anderer Menschen Ängste lernen und so Angst vor einer Situation oder einem Objekt entwickeln, obwohl man selbst damit noch nie schlechte Erfahrungen gemacht hat. Kinder übernehmen auf diese Weise beispielsweise die Ängste ihrer Mütter, weil sie sehen, wie ihre wichtigste Bezugsperson auf den Anblick einer Maus oder einer Spinne reagiert.

Neurobiologische Befunden deuten darauf hin, dass bei Menschen mit Angststörungen das limbische System, eine spezielle Hirnregion, welche u.a. für die Verarbeitung und Empfindung von Gefühlen wichtig ist, gegenüber Nichtbetroffenen verändert ist. Außerdem scheint das vegetative Nervensystem, welches die Funktion der inneren Organe wie Herz und Lunge reguliert und kontrolliert, labil zu sein, da es durch verschiedene Reize sehr schnell erregt werden kann. Dadurch können sich die verschiedenen Angstsymptome besonders schnell ausbilden. Auf Zellebene geraten bei der Entstehung der Ängste verschiedene Neurotransmitter wie Serotonin, Noradrenalin und Gamma-Amino-Buttersäure (GABA) aus dem Gleichgewicht. Dementsprechend versuchen Neurologen mittels Antidepressiva, die in den Transmitterstoffwechsel des Gehirns eingreifen, die Ängste zu lösen und die Betroffenen zu beruhigen - häufig mit teilweise erheblichen Nebenwirkungen (Herz-Kreislauf-Beschwerden, Kopfschmerzen, Übelkeit, Magen-Darm-Probleme).

Seit Jahrtausenden wird Cannabis zur Linderung von Angstzuständen eingesetzt. Die Atharvaveda, eine etwa 4.000 Jahre alte Textsammlung der indischen Medizin, beschreibt ein Joghurt-Getränk mit Cannabis, das Bhang

Lassi, welches "Freude erzeugt und Angst zerstört". Allerdings ist Vorsicht angebracht, da bei sehr empfindlichen Personen bereits Dosen oberhalb von 3 mg THC aus dem Cannabis selbst Angst bis hin zur Paranoia auslösen können.

Die angstlösenden Effekte von CBD wurden in verschiedenen Experimenten an Tieren und auch am Menschen gezeigt. Bei männlichen Ratten verringert die CBD-Gabe die Angstreaktion nach dem diese dem natürlichen Fressfeind, einer Katze, ausgesetzt wurden (Campos et al. 2012).

Die brasilianische Arbeitsgruppe um Zuardi von der Universität von Sao Paulo bat 1993 Probanten, vor einer Videokamera eine Rede zu halten. Damals waren Video-Aufnahmen noch nicht so alltäglich wie heute im Smartphone-Zeitalter. Und so ließ sich allein durch die Anwesenheit der Videokamera bei den Versuchsteilnehmern Angst vor dieser Aufgabe erzeugen. Zuardi untersuchte nun, wie sich die Angst der Probanten durch angstlösende Stoffe beeinflussen lässt. Dabei wurde die Wirkung der Arzneimittelsubstanzen Ipsapiron (5 mg) und Diazepam (10 mg) mit Cannabidiol (300 mg) verglichen. Im Ergebnis reduzierten alle drei Stoffe die subjektive Angst, die durch den Versuchsaufbau erzeugt wurde. Selbst in der hohen Dosierung von 300 mg erzeugte CBD dabei keine nachweisbare sedierende Wirkung (Zuardi et al. 1993). Das Experiment wurde 2017 wiederholt, allerdings verglichen Zuardi und Co diesmal verschiedene CBD-Dosierungen miteinander: 100 mg, 300 mg und 900 mg. Hierbei erwies sich die mittlere Dosierung (also 300 mg) als am wirksamsten.

In einem anderen Experiment, bei dem, das Sprechen in einer öffentlichen Situation simuliert wurde, untersuchten die brasilianischen Wissenschaftler der Universität Sao Paulo die Effekte einer Einzeldosis von 600 mg CBD auf Patienten mit generalisierter sozialer Angststörung und verglichen diese mit einer gesunden Kontrollgruppe ohne CBD-Gabe sowie mit einer Placebogruppe. Cannabidiol verringerte dabei signifikant die Angst, das Unbehagen und die geistigen Einschränkungen während der Rede. Zudem reduzierte es auch die seelische Anspannung vor der Rede (Bergamaschi et al. 2011).

Allerdings wächst bei derart hohen CBD Dosierungen die Gefahr einer mentalen Sedierung. Daher macht es Sinn, durch zukünftige Versuche festzustellen, ob auch die Gabe niedrigerer CBD-Mengen (zwischen 10 und 50 mg) einen Nutzen bei Angststörungen hat.

Einen ersten Hinweis, dass auch diese Dosierungen nützlich sind, gibt ein Experiment an 48 gesunden Probanten, die einem Angst-Konditionierungstest und einer anschließenden Endkonditionierung unterworfen wurden. In einem solchen Angst-Konditionierungstest werden bestimmte neutrale Reize, wie z.B. das Erklingen eines Tones, immer wieder mit einem Reiz verknüpft, der Angst auslöst. In der Folge verspüren die Probanten selbst dann Angst, wenn nur der neutrale Ton erklingt, ohne das gleichzeitig der tatsächlich angstauslösende Reiz vorhanden ist. In diesem Test lernen also die Versuchspersonen, auf einen eigentlich neutralen Reiz mit Angst zu reagieren - allerdings unter experimentellen Bedingungen. Eine derartige Angst-Konditionierung kann auch im Alltag stattfinden, wenn angstauslösende Reize gleichzeitig mit neutralen Reizen wahrgenommen und miteinander kombiniert werden. Therapeutisch versucht man dann, den eigentlichen neutralen Reiz vom angsterzeugenden wieder zu trennen, also die Verbindung zwischen den beiden Reizen wieder auszulöschen. Der Psychologe spricht dann vom Extinktionslernen. Im Experiment erhielten die zunächst konditionierten Probanten 32 mg CBD - und zwar vor oder nach der Extinktion. Bei der Extinktion selbst wurde keine akute Wirkung des CBD festgestellt. Aber die CBD-Gabe nach der Extinktion verstärkte im Vergleich zur Kontrollgruppe die Dauerhaftigkeit des Extiktionslernens (Das et al. 2013).

Shannon et al. präsentierte auf der psychedelischen Wissenschaftskonferenz von San Francisco im April 2017 eine Fallserie von 136 Angst-Patienten, die von Cannabidiol in Dosen zwischen 40 bis 50 mg profitierten.

Andererseits gibt es auch Hinweise, dass sich bei längerfristiger Anwendung, Toleranzeffekte einstellen und selbst eine angstfördernde Wirkung einstellen kann. So bemerkten englische Forscher von der Universität von Nottingham, dass im Tierversuch an Ratten eine Dauergabe von CBD im Gegensatz zur Einmalgabe zu einer erhöhten Ängstlichkeit führte (Elbatsh et al. 2012). Wer also eine längerfristige Einnahme von Cannabinoiden zum Zwecke der Angstlösung erwägt, sollte die Dosierung regelmäßig überprüfen und gegebenenfalls CBD-freie Zeiten einlegen.

Der Schlüssel zur Wirkung der Phytocannabinoide liegt im Endocannabinoid-System: Insbesondere in der Amygdala, im Hippocampus und im vorderen cingulären Kortex des Gehirns - allesamt Teile des limbischen Systems - ist die Dichte der CB_1-Rezeptoren recht hoch. Offenbar nehmen Endocannabinoide ausgleichenden Einfluss auf den

Neurotransmitter-Stoffwechsel dieser Gehirnregionen und verhindern das Entstehen übermäßiger Ängste auf neurophysiologischer Basis.

Posttraumatische Belastungsstörungen (PTBS)

Eine posttraumatische Belastungsstörung ist eine psychische Erkrankung, die in Folge einer schweren traumatischen Erfahrung während einer sehr belastenden, außergewöhnlichen Situation auftreten kann. Beispiele für derartige Situationen sind Gewalterfahrungen wie Vergewaltigung, sexueller Missbrauch oder Misshandlung in der Kindheit, Folter, Geiselnahme, Krieg, Gefangenschaft, Terroranschläge, schwere Unfälle, Naturkatastrophen, aber auch die Diagnose einer lebensbedrohlichen Krankheit. Dabei erlebt der Betroffene eine massive Bedrohung seines Lebens oder seiner Gesundheit. Er fühlt sich der Situation gegenüber machtlos ausgeliefert, spürt starke Angst, Hilflosigkeit und Verzweiflung. Das Geschehen verändert sein Bild von sich und seiner Umwelt nachhaltig. Alles scheint nun unsicher und gefährlich zu sein. Das Vertrauen in andere Menschen kann anhaltend gestört werden. Die Erinnerungen an das Trauma verfolgen die Betroffenen und auch die Zeugen des Geschehens oft noch Jahre später in ihrem Alltag und können die Lebensqualität massiv einschränken. Ungewollt durchleben die Betroffenen das Trauma in ihren Gedanken und Gefühlen immer wieder ("flashback"). Bereits kleine, harmlose Reize wie ein Geräusch oder ein Geruch, können ausreichen, das traumatische Geschehen wieder ins Bewusstsein zurückzuholen. Häufig kehren die Eindrücke auch in Form von Alpträumen wieder. Die Gefühle einer anhaltenden Bedrohung sind ein ständiger Stress für Körper und Seele. Menschen mit PTBS fühlen sich häufig körperlich und emotional erschöpft. Hinzu kommen Angststörungen, Schlafstörungen, Depressionen, Schmerzen, Reizbarkeit, Schreckhaftigkeit und Konzentrationsstörungen. Die Betroffenen versuchen oft, jegliche Situationen zu meiden, die auch nur im Entferntesten an das Geschehen erinnern könnten. Sie halten sich zum Beispiel von bestimmten Orten fern. Sie versuchen, das Erlebte zu verdrängen, und möchten nicht darüber reden. Dabei kann genau dieses Vermeidungsverhalten die Angstgefühle zusätzlich verstärken. Um ihre negativen Gefühle zu betäuben, greifen einige Betroffene zu Beruhigungsmitteln, Alkohol oder anderen Drogen. Auch die Suizid-Gefahr steigt.

Schätzungen zur Folge sind etwa 7 von 100 Menschen einmal im Leben von einer PTBS betroffen. Frühzeitig von einem spezialisierten Psychotherapeuten behandelt, sind die Heilungschancen gut. Der Betroffene nähert sich unter fachkundiger Anleitung seinen traumatischen Erinnerungen in einem geschützten Behandlungsrahmen. Er bewertet die Eindrücke und Bilder neu und kann im Idealfall mit den belastenden Erinnerungen abschließen.

In manchen Fällen ist zusätzlich eine Arzneimittel-Therapie sinnvoll, zum Beispiel bei gleichzeitig bestehender Depression. Die behandelnden Therapeuten sind jedoch beim Einsatz von Medikamenten häufig sehr zurückhaltend, da bei PTBS-Kranken ein erhöhtes Risiko für Suchterkrankungen und damit auch für eine Medikamentenabhängigkeit besteht.

Während des Vietnamkrieges rauchten viele amerikanische Soldaten Cannabis, um die Schrecken der Kämpfe besser zu verkraften. Wieder zurück in der Heimat blieben sie dem Marihuana-Konsum treu, um mit den posttraumatischen Belastungen ihrer Kriegserfahrungen besser zurechtzukommen. Erwachsene mit PTBS entwickeln nach Daten der amerikanischen National Comorbidity Study dreimal häufiger eine Cannabis-Abhängigkeit als Gesunde (Bremner et al. 1996, Kessler et al. 1995).

Dabei ist die Verwendung von Cannabis bei posttraumatischen Belastungsstörungen bereits seit nahezu 500 Jahren der westlichen Welt bekannt: Der portugiesische Arzt und Botaniker Cristóbal Acosta, welcher im 16. Jahrhundert als Soldat nach Indien kam und über die dort verwendeten Heilpflanzen und Drogen ein Traktat verfasste, berichtete von der Anwendung des Bhang Lassi, einer traditionellen Cannabis-Joghurt-Zubereitung, bei "Kriegsmüdigkeit" gegen unterschiedliche Symptome der PTBS: "Einige nehmen es, um ihre Sorgen zu vergessen und ohne Gedanken zu schlafen. Andere, um sich im Schlaf an vielerlei Träumen und Illusionen zu erfreuen. Wieder andere werden berauscht und verhalten sich wie Tölpel" (Abel, 1980).

Im April 2011 gab die amerikanische Food and Drug Administration (FDA) eine Studie über die Verwendung von Cannabis gegen PTBS-Symptome bei Kriegsveteranen in Auftrag. 2012 erregte ein Fallbericht Aufsehen über einen 19-jährigen deutschen PTBS-Patienten mit intensiven Flashbacks, Panikattacken und selbstverletzendem Verhalten, der mit Haschisch erfolgreich behandelt wurde. Daraufhin veröffentlichten Forscher der

Medizinischen Hochschule Hannover und der Harvard Medical School eine umfangreiche Abhandlung über das Potential von Cannabis bei der Behandlung posttraumatischer Belastungsstörungen und kamen dabei zu dem sehr vorsichtig formulierten Ergebnis, dass angesichts der Studienerkenntnisse exogen zugeführte "Cannabinoide möglicherweise Potenzial für die Behandlung von Personen mit PTBS haben, weil sie die Verarbeitung von Ängsten, Erinnerungssysteme, die Erregung des ZNS, die Stimmung und den Schlaf beeinflussen" (Passie et al. 2012).

2013 konnte dann auch gezeigt werden, dass im Gehirn von PTBS-Kranken abnormale Endocannabinoid-Signalübertragungen stattfinden (Neumeister et al. 2013). Insbesondere die Amygdala, ein kleiner mandelförmiger Teil des limbischen Systems im Gehirn mit einem hohen Anteil an CB_1-Rezeptoren, ist davon betroffen. Sie spielt eine wichtige Rolle bei der emotionalen Bewertung und Wiedererkennung von Situationen sowie bei der Analyse möglicher Gefahren und ist daher an der Entstehung von Ängsten beteiligt. Dazu verarbeitet die Amygdala externe Reize und leitet die körperlichen Reaktionen dazu ein. Wie Marsicano et al. bereits 2002 feststellten, ist das Endocannabinoid-System an der Auslöschung unangenehmer Erinnerungen beteiligt. Dementsprechend können auch Phytocannabinoide die Verarbeitung von Erinnerungen beeinflussen und so beim Überwinden der traumatisierenden Erfahrungen helfen.

THC ist jedoch auf Grund seiner psychoaktiven Wirkung und seines Suchtpotentials nicht das optimale Phytocannabinoid für den Einsatz bei posttraumatischen Belastungsstörungen. In den letzten Jahren wird das nicht-psychoaktive und nicht abhängig machende Cannabidiol dagegen immer beliebter. So berichteten Shannon und Kollegen 2016 von der medizinischen Fakultät der Universität von Colorado (USA) über die erfolgreiche Behandlung eines 10 Jahre alten Mädchens mit posttraumatischen Belastungsstörungen nach sexuellem Missbrauch. Die regelmäßige Gabe von CBD (25 mg vor dem Schlafen plus 6 bis 12 mg bei Bedarf tagsüber) über einen Zeitraum von 5 Monaten reduzierte merklich ihre Angst und führte zu einer deutlichen Verbesserung des Schlafes. Andere Medikamente waren nicht wirksam oder mit ausgeprägten Nebenwirkungen verbunden.

Schlaf und Schlafstörungen

Der Durchschnittsdeutsche verschläft etwa 24 Jahre und 4 Monate seines rund 80-jährigen Lebens. Das Wort „Schlaf“ ist sehr alt und geht auf das gotische Wort „sleps“ zurück. Im Altdeutschen wurde daraus „Slaf“ und bedeutet „schlapp“ bzw. „schlaff werden“.

Schlaf ist ein Zustand der äußeren Ruhe bei Tieren (Vögeln, Säugetiere) und Menschen - meist gekennzeichnet durch langanhaltend geschlossene Augen. Gegenüber dem Wachzustand verändern sich beim Schlafen viele Körperfunktionen, u.a. Puls, Atemfrequenz, Blutdruck, Gehirnaktivität. Die Handlungsfähigkeit ist in der Regel eingeschränkt, jedoch nicht vollständig: Schlafwandler sind in Einzelfällen sogar ansprechbar und können antworten.

Mit der Physiologie des Schlafes beschäftigt sich ein eigenes Teilgebiet der Medizin, die Somnologie (Schlafforschung, Schlafmedizin). Warum Menschen schlafen, ist jedoch bis heute noch nicht restlos aufgeklärt. Sicher ist nur eins: Menschen müssen schlafen, um zu überleben. Schlafentzug ist eine verbreitete Foltermaßnahme. Im Tierversuch führte Schlafentzug bei Ratten bei einem Teil der Versuchstiere innerhalb von 7 Tagen zum Tode.

Gut schlafen, ist eine wichtige Voraussetzung für eine optimale Leistungsfähigkeit und unser Wohlbefinden. Während des Schlafes wird unser Gehirn von Abfallstoffen des Hirnstoffwechsels befreit. Gleichzeitig verarbeitet es die Erlebnisse des Tages und festigt Gelerntes. Der Körper regeneriert sich während des Schlafes. Er repariert Zellschäden und bildet neue Zellen. Stoffwechsel und Immunsystem werden angekurbelt. Wer ausreichend schläft, sieht besser aus, ist frischer, erholter und gesünder. Zu wenig oder schlechter Schlaf hingegen kann gereizt, unkonzentriert und sogar krank machen. Wer zu wenig schläft, isst oft mehr, als er benötigt. Schlafmangel kann daher dick machen, zu Bluthochdruck führen, das Risiko für Herzinfarkt und Schlaganfall erhöhen und Depressionen mit auslösen. Andauernder Schlafmangel führt zu chronischer Müdigkeit, die sich in Kopfschmerzen, Konzentrationsschwierigkeiten, brennenden Augen, schweren Beinen und zunehmender Schmerzempfindlichkeit äußert.

Jeder Mensch hat ein anderes Schlafbedürfnis. Die meisten Menschen brauchen 7 bis 8 Stunden Schlaf täglich. Wenige Menschen kommen bereits mit 4 Stunden aus. Andere verschlafen die Hälfte des Tages. Die optimale Schlafdauer ist dann erreicht, wenn man tagsüber leistungsfähig ist, ohne müde zu sein, und sich dabei wohl fühlt. Vorübergehend lässt sich Schlafmangel ausgleichen. Man schläft dann einfach länger. Leider funktioniert „Voraus-Schlafen" nicht. Zu wenig Schlaf ist ebenso wie zu viel Schlaf mit einer geringeren Lebenserwartung verknüpft.

Im Laufe des Lebens verändert sich das Schlafbedürfnis. Babys schlafen besonders viel: 12 bis 17 Stunden pro Tag. Der Schlaf ist für die Hirnentwicklung von Kindern sehr wichtig. Entsprechend brauchen Kinder etwa 10 bis 12 Stunden, um tagsüber konzentriert zu sein. Erst nach der Pubertät stellt sich das natürliche Schlafmaß ein. Im Alter nimmt meist das Schlafbedürfnis, vor allem aber die Schlafqualität ab. Senioren sind daher oft tagsüber müde und gleichen den weniger erholsamen Nachtschlaf durch ausgedehnte Nickerchen am Tage aus.

Auch die Jahreszeiten nehmen Einfluss auf unser Schlafbedürfnis. Je kürzer die Tage werden, desto müder werden wir. Schuld ist die im Herbst immer weiter zurückgehende Menge an Tageslicht, die unsere innere Uhr verstellt. Unser Schlafbedürfnis richtet sich danach, wie viele Stunden es hell ist. An der Steuerung des Wach-Schlaf-Rhythmus ist das Hormon Melatonin beteiligt. Es wird vom Gehirn während Dämmerung und Dunkelheit produziert. Licht blockiert die Melatonin-Produktion. Deshalb wird man in Herbst und Winter, wenn das Tageslicht schon nachmittags schwindet, früh müde und erst am Vormittag, nachdem die Sonne aufgegangen ist, richtig munter.

Einfluss auf den Schlaf hat auch der circadiane Rhythmus, also der Wechsel von Tag (hell) und Nacht (dunkel). Schlaf zur falschen Tageszeit kann schnell ineffizient werden, da die innere Uhr des Körpers Stoffwechselabläufe, Wachstumsleistungen und Verhaltensweisen den tagesperiodischen Schwankungen anpasst. Der Mensch entfaltet seine Hauptaktivität naturgemäß während des (hellen) Tages und schläft in der (dunklen) Nacht. Aber auch hier sind nicht alle Menschen gleich. Man unterscheidet zwischen einem Morgentyp, der bereits früh am Morgen fit und leistungsfähig ist, und einem Abendtyp, der lieber morgens länger schläft und dann nochmals ein Aktivitätsmaximum zu fortgeschrittener Abendzeit entwickelt.

Am Einschlafen sind mehrere Hirnregionen beteiligt, vor allem die Formatio reticularis im Hirnstamm sowie die Zwischenhirnregionen Thalamus und Hypothalamus. Die Formatio reticularis fungiert einerseits als Hirnschrittmacher und Signalgeber für Wachheit und Aufmerksamkeit.

Über die Neurotransmitter Noradrenalin und Acetylcholin erregt sie den Thalamus, welcher von Neurobiologen gern auch als das "Tor zum Bewußtsein" bezeichnet wird. Daneben gibt es innerhalb der Formatio reticularis Bereiche, die beim Einschlafen über andere Botenstoffe, u.a. Serotonin und Gamma-Aminobuttersäure (GABA), den Einfluss der den Thalamus erregenden Transmitter hemmen und zur Abnahme von Aufmerksamkeit, Schläfrigkeit und schließlich zur Einleitung des Schlafes führen. Gleichzeitig wirken dieselben Kerngebiete im Hirnstamm hemmend auf Nervenzellgruppen im Rückenmark, wodurch es zur Erschlaffung der Skelettmuskeln kommt. Der Tonus der Muskulatur nimmt ab. Schläft der Mensch im Sitzen ein, kann dann sehr leicht der Kopf nach vorn fallen. Bei ca. 70 Prozent der Menschen treten während des Einschlafens plötzliche, kurze Zuckungen des Rumpfes und von Armen und Beinen auf. Derartige Einschlafzuckungen sind ein natürliches Phänomen ohne Krankheitswert.

Der Hypothalamus ist ebenfalls an der Schlafeinleitung beteiligt. Hier liegt die Hauptschaltzentrale der inneren Uhr, eine Art Schrittmacher, der die circadiane Rhythmik synchronisiert. Der Hypothalamus ist mit dem Auge verbunden und produziert unter Lichteinfluss die Botenstoffe Histamin und Orexin, die zu einer gesteigerten Aufmerksamkeit führen. Bei Dunkelheit wird die Produktion der wachmachenden Substanzen zurückgefahren. Stattdessen schüttet die Zirbeldrüse (Epiphyse) in den Abendstunden vermehrt Melatonin aus und signalisiert damit dem Gehirn, dass es Zeit zum Schlafen ist.

Daneben gibt es eine Reihe weiterer Botenstoffe, die zu einem erhöhten Schlafbedürfnis beitragen können: Körperliche Arbeit und die dahinter stehende Stoffwechselleistung führt zur vermehrten Bildung von Adenosin, was Müdigkeit hervorruft. Bei Entzündungen entstehendes Interleukin-1 führt ebenso zu erhöhtem Schlafbedarf.

Einmal eingeschlafen, wird auch der weitere Schlafverlauf neurophysiologisch gesteuert. Das Gehirn variiert die Schlaftiefe dabei in zeitlichen Abständen und der Körper durchläuft mehrere Schlafzyklen, die jeweils eineinhalb bis zwei Stunden dauern. Dabei wechseln sich Tiefschlafphasen, in denen der Schlafende schwerer aufzuwecken ist, mit weniger tiefem Schlaf ab. Im Schlaf ist die Produktion des Schlafhormons Melatonin am höchsten, die Körperkerntemperatur am niedrigsten. Gegen Ende des Schlafes, also nach etwa 6 bis 8 Stunden, wechseln die Schlafphasen in immer kürzeren Abständen ab. Die Konzentration des Stresshormons Kortisol steigt gegen Morgen hin an: Der Mensch wacht auf.

Während des gesunden Schlafes synchronisieren sich Nervenzellenverbände und lösen rhythmisch ihre Erregungen gleichzeitig aus. Mittels ElektroEnzephaloGrafie (EEG) können diese verschiedenen Rhythmen gemessen und als charakteristisches Wellen-Muster sichtbar gemacht werden. Anhand der Frequenzen und Amplituden lassen sich die einzelnen Schlafphasen (Stadium I: leichter Schlaf, kurz nach dem Einschlafen, Stadium II, Stadium III: Übergang in den Tiefschlaf, Stadium IV: Tiefschlaf, REM-Schlaf) gut von einander unterscheiden. Zu Beginn der Nacht dauern die Tiefschlafphasen recht lang. Hier kann sich der Körper richtig gut erholen. Tiefschlaf ist die tiefste Schlafphase. Schläfer, die hier geweckt werden, wirken oft sehr verschlafen und desorientiert. Allerdings treten in dieser Phase auch solche Phänomene wie Schlafwandeln und Sprechen im Schlaf auf. Gegen Morgen wird das Tiefschlaf-Stadium IV nicht mehr erreicht. Dafür überwiegen jetzt die REM-Phasen. REM steht für Rapid Eye Movement, da schnelle, richtungslose Bewegungen des Augapfels für diese Phase charakteristisch sind, während die Skelettmuskulatur maximal entspannt ist. Blutdruck, Atem- und Herzfrequenz steigen. Es kommt zur erhöhten Durchblutung der Geschlechtsorgane. Männer haben häufig in der Folge eine Erektion. Auch das Stresshormon Adrenalin wird in dieser Phase verstärkt ausgeschüttet. Die Aktivität der Verdauungsorgane steigt, insbesondere die Magen- und Zwölffingerdarmaktivität. Während zu Beginn der Nacht die einzelnen REM-Phasen durchschnittlich nur 5 bis 10 Minuten dauern, nimmt die Länge der REM-Phase in den folgenden Schlafzyklen immer mehr zu. Pro Nacht kommt damit ein Erwachsener auf ca. 100 Minuten REM-Schlaf. Föten und Neugeborene verbringen dagegen fast die gesamte Schlafdauer im REM-Schlaf. Offenbar ist diese Phase sehr wichtig für die optimale Reifung des Zentralnervensystems. Obwohl wir in jeder Schlafphase träumen, sind die Traumberichte bei Weckungen in der REM-Phase gegenüber den anderen Phasen deutlich lebendiger, visueller und emotionaler.

Offenbar werden im Schlaf die Tageserlebnisse verarbeitet und das Gehirn von überflüssigen Informationen "gereinigt". Mittels Träumen hilft der Schlaf, positive und negative Erfahrungen einzuordnen. Schlaf ist ebenfalls wichtig für das Gedächtnis. Das Arbeitsgedächtnisses, welches Informationen kurzfristig für die weitere Nutzung in einer aktuellen Situation bereithält und damit zur Entscheidungsfindung beiträgt, leidet unter Schlafmangel. Die verschiedenen Schlafphasen beeinflussen dabei das Gedächtnis unterschiedlich. So fördert Tiefschlaf das Wissensgedächtnis (deklaratives Gedächtnis), welches Tatsachen und Ereignisse speichert, die bewusst wiedergegeben werden können.

REM-Schlaf dagegen stimuliert das Verhaltensgedächtnis (prozedurales Gedächtnis), in dem automatisierte Handlungsabläufe wie Gehen, Radfahren, Klavierspielen etc. gespeichert werden - also komplexe Bewegungen, deren Ablauf gelernt und geübt wurde und die dann ohne weiteres Nachdenken ausgeführt werden können.

Millionen Deutsche klagen über Schlafstörungen. Sie kommen abends nicht zur Ruhe oder wachen viel zu früh auf und können dann nicht wieder einschlafen. Am Tag fühlen sich die Betroffenen dementsprechend müde und matt. Im Gesundheitsreport 2017 der Krankenkasse DAK gaben 35 Prozent der Erwerbstätigen über 18 Jahren an, dass sie in den letzten 4 Wochen mindestens dreimal pro Woche Ein- und Durchschlafstörungen hatten. Fast jeder Vierte klagte über eine schlechte Schlafqualität. Die DAK geht daher davon aus, dass nahezu jeder Zehnte in Deutschland unter Schlafstörungen leidet, die zu Erschöpfung und sinkender Leistungsfähigkeit führen und zudem das Risiko von Herz-Kreislauf-Erkrankungen und Depressionen erhöhen. Darüber hinaus führt Schläfrigkeit am Steuer eines Kraftfahrzeugs zum Sekundenschlaf, welcher eine häufige tödliche Unfallursache im Straßenverkehr ist.

Eine in Deutschland recht häufige Schlafstörung ist die Schlafapnoe. Von ihr betroffen sind geschätzt etwa 4 Prozent der Männer und 2 Prozent der Frauen im mittleren Lebensalter. Während des Schlafes kommt es bei ihnen immer wieder zu längeren Atemstillständen, da sich die Muskulatur im Nasen-, Mund- und Rachenraum während des Schlafens entspannt und damit die Atemwege verengt. Auf Grund der Atempausen sinkt der Sauerstoffgehalt im Blut immer wieder bedrohlich ab. Der Selbsterhaltungstrieb des Körpers schlägt Alarm, worauf der oder die Betroffene kurz wach wird und Luft holt. Allerdings bleiben die Weckreaktionen in der Regel vom Betroffenen unbemerkt. Aber sie stören den Schlaf erheblich, so dass es am Tag zu starker Müdigkeit und Konzentrationsschwäche kommen kann.

Eine wichtige Ursache von Schlafstörungen sind unsere heutigen Lebensgewohnheiten. Viele moderne Menschen verbringen die Abendstunden zu lange vor Monitoren oder Displays, sei es das TV-Gerät, der PC, das Tablet oder das Smartphone. Auf Grund des vom Monitor oder Display ausgesendeten Lichtes verspürt der Körper offenbar keine Dunkelheit mehr und schüttet daher weniger Melatonin aus. Der Einschlafprozess wird dadurch hinaus gezögert. Besonders problematisch ist dieser Schlafentzug mittels Handy & Co bei Jugendlichen. Laut Erhebungen der Deutschen Gesellschaft für Schlafforschung und

Schlafmedizin (DGSM) checkt fast die Hälfte der 11- bis 18-Jährigen ihr Smartphone auch noch im Bett - ein Viertel davon sogar mehr als 10 Mal pro Nacht.

Es geht aber nicht nur um Schlaf schlechthin, sondern um gesunden, erholsamen Schlaf. Der Griff zu pharmazeutischen Schlafmitteln ist keine wirkliche Lösung, da sich der natürliche Tiefschlaf, den der Körper zur Erholung braucht, durch Medikamente nicht herbei führen lässt. Häufig fühlt man sich nach einem medikamentös und damit künstlich erzeugten Schlaf dennoch wie gerädert. Darüber hinaus können viele Schlafmittel abhängig machen. Leicht finden sich die Betroffenen in einem Teufelskreis wieder: Abends schlucken sie Pillen zum Einschlafen, morgens andere Medikamente zum Wachwerden und Fitbleiben und am Abend sind wieder die Mittel zum Einschlafen dran.

Die DGSM empfiehlt daher, auf Verhaltensweisen, die ein natürliches Einschlafen verhindern, zu verzichten und lieber zu einem regelmäßigen Wach-Schlaf-Rhythmus zu finden. Das gelingt u.a., indem man jeden Tag um dieselbe Zeit aufsteht, nur schlafen geht, wenn man wirklich müde ist, regelmäßig Sport treibt, vor dem Zubettgehen keinen Kaffee, Alkohol oder Nikotin mehr zu sich nimmt und außerdem den Mittagsschlaf vermeidet. Manchmal hilft es bereits, für bessere Schlafbedingungen zu sorgen: eine gute Matratze und ein dunkles, ruhiges Schlafzimmer können Wunder wirken.

Bereits im indischen Ayurveda waren die schlaffördernden Eigenschaften von Cannabis bekannt. Der im Indien des 19. Jahrhunderts arbeitende irische Arzt William O`Shaughnessy beschrieb die Wirksamkeit von Cannabis als Sedativum bei der Behandlung von Schmerz- und Rheumapatienten. Kurz nach der Entdeckung des THC konnte in Studien gezeigt werden, dass isoliertes THC die Einschlafzeit verkürzen, den Tiefschlaf unterdrücken und katerähnliche Symptome hervorrufen kann. Cannabis, welches THC und CBD enthält, kann dagegen Patienten mit Schmerzsyndromen zu einem erholsamen Schlaf verhelfen, ohne dass sie sich am Morgen schlapp fühlen. Langzeitstudien zeigten zudem, dass sich selbst nach 4 Jahren regelmäßigem Gebrauches von Cannabis als Schlafmittel kein Gewöhnungseffekt einstellt. Eine im Jahr 2015 publizierte Umfrage an 163 Erwachsenen, die Cannabis für eine körperliche oder psychische Erkrankung verwendeten, berichtet von 81 Personen mit Schlaflosigkeit und größeren Einschlafschwierigkeiten, die hierzu

Cannabissorten mit hohen CBD-Konzentrationen bevorzugten (Belendiuk et al., 2015).

Entscheidend für die erfolgreiche Anwendung von Cannabis als Schlafmittel ist der Zeitpunkt der Verabreichung. Cannabis-Konsumenten bemerken eine sedative Wirkung erst ca. eineinhalb Stunden nach dem Joint. Das beim Rauchen inhalierte THC regt zunächst die Stimmung an. Erst später geht die Stimulierung in Schläfrigkeit über. Um die sedative Wirkung optimal auszunutzen, sollten Konsumenten daher den Joint ca. eine Stunde vor dem geplanten Schlafengehen rauchen. Aber wichtig ist dabei, eine Überdosierung mit THC zu vermeiden, da diese zu intensiver Psychoaktivität führen kann, die dann das Einschlafen erschwert und die normalen Schlafphasen negativ beeinflusst. Ein hoher CBD-Anteil im gerauchten Cannabis mindert die Psychoaktivität.

Die alleinige Gabe von CBD erhöhte im Tierversuch bei Ratten die Gesamtschlafenszeit. Allerdings brauchten die Tiere gegenüber der Kontrollgruppe im Schnitt länger, um einzuschlafen (Chagas et al., 2013). Möglicherweise könnte die Wirkung auch dosisabhängig sein. Niedrigere Dosen von CBD scheinen eher anregend zu sein, hohe CBD-Dosen dagegen sedierend. Bei den Tieren, die die höchste Dosis erhielten, wurde die Tiefschlafphase verstärkt. Einige Studien zu verschiedenen gesundheitlichen Problemen stellten insbesondere bei hohen CBD-Dosen eine vermehrte Schläfrigkeit als Nebenwirkung fest.

Es ist daher zu vermuten, dass beim Menschen Cannabidiol in höherer Dosierung (> 40 mg/Tag bei Erwachsenen) schlaffördernd ist, wenn es zum richtigen Zeitpunkt - ca. 1 bis 2 Stunden vor dem Schlafengehen - verabreicht wird. CBD reduziert Ängste, wodurch sich das Einschlafen erleichtert. Da zudem CBD den erholsamen Tiefschlaf verstärkt, kann am Morgen der Körper entspannter und ausgeruhter erwachen.

ADHS - Aufmerksamkeitsdefizit-Hyperaktivitätsstörung

ADHS ist die häufigste psychiatrische Erkrankung bei Kindern und Jugendlichen, wobei Jungen deutlich häufiger als Mädchen betroffen sind. Dabei handelt es sich um eine emotionale Verhaltensstörung, die sich durch Probleme mit Aufmerksamkeit, Impulsivität, Selbstregulation äußert, oft begleitet von starker körperlicher Unruhe (Hyperaktivität). ADHS wird als quantitatives Extremverhalten aufgefasst, welches einen fließenden Übergang zur Normalität zeigt.

Man geht heute davon aus, dass ADHS eine neurobiologische Entwicklungsverzögerung im exekutiven Verhalten zu Grunde liegt. Das exekutive Verhalten umfasst jene geistigen Funktionen, mit denen Menschen ihr eigenes Verhalten unter der Berücksichtigung ihrer Umwelt steuern. Man spricht auch von kognitiver Kontrolle. Es sind die psychischen Fähigkeiten, die der Ausführung von Handlungen unmittelbar vorangehen und sie begleiten: Beginnend bei Willensbildung, Setzen von Zielen, Selbstmotivation, Planen und Beginnen einer Handlung zur Zielerreichung, Einkalkulieren von Hindernissen, Prioritätensetzung, Selbstdisziplin und Selbstregulation, Koordination und Sequenzierung von Handlungen, zielgerichtete Aufmerksamkeitssteuerung, Beobachtung der Handlungsergebnisse, Fehlererkennung und Selbstkorrektur. Diese exekutiven Funktionen sind unverzichtbar für eine eigenständige Lebensführung und machen gutes Zeitmanagement, Umsetzungsstärke und Belohnungsaufschub möglich.

Im Gehirn von ADHS-Kranken sind funktionelle Defizite bei einer Vielzahl von neuronalen Kerngebieten und an den Leitungsbahnen der Nervenfasern (weiße Substanz) festgestellt worden. Offenbar sind gegenüber Nichtbetroffenen großräumige Nervennetzwerke verändert, möglicherweise als Folge einer Entwicklungsverzögerung des Gehirns. Der Nachweis, dass diese Abweichungen für bestimmte Symptome von ADHS verantwortlich sind, wurde vor wenigen Jahren erbracht.

Darüber hinaus ist die durch Neurotransmitter vermittelte Weiterleitung von Signalen zwischen den Nervenzellen bei ADHS beeinträchtigt. Dazu zählt einerseits die Übertragung durch den Botenstoff Dopamin in den Zentren für Belohnung und Motivation (Nucleus accumbens, Nucleus caudatus) sowie in bestimmten Kerngebieten des Mittelhirns. Andererseits laufen auch spezielle Bereiche der Signalübertragung durch Glutamat bei ADHS-Kranken nur in verminderter Funktion ab, insbesondere im Striatum, eines Teils der zum Großhirn gehörigen Basalganglien mit zentraler Bedeutung für Motivation, Emotion, Kognition und Bewegungsverhalten. Möglicherweise sind zusätzlich auch Signalübertragungen durch den Neurotransmitter Noradrenalin beeinträchtigt.

Bei der Behandlung eines ADHS werden vielfach Arzneimittel eingesetzt, die die Signalübertragung durch Dopamin und Noradrenalin im Gehirn verstärken. Ziel ist es, die Kernsymptomatik (insbesondere Hyperaktivität, Ablenkbarkeit, Impulsivität) zu mindern, die Selbststeuerungs- und Konzentrationsfähigkeit zu verbessern, den Leidensdruck und die Alltagseinschränkungen der Betroffenen einschließlich deren Umfeldes zu verringern. Die wichtigsten Arzneistoffe bei der ADHS-Behandlung sind Methylphenidat (besser unter dem Handelsnamen Ritalin® bekannt) und Amphetamin (Handelsnamen: Attentin® und Elvanse®). Die Medikamente müssen individuell eingestellt werden. In der Regel beginnen die Ärzte mit Methylphenidat. Sprechen die Patienten darauf nicht an, wird Amphetamin gegeben. Amphetamin ist durch seine bei höheren Dosen stark stimulierende und aufputschende Wirkung bekannt. Daher ist es auch in der Drogenszene unter Bezeichnungen wie "Speed" oder "Pep" beliebt. Funktioniert auch das Amphetamin nicht, stehen weitere Arzneistoffe zur Verfügung. Häufigste Nebenwirkungen der Medikamente sind Appetitminderung, Magenbeschwerden, Kopfschmerzen, seltener Tic-Störungen. Die Nebenwirkungen sind dosisabhängig. In vielen Fällen werden die Mittel mit Antidepressiva kombiniert, so dass bereits Kinder mit einem ziemlichen Cocktail psychoaktiver Substanzen und deren komplexen Neben- und Wechselwirkungen konfrontiert werden.

Wie man weiß, interagieren in einigen Gehirnregionen wie dem Striatum die Dopamin-Rezeptoren eng mit den Endocannabinoid-Rezeptoren. Viele CB_1-Rezeptoren finden sich zudem im limbischen System des Gehirns, insbesondere in der Amygdala und dem Hippocampus, welche eng mit dem Aufmerksamkeitsdefizit und vielen anderen neuropsychiatrischen Störungen in Verbindung stehen. Die Endocannabinoide sind für ihren ausgleichenden Einfluss auf das Gleichgewicht der Neurotransmitter bekannt. Daher könnte auch das nicht psychoaktive und gut verträgliche CBD eine interessante Alternative in der ADHS-Behandlung darstellen. Möglicherweise kann hier der regelmäßige Verzehr von Cannabidiol dazu beitragen, dass die eingesetzten Medikamente bereits in geringerer Dosierung besser ihre Wirkung entfalten oder vielleicht sogar in leichten Fälle komplett auf ihren Einsatz verzichtet werden kann. Leider sind dem

Autor bislang keine wissenschaftlichen Studien bekannt, die sich der Wirkung von CBD auf ADHS angenommen haben (Stand: Januar 2018).

Allerdings stößt man im Internet auf viel versprechende Berichte von ADHS-Betroffenen, die CBD in ihrer täglichen Ernährung verwenden. So erzählt die 21-jährige Jenna, dass bei ihr im Alter von 8 Jahren ADHS diagnostiziert und sie seitdem mit der Standardmedikation behandelt wurde. Nach regelmäßiger Einnahme von zweimal täglich CBD (leider fehlt eine Dosisangabe) konnte sie schließlich die Dosis der ADHS-Medikamente immer weiter reduzieren und sich immer noch gut auf den Unterricht konzentrieren.

Depressionen

Laut Erhebungen des Allianz Versicherungskonzerns aus dem Jahre 2011 entstehen dem deutschen Staat und der Wirtschaft jährlich Kosten von bis zu 21,9 Milliarden Euro für die Behandlung von Depressionen. Hinzu kommen Fehlzeiten und verminderte Produktivität der betroffenen Mitarbeiter. Fast ein Viertel aller Fehltage im Arbeitsleben geht auf das Konto von Depressionen. Eine Studie der Weltgesundheitsorganisation WHO schätzt die Zahl der Menschen mit Depressionen in Deutschland auf 4,1 Millionen bzw. 5,2 Prozent der Bevölkerung im Jahr 2015. Weltweit waren 2015 ca. 322 Millionen Menschen betroffen bzw. 4,4 Prozent der Weltbevölkerung. Das waren gut 18 Prozent mehr als zehn Jahre zuvor. Um die weltweite Belastung mit Krankheiten zu messen, addiert die WHO die Jahre, die Menschen mit einer bestimmten Krankheit leben. Im Fall von Depressionen sind es 50 Millionen Krankheitsjahre (Years lived with Disability - YLD) und damit 7,5 Prozent aller Krankheitsjahre. Depressionen tragen damit mehr als jede andere Krankheit zu dieser Statistik bei. Depressionen gehören zu den häufigsten und mit Blick auf die Schwere am meisten unterschätzten Erkrankungen weltweit.

Eine Depression ist eine ernste psychische Krankheit, deren herausragendste Merkmale eine ausgeprägte Antriebslosigkeit und Niedergeschlagenheit sind. Typisch sind eine anhaltend gedrückte Stimmung, aus der sich der Betroffene in der Regel nicht mehr selbst befreien kann. Häufig gehen Freude, Lustempfinden, Selbstwertgefühl,

Einfühlungsvermögen, Konzentrationsfähigkeit, Leistungsfähigkeit und das Interesse am Leben während der Krankheit verloren. Stattdessen herrschen innere Leere, Hoffnungslosigkeit, Antriebsschwäche oder auch Angst, begleitet von Schlafstörungen, Kopfschmerzen, Magendrücken und anderen körperlichen Erscheinungen. Diese Symptome unterscheiden sich von normalen Stimmungstiefen, die auch bei gesunden Menschen zeitweise auftreten können. Hier resultieren Erschöpfung, Mutlosigkeit und Trauer als Reaktion auf konkrete Probleme, z.B. der Schmerz über den Verlust eines nahe stehenden Menschen oder eine Arbeitsüberlastung, und gehen meist vorüber, sobald die auslösenden Ereignisse konstruktiv verarbeitet bzw. die Probleme gelöst sind. Bei einer Depression sind die Symptome jedoch schwerwiegender ausgeprägt und halten deutlich länger an, wodurch die Lebensqualität wesentlich eingeschränkt wird. Außerdem entzieht sich eine Depression der Beeinflussung durch Willenskraft oder Selbstdisziplin und bessert sich in der Regel nicht von selbst, wenn sie unbehandelt bleibt. Depressionen sind eine häufige Ursache für Arbeitsunfähigkeit oder Frühverrentung und an rund der Hälfte der jährlichen Selbsttötungen in Deutschland beteiligt.

Experten schätzen, dass über 60 Prozent aller Depressionen nicht behandelt werden. Viele Betroffene scheuen sich aus falschverstandener Scham, mit ihren Symptomen den Arzt aufzusuchen. Dabei können Depressionen, wenn sie frühzeitig richtig erkannt werden, effektiv behandelt werden und die Erkrankten schon bald wieder ein normales, erfülltes Leben führen.

Depressionen haben in der Regel mehrere Ursachen. Bei ihrer Entstehung treten genetische Veranlagungen, körperliche Einflüsse in Wechselwirkung mit psychischen und psychosozialen Komponenten und verstärken sich gegenseitig. Bei etwa einem Drittel der Fälle werden Depressionen durch den Stress belastender Lebensumstände, wie ständige Arbeitsüberlastung, einschneidende Lebensereignisse (z.B. Tod eines geliebten Menschen, Geburt eines Kindes, Scheidung, Verlust des Arbeitsplatzes, Berentung) ausgelöst. Auch andere Krankheiten wie Parkinson, Krebsleiden oder Hormonstörungen können Depressionen mit verursachen. Es gibt daher nicht die typische Depression, sondern eher individuell variierende Arten der Depression mit verschiedenen Verlaufsformen und Schweregraden.

Auf neurophysiologischer Ebene liegt Depressionen ein gestörter Neurotransmitter-Stoffwechsel im Gehirn zu Grunde. Die für die Kommunikation zwischen den Nervenzellen wichtigen Botenstoffe Serotonin, Dopamin, Noradrenalin und Glutamat liegen nicht mehr in den optimalen Konzentrationen vor. In der Folge können die Signale zwischen den Hirnzellen nicht mehr korrekt übertragen werden, was sich letztlich in den Gefühlen und Gedanken der Betroffenen niederschlägt. Ziel der Arzneimittel-Therapie ist es, mittels sogenannter Antidepressiva den Hirnstoffwechsel wieder ins Lot zu bringen und die Signalübertragung zwischen den Nervenzellen zu normalisieren. Allerdings setzt die Wirkung der Medikamente oft nicht sofort ein, sondern erst nach einigen Wochen. Dies erfordert etwas Geduld vom Patienten und eine engmaschige Kontrolle des Behandlungserfolges durch den Arzt. Nicht immer wirken die verabreichten Antidepressiva gut genug, so dass gegebenenfalls die Therapie angepasst werden muss. Antidepressiva machen in der Regel nicht süchtig, verursachen aber eine Reihe von Nebenwirkungen, weshalb viele Patienten nach natürlichen Wegen suchen, der Krankheit zu begegnen.

Dabei ist in erster Linie eine optimale Versorgung des Körpers mit Vitalstoffen (Vitamine, Mineralstoffe und Spurenelemente, Aminosäuren, ungesättigte Fettsäuren, sekundäre Pflanzenstoffe etc.) im Rahmen einer gesunden Ernährung ausschlaggebend. Hierbei kann auch eine regelmäßige Versorgung mit Cannabidiol sehr von Vorteil sein. CBD nimmt Einfluss auf das Endocannabinoid-System des Körpers, welches zur Aufrechterhaltung eines optimalen Neurotransmitter-Stoffwechsels im Gehirn beiträgt.

Spanische Forscher der Universität von Kantabrien bestätigten in mehreren Experimenten an einem Mausmodell für Depressionen, dass CBD positiven Einfluss auf den Stoffwechsel der Neurotransmitter Serotonin und Glutamat nimmt (Linge et al. 2015, 2016). In einer israelischen Studie zeigte Cannabidiol bei sich depressiv verhaltenden Ratten antidepressive Eigenschaften (Shoval et al. 2016). Die Grundlagenforschung zu diesem Thema läuft gerade erst an. Dennoch gibt es bereits heute viele depressive Patienten, die CBD auf ihren Speiseplan gesetzt und damit gute Erfahrungen gemacht haben.

Neben einer gesunden, vitalstoffreichen Ernährung ist es für depressive Menschen auch wichtig, sich regelmäßig körperlich zu bewegen, vorzugsweise während des Tages an der frischen Luft. Sport lenkt von depressiven Gedanken ab, steigert das Selbstbewusstsein und hilft, neue soziale Kontakte zu knüpfen. Darüber hinaus scheint körperliche Aktivität ebenfalls das Endocannabinoid-System positiv zu beeinflussen (siehe dazu die Ausführungen zum "Runner´s High").

Krebs-/Tumorerkrankungen

Krebs steht umgangssprachlich für eine ganze Vielzahl miteinander verwandter Krankheiten, bei denen sich Körperzellen unkontrolliert vermehren und in einem Gewebe oder Organ ein Geschwür, einen Tumor, bilden, welcher gesundes Gewebe verdrängen und zerstören kann. Krebszellen können sich über die Blutgefäße und das Lymphsystem ausbreiten und Tochtergeschwüre, sogenannte Metastasen, bilden.

Nur wenn der Tumor bösartig (maligne) ist, spricht der Mediziner von Krebs. Diese Bezeichnung leitet sich aus dem altgriechischen „karkinos (καρκίνος)“ ab, welches sowohl das Tier, also den Krebs oder die Krabbe, als auch die Krankheit bezeichnet. Die Herkunft des Namens geht nach Galenos von Pergamon im Corpus Hippocratum, einer Sammlung antiker medizinischer Schriften, auf die Ähnlichkeit der geschwollenen Adern eines äußerlich sichtbaren Tumors mit der Gestalt von Krebsbeinen zurück. Krebserkrankungen waren also schon im antiken Griechenland bekannt und sind keine Errungenschaft der Neuzeit. Krebserkrankungen sind zudem nicht nur auf den Menschen beschränkt, sondern treffen alle Säugetiere. Auch die Urmenschen, wie der vor 2 bis 4 Millionen Jahren lebende Australopithecus, hatten schon Krebs. Die sich Krebserkrankungen widmende medizinische Fachdisziplin ist die Onkologie.

In Deutschland erkranken jährlich etwa 400.000 Menschen an Krebs. Die Betroffenen sind in der Regel älter als 60 Jahre. Nur ein Viertel der Krebs-Neuerkrankungen sind unter 60 Jahre alt. Sehr selten kommt Krebs bei jungen Menschen vor. Krebs ist nach den Herz-Kreislauf-Erkrankungen die zweithäufigste Todesursache in Deutschland. Ca. 30 Prozent aller Krebspatienten werden von ihrer Krankheit geheilt. Selten gibt es auch Spontanremissionen, also das komplette oder teilweise Verschwinden des Tumors in Abwesenheit aller Behandlungen oder mit Behandlungen, für die bisher kein Wirksamkeitsnachweis durchgeführt werden konnte. Als "geheilt" wird in der Onkologie ein Patient bezeichnet, der mindestens fünf Jahre ohne Rückfall (Rezidiv) überlebt. Allerdings können Rückfälle auch erst zu späteren Zeitpunkten erfolgen.

Jedes Organ des menschlichen Körpers kann vom Krebs befallen werden. Es sind aktuell etwa 100 verschiedene Krebserkrankungen bekannt, welche sich in den unterschiedlichsten Ausprägungen und Krankheitsbildern äußern, so dass keine generellen Aussagen bezüglich Lebenserwartung und

Heilungschancen getroffen werden können. Besonders häufig treten Krebsgeschwüre in Organen wie Brustdrüsen, Prostata, Lunge und Dickdarm auf. Häufigste Krebserkrankung bei Frauen ist der Brustkrebs mit zunehmender Tendenz, beim Mann das Prostatakarzinom.

Krebserkrankungen haben unterschiedliche Auslöser, die letztendlich zu einer Störung des genetisch geregelten Gleichgewichtes zwischen Zellzyklus (Wachstum und Teilung) und Zelltod (Apoptose) führen. Bei Krebs ist dieses Gleichgewicht zugunsten der Zellvermehrung (Proliferation) gestört. Die entarteten Zellen wachsen dabei ungehindert, da hemmende Signale nicht erkannt oder nicht ausgeführt werden. Ursache dafür sind Defekte im genetischen Code, die durch Mutationen entstanden sind. Das menschliche Erbgut (Genom) umfasst ca 25.000 Gene. Das sind bestimmte Abschnitte auf der Desoxyribonukleinsäure (DNA), welche über die kombinierte Abfolge von vier Basenpaaren die Basisinformation für sämtliche Eigenschaften und biochemisch-physiologische Prozesse von Lebewesen verschlüsseln. Etwa ein Fünftel der menschlichen Gene sind für die sichere Erhaltung des genetischen Codes von einer Zellgeneration zur Nächsten zuständig. Diese ca. 5.000 Tumor-Supressor-Gene ("Wächter-Gene") enthalten die genetische Information zur Bildung von Tumorsuppressoren - von Proteinen, die das Wachstum, die Teilung und den Tod von Zellen kontrollieren. Die Wächter-Gene überwachen somit die korrekte Abfolge der Basenpaare in der DNA nach jeder Verdopplung (Replikation), entscheiden über die Notwendigkeit von Reparaturvorgängen, halten den Zellzyklus an, bis die Reparaturen erfolgreich ausgeführt sind, und veranlassen, falls die Reparatur nicht zum Erfolg führt, einen programmierten Zelltod (Apoptose). Sie unterdrücken auf diese Weise den Übergang vom normalen Zellwachstum zu ungebremsten Tumorwachstum.

Krebs entsteht, wenn mehrere dieser Wächter-Gene verändert sind, und die von ihnen überwachten Prozesse nicht mehr korrekt begleiten können. Eine Apoptose, der in solchen Situationen normalerweise angebrachte programmierte Zelltod, findet nicht mehr statt. Die entarteten Zellen vermehren sich statt dessen weiter und bilden einen Zellhaufen (Tumor), welcher immer mehr Raum beansprucht, das gesunde Nachbargewebe verdrängt oder sogar zerstört. Durch zusätzliche Veränderungen in der DNA können die Krebszellen Eigenschaften entwickeln, die den weiteren Krankheitsprozess massiv befördern, wie die Fähigkeit, eine eigene Blutversorgung aufzubauen, unter Sauerstoffmangel zu überleben oder aus dem bestehenden Tumor auszuwandern und sich in anderen Geweben wie Knochen, Lunge, Leber oder Gehirn anzusiedeln und dort weitere neue Tumore zu bilden (Metastasierung). Dann wird es richtig gefährlich:

90 Prozent aller Krebspatienten, bei denen die Krankheit tödlich ausgeht, sterben nicht am Primärtumor, sondern an den Folgen der Metastasierung. Die unkontrollierte Vermehrung der Metastasen schädigt lebenswichtige Organe, bis diese ihre Funktion nicht mehr erfüllen können.

Das Immunsystem versucht seinerseits, unkontrolliert wachsende Zellen aufzuspüren und zu vernichten. Dies ist jedoch nicht einfach, da Krebszellen in vielerlei Hinsicht gesunden Zellen sehr ähneln und die Differenzierung zwischen "gesund" und "entartet" schwer fällt.

Je früher eine Krebserkrankung erkannt und therapiert wird, umso größer sind die Heilungsaussichten. Tumore, die früh erkannt werden, lassen sich leichter, mit kleineren Eingriffen, geringerem Aufwand oder weniger Nebenwirkungen bekämpfen. Zudem besteht die Chance, dass der früh erkannte Tumor noch nicht metastasiert hat.

Die Therapie ist dabei individuell sehr unterschiedlich, da jeder Krebs seine eigene Tumorbiologie besitzt. Neben der operativen Entfernung des Tumors setzen die Ärzte vor allem auf unterschiedlichste Medikamente (Chemotherapie) oder/und eine Strahlentherapie mit verschiedenen ionisierenden Strahlen, um das Krebswachstum zu stoppen und die Geschwüre zu verkleinern. Dazu kommen palliativmedizinische Maßnahmen zur Förderung der Lebensqualität, wie die Gabe von Schmerzmitteln (meist Opioide), Physiotherapie etc. Selbst, wenn eine vollständige Heilung nicht erreicht werden kann, verzögern diese Maßnahmen häufig den Krankheitsverlauf und verlängern die Lebenszeit der Betroffenen um wenige Jahre.

Allerdings sind die zum Einsatz kommenden Therapiemaßnahmen teilweise mit massiven Nebenwirkungen verknüpft, die die Lebensqualität der Patienten extrem einschränken können. So tritt in Folge der Chemotherapie häufig starke Übelkeit und Erbrechen auf. Eine Reihe von Krebspatienten setzen dagegen gern Cannabis ein. Die enthaltenen Cannabinoide können den Brechreiz ähnlich gut lindern wie viele konventionelle Antiemetika. Zugleich regen Cannabinoide den Appetit an und heben die Stimmung. Sie reduzieren und verhindern sogar einige Formen von Krebsschmerzen und verstärken die Schmerzlinderung der Opioide. Damit kann Cannabis deutlich zur Steigerung der Lebensqualität von Krebspatienten beitragen.

Und möglicherweise können Cannabinoide sogar noch mehr: Verschiedene Studien, sowohl an Krebszellen und im Tiermodell, lassen vermuten, dass Cannabinoide das Wachstum zumindest bestimmter Tumorarten auf unterschiedliche Weise hemmen können (Bowles et al., 2012). Cannabinoide behindern offenbar dabei die Ausdehnung von Tumoren und reduzieren die Blutversorgung in den Geschwüren. Sie scheinen zudem den programmierten Zelltod von Krebszellen zu stimulieren. Darüber hinaus gibt es Hinweise, dass Phytocannabinoide wie CBD und THC die Wirksamkeit von Chemotherapien und Strahlenbehandlungen verstärken können.

Offensichtlich spielt das Endocannabinoid-System eine wichtige Rolle bei der Krebsabwehr. 1998 konnten De Petrocellis und seine Kollegen im Reagenzglas (in vitro) an Brustkrebszellen (Mammakarzinom) zeigen, dass bereits geringe Endocannabinoid-Konzentrationen die Zellwucherungen vollständig unterbrechen können. Dieser Effekt wird durch den CB_1-Rezeptor vermittelt, der im Vergleich zum gesunden Gewebe bei menschlichen Mamma- und Prostata-Tumorzellen deutlich häufiger vorkommt. 2003 wiesen dann Mimeault et al. wachstumshemmende Wirkungen von Anandamid auf Prostata-Krebszellen nach.

Italienische Forscher verglichen die fünf Phytocannabinoide Cannabidiol (CBD), Cannabigerol (CBG), Cannabichromen (CBC), Cannabidiolsäure (CBDA) und THC-Säure (THCA) bezüglich ihrer tumorhemmenden Wirkungen bei Brustkrebs. Dazu wurden Mäusen menschliche Brustkrebszellen unter die Haut injiziert und ihr Wachstum ohne bzw. unter Cannabiniod-Gabe beobachtet. CBD erwies sich von den untersuchten Phytocannabinoiden als wirksamste Substanz. CBD reduzierte auch die sich entwickelnden Lungenmetastasen. Diese Anti-Tumor-Wirkung führen die Forscher auf die Auslösung des programmierten Zelltodes der Krebszellen unter CBD-Gabe zurück. Anders ausgedrückt: Unter dem Einfluss von Cannabidiol haben sich die Brustkrebszellen selbst umgebracht (Ligresti et al. 2006). Ähnliches wurde von verschiedenen Forscher-Teams auch bei Hirntumorzellen wie Gliom-, Astrozytom-, Neuroblastom-Zellen sowie bei Phäochromozytom (Nebennierenkrebs-)- und Leukämie (Blutkrebs-)-Zellen beobachtet (Sanchez et al. 1998, Jacobson et al. 2000, Maccarone et al. 2000, Sarker et al. 2000, McKallip et al. 2006). Im Falle der Blutkrebszellen spielt der CB_2-Rezeptor eine größere Rolle bei der Vermittlung der Cannabinoid-Wirkung. Der ausgelöste Zelltod wird offenbar durch eine vermehrte Bildung von Ceramid eingeleitet. Wenn Ceramid über längere Zeit auf eine Zelle einwirkt, wird die Apoptose ausgelöst. Zusätzlich werden antiapoptotische Proteine dabei reduziert.

Ein Tumor kann nur dann wachsen, wenn es ihm gelingt, sich ausreichend mit Nährstoffen und Sauerstoff zu versorgen. Da sich Krebszellen häufig teilen, ist ihr Vitalstoff-Bedarf sogar besonders hoch. Solange das Geschwür nur 1 bis 2 Millimeter groß ist, kann sich der Tumor aus dem Gewebeverband mit den für das Tumorwachstum benötigten Stoffen versorgen. Um aber weiter wachsen und metastasieren zu können, braucht er eine eigene Blutversorgung. Krebsgeschwüre können den Körper dazu veranlassen, tumoreigene Blutgefäße zu bilden (Tumor-Angiogenese). Cannabidiol hingegen hemmt die Bildung neuer Blutgefäße, mit denen sich Tumore mit Nährstoffen und Sauerstoff versorgen können (Solinas et al. 2012). In-vitro-Experimente an der Universität Rostock belegen, dass CBD die Bildung von Metastasen (Tochtergeschwüren) bei Lungenkrebs hemmt (Ramer et al. 2012).

Auch die Kombination von CBD und THC könnte sehr erfolgversprechend sein. Forschungen an menschlichen Glioblastomzellen zeigen, dass beide Phytocannabinoide das Wachstum der Hirntumorzellen hemmen und sich dabei synergistisch ergänzen (Marcu et al. 2010). Bei Leukämie erhöhte eine Kombination mehrerer Cannabinoide ebenfalls die Anti-Tumor-Wirkung (Scott et al. 2013). Ein israelisches Pharmaunternehmen gab 2015 bekannt, dass eine Kombination von THC und CBD dosisabhängig die Proliferation von Myelomzellen hemmt. Das Multiple Myelom ist ein Knochenmarkkrebs, der durch die bösartige Veränderung einer Plasmazelle entstehen kann. Diese Plasmazelle vermehrt sich unkontrolliert und bildet bösartige Wucherungen (Myelome) an vielen (multiplen) Stellen im Knochenmark. Eine kombinierte Gabe von THC und CBD führte zu einem Absterben der Myelomzellen von mehr als 60 Prozent.

Darüber hinaus scheinen Cannabinoide die Wirksamkeit von Chemotherapeutika zu verstärken. Eine Studie an Mäusen zeigte, dass CBD die Aufnahme des Zytostatikums Doxorubicin in die Krebszellen fördert (Elbaz et al. 2016). Doxorubicin wird unter anderem bei aggressiven metastasierenden Brustkrebsformen verordnet. Offenbar stimuliert zusätzlich gegebenes CBD einen Mechanismus, der in den Krebszellen Kanäle öffnet, durch den die Zytostatika leichter eindringen und damit besser wirken können. In der Folge könnten bereits niedrigere Zytostatika-Dosierungen bessere Wirkungen entfalten und weniger Nebenwirkungen verursachen. Offenbar kann CBD bestimmte Nebenwirkungen von Krebsmedikamenten sogar selbst abschwächen: Das häufig verordnete Doxorubicin verursacht beispielsweise als seltene Nebenwirkung schwere Herzschäden. Versuche am Mausmodell zeigen, dass diese Nebenwirkung durch CBD-Gabe reduziert werden kann (Hao et al. 2015).

Cannabidiol hilft zudem dabei, krebserzeugende Substanzen unschädlich zu machen. Eine der bedeutsamsten karzinogenen Substanzen ist das Benzpyren, ein polyzyklischer aromatischer Kohlenwasserstoff, der bei der unvollständigen Verbrennung organischer Stoffe entsteht und dadurch weit im Alltag verbreitet ist. Benzpyren entsteht beispielsweise beim Toasten von Brot, beim Grillen, wenn Fett oder Fleischsaft in die Glut tropft, oder beim Räuchern von Fleisch, Fisch oder Käse. Außerdem findet es sich u.a. in Auto- und Industrieabgasen und im Zigarettenrauch. Das Risiko, dass Zigarettenrauch Lungenkrebs hervorruft, wird zu einem großen Teil auf Benzpyren zurückgeführt. Benzpyren gilt zudem als Risikofaktor für Magen- und Bauchspeicheldrüsenkrebs. Dabei ist die wasserunlösliche Substanz eigentlich ungiftig. Erst nachdem sie im menschlichen Körper durch bestimmte Enzyme (Monooxygenasen) aus der Cytochrom-P450-Familie (CYP-Enzyme) in wasserlösliche Stoffe umgebaut wurde, entstehen jene Abbauprodukte, die die eigentliche krebsfördernde Wirkung zeigen, da sie mit der DNA reagieren und deren Struktur beeinträchtigen können, was Mutationen begünstigt. Japanische Forscher der pharmazeutischen Fakultät der Hokuriku Universität Kanazawa verglichen in vitro die Wirkungen von Phytocannabinoiden, konkret von THC, CBD und CBN (Cannabinol) auf die Aktivität der CYP-Enzyme und konnten dabei zeigen, dass CBD am stärksten die Aktivität der CYP-Enzyme hemmen konnte (Yamaori et al. 2012, 2015). Insbesondere die Enzyme CYP-1A2 und CYP-1A1 sind in der Darm- und Lungenschleimhaut aktiv und können dort die Resorption oral aufgenommenen Benzopyrens ins Blut vermitteln. Durch die Hemmung dieser CYP-Enzyme und der damit ausbleibenden Resorption des Kanzerogenes übt CBD zellschützende Effekte auf die DNA aus.

Die tumorhemmenden Effekte von Phytocannabinoiden wie CBD oder THC wurden bisher lediglich an Tiermodellen und im Reagenzglas durch in-vitro-Zellexperimente wissenschaftlich belegt. Klinische Studien an Menschen fehlen bislang. Daher kann zum derzeitigen Zeitpunkt keine belastbare Aussage über die Wirksamkeit bzw. die sinnvolle Dosierung von Cannabinoiden bei Krebserkrankungen des Menschen getroffen werden. Eine Behandlung im Selbstversuch mit Cannabis, THC und/oder CBD stellt keine Alternative zur konventionellen Krebstherapie dar. Auf Grund der sehr guten Verträglichkeit von Cannabidiol und den vorgestellten krebshemmenden Effekten ist eine regelmäßige CBD-Gabe in vernünftigen Dosierungen jedoch eine sinnvolle Ergänzung der vom Arzt verordneten Therapie.

Phoenix Tears - das Rick Simpson Öl

Wer sich im Internet auf die Suche nach Naturheilmitteln bei Krebserkrankungen begibt, stößt über kurz oder lang unweigerlich auf den Kanadier Rick Simpson und das von ihm entwickelte Rick-Simpson-Oil (RSO), bekannt auch als „die Tränen des Phoenix“ („Phoenix Tears“).

2002 erkrankte der technische Ingenieur Rick Simpson an Hautkrebs. Er hatte Läsuren im Gesicht und auf der Brust, die sich nach chirurgischen Eingriffen noch verschlimmerten. Rick Simpson erinnerte sich daran, viele Jahre zuvor im Radio von einer Studie gehört zu haben, wonach Hanf mit seinem Hauptcannabinoiden THC und CBD Krebs heilen könnte. Und so entwickelte er ein eigenes Cannabis-Öl mit sehr hohem THC und CBD-Anteil, welches er im Winter 2003 direkt auf die vom Krebs betroffenen Hautstellen applizierte. Obwohl zunächst nichts passierte, setzte er den Selbstversuch mehrere Tage lang fort und deckte die Stellen durch Pflaster ab. Nach vier Tagen geschah das Unerwartete: "Der Krebs war weg" (aus: Rick Simpson Öl: Die Antwort der Natur auf Krebs, 2013). Innerhalb von 7 Wochen kehrte der Krebs an einer Stelle zurück. Doch auch hier brachte eine erneute Anwendung des Rick-Simpson-Öls nach kurzer Zeit Heilung.

Seither setzt sich Rick Simpson für die Legalisierung von medizinischen Cannabis ein. Er reist in der ganzen Welt umher und hält Vorträge. Simpson behandelte Menschen mit ähnlichen lokalen Hautkrankheiten und anderen Krebserkrankungen. Mittlerweile sollen mehr als 5.000 Patienten dank seines Cannabis-Öls den Kampf gegen den Krebs gewonnen haben. Darunter auch ein 80-jähriger Mann mit stark fortgeschrittenem Lungenkrebs, dem die Ärzte nur noch zwei Tage zum Leben gaben. Sein Sohn wollte nicht einfach so auf den Tod des Vaters warten, sondern tränkte einen kleinen Keks mit dem Rick-Simpson-Öl und gab ihm seinen Vater zum Essen. Der Zustand des alten Mannes verbesserte sich bereits nach wenigen Stunden. Nach 3 Monaten regelmäßiger Öl-Anwendung war der Patient wieder geheilt.

Diese und viele andere Einzelerfahrungen kann man im Internet nachlesen. 2008 erschien der Dokumentarfilm "Run from the Cure", der Rick Simpsons Geschichte erzählt. Der Film ist in voller Länge auf Youtube zu sehen.

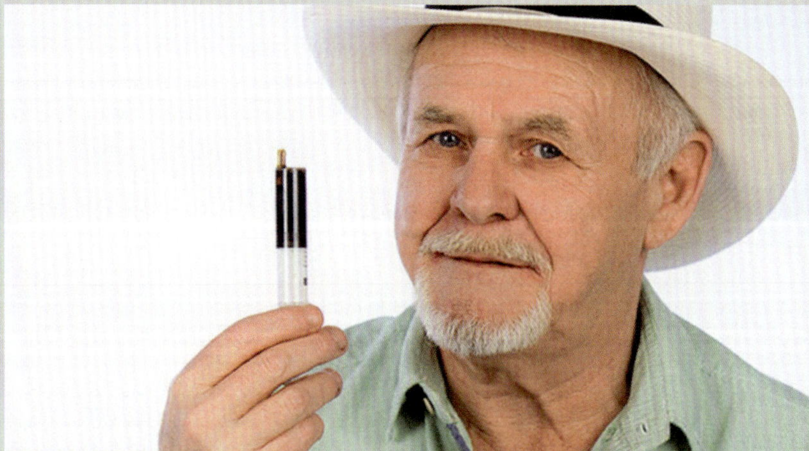

Rick Simpson mit dem von ihm selbst hergestellten Rick-Simpson-Oil (RSO), den Tränen des Phoenix Foto: merryjane.com

Das Rick-Simpson-Öl ist gekennzeichnet durch einen sehr hohen THC- und CBD-Gehalt. Es ist von 50-60 Prozent THC und 10-15 Prozent CBD die Rede. Daneben sollen auch andere Cannabinoide wie CBN und CBG in konzentrierten Mengen enthalten sein.

Aufgrund des sehr hohen THC-Anteiles ist das Rick-Simpson-Öl nicht legal erhältlich. Rick Simpson empfiehlt daher den Selbstanbau von Cannabis-Sorten mit hohen THC- und CBD-Gehalten und gibt auf seiner Internetseite www.phoenixtears.ca ausführliche Informationen zum Extraktionsprozess für die Öl-Herstellung.

Für den Autor ist es jedoch sehr schwer vorstellbar, wie ein schwer erkrankter Patient die Kraft aufbringen soll, Hanf selbst anzubauen und zu Öl zu verarbeiten. Demnach bleibt den Betroffenen nur der Gang in die Illegalität, um die Tränen von Phoenix zu erwerben. Bei seiner Internetrecherche stieß der Autor denn auch auf illegale Anbieter, die behaupten, nach Rick Simpsons Methode hochdosierte THC/CBD-Öle (angeblich mit 50 Prozent THC und 50 Prozent CBD) herzustellen. Diese illegalen Öle werden in der Regel in 10 ml fassenden Einweg-Spritzen für horrende Preise ab 500 EUR aufwärts angeboten. Ob sie tatsächlich halten, was sie versprechen, kann nicht beurteilt werden.

Diabetes mellitus - Zuckerkrankheit

Die Bezeichnung "Diabetes mellitus" entstammt sowohl dem Griechischen als auch dem Lateinischem und bedeutet so viel wie "honigsüßer Durchfluss". Umgangssprachlich ist von der Zucker-Krankheit die Rede. Der Mediziner bezeichnet damit eine Reihe von Stoffwechselstörungen, bei denen der Blutzuckerwert zeitweise oder ständig erhöht ist. Die Krankheit ist bereits seit der Antike bekannt. Die Ärzte des Altertums diagnostizierten die Krankheit anhand einer Geschmacksprobe des Urins, welcher bei unbehandelten Zuckerkranken durch die vermehrte Ausscheidung von Zucker einen süßlichen Geschmack aufweist.

Als Blutzucker bezeichnet man üblicherweise die Menge an Glucose, welche im Blut gelöst ist. Glucose (Traubenzucker) ist eine zentrale biochemische Substanz aus der Gruppe der Kohlenhydrate (Saccharide), welche von enormer Wichtigkeit für Pflanzen, Tiere und Menschen ist. Pflanzen stellen im Prozess der Photosynthese aus Kohlendioxid und Wasser Glucose her und speichern in diesem Bio-Molekül die Energie des Sonnenlichtes. Glucose kann von allen Lebewesen als Energie- und Kohlenstofflieferant verwertet werden und steht damit im Mittelpunkt vieler biochemischer Stoffwechselprozesse. Zur Speicherung oder zum Zellaufbau werden die einfachen, kleinen Glucose-Moleküle zu anderen Molekülen umgebaut sowie zu größeren, komplexeren Molekülen wie Stärke, Cellulose oder Glycogen (das tierische Gegenstück zur Stärke) miteinander verkettet. Wir nehmen daher bei unserer Nahrungsaufnahme mit natürlichen Lebensmitteln nur selten freie Glucose-Moleküle auf, sondern hauptsächlich jene Makromoleküle, die der pflanzliche oder tierische Organismus daraus erzeugt hat. Diese Makromoleküle werden während der Nahrungsaufnahme mithilfe von Verdauungsenzymen wieder in ihre kleineren Einheiten zerlegt und erst danach vom Körper ins Blut aufgenommen. Dieser Verdauungsprozess beginnt bereits im Mund beim Kauen, wo z.B. das im Speichel enthaltene Enzym Amylase vom Makromolekül Stärke kleinere Zuckermolekülen abspaltet. Deshalb schmeckt Brot nach einiger Zeit im Mund süßlich. Die Resorption, also die eigentliche Aufnahme der kleineren Spaltprodukte ins Blut, erfolgt dagegen erst nach weiteren enzymatischen Abbauprozessen im Dünndarm. Durch diesen Vorgang wird der größte Teil der energiereichen Stoffe für unseren Organismus bereitgestellt und auf diesem Weg gelangt die Glucose in unser Blut und wird über das Blut in jede Körperregion transportiert.

Die nach einer kohlenhydrathaltigen Mahlzeit in das Blut aufgenommenen Zuckermoleküle erhöhen die Konzentration des Blutzuckers. Der Blutzuckerspiegel steigt dadurch an: auf ca. 140 mg/100 ml. Der Körper ist bemüht, die Zuckerkonzentration konstant zwischen 80 bis 120 mg pro 100 ml Blut zu halten. Sensoren der Bauchspeicheldrüse messen ständig den Blutzuckerwert. Ein Anstieg des Wertes regt die β-Zellen der Langerhanschen Inseln dazu an, das Hormon Insulin herzustellen und ins Blut abzugeben. Insulin dockt an bestimmten Rezeptoren auf den Zellmembranen von Muskelzellen und Leberzellen an und bewirkt den Übertritt der Glucosemoleküle aus dem Blut ins Zellinnere, wo die Glucose anschließend zur Energiegewinnung verbraucht oder durch Umwandlung in die Speicherform Glykogen gespeichert wird. In der Folge sinkt der Zuckergehalt des Blutes.

Sinkt der Blutzuckerwert unterhalb von 80 mg Glucose pro 100 ml Blut produziert die Bauchspeicheldrüse anstelle von Insulin das Hormon Glucagon. Dieses bewirkt die Umwandlung des in Leber und Muskeln gespeicherten Glukagons in Glucose, welche an das Blut wieder abgegeben wird und so den Blutzuckerspiegel erhöht. Bei Stress bewirkt das Hormon Adrenalin aus den Nebennieren zusätzlich eine schnellere Mobilisierung der Glykogenreserven.

Durch das Wechselspiel der Hormone Insulin auf der einen Seite und Glucagon und Adrenalin auf der anderen Seite gleicht unser Körper Schwankungen des Blutzuckerspiegels aus.

Der Blutzuckerwert ist ein wichtiger Messwert der Medizin. Ist er dauerhaft erhöht (laut WHO, 1999 nüchtern über 126 mg Glucose pro 100 ml bzw. über 200 mg/100 ml bei einer zufälligen Blutentnahme bzw. im oralen Glucose-Toleranztest 2 Stunden nach der Gabe von 75 g Glucose), kann ein Diabetes mellitus vorliegen.

Zur Hyperglykämie, der Überzuckerung des Blutes, kommt es, wenn der Körper nicht genügend Insulin produziert oder eine Resistenz gegen dessen Wirkung entwickelt bzw. beides zusammen. Fachleute unterscheiden mehrere Typen des Diabetes. Typ-1 wird in der Regel bereits im Kindesalter und bei jungen Erwachsenen diagnostiziert. Hier produziert die Bauchspeicheldrüse kein oder zu wenig Insulin. Bei Typ-2-Diabetikern entwickelt der Körper im Laufe des Älterwerdens eine Resistenz gegen die Insulin-Wirkung, wodurch der Blutzucker-Spiegel auf gefährliche Werte ansteigt, da die Glucose nicht an die Zellen abgegeben wird, sondern im

Blut verbleibt. Gleichzeitig fehlt die Glucose in den Zellen als Energielieferant. Dies führt zu Müdigkeit, Sehstörungen, Gewichtsabnahme und allgemeiner Leistungsminderung. Ebenso kann der Körper die Zuckermoleküle nicht in Glykogen umwandeln und speichern. Die im Blut angereicherte Glucose wird ungenutzt mit dem Harn wieder ausgeschieden. Für diese Zuckerausscheidung benötigt der Körper viel Flüssigkeit. Zuckerkranke sind häufig stark durstig, da der Körper den Wasserverlust ausgleichen möchte. Hohe Blutzuckerwerte schädigen zudem Gefäße und anderes Gewebe, was zu verschiedenen Folgeerkrankungen, wie Arteriosklerose, Herz-Kreislauf-Beschwerden, Schlaganfällen, Nierenschäden, Nervenerkrankungen und Blindheit führen kann.

In unserer modernen Zeit ist Diabetes zu einer weltweiten Massenerkrankung geworden. Die Internationale Diabetes Gesellschaft IDF spricht von der "Epidemie des 21. Jahrhunderts". Während weltweit die Zahl der Diabetes-Kranken im Jahre 1990 noch auf ca. 110 Millionen geschätzt wurde, waren es 2013 bereits 382 Millionen. Im Jahr 2030 wird es Hochrechnungen zufolge über 500 Millionen Diabetiker geben. In Deutschland wurden 2007 bereits über 7 Millionen Menschen wegen Diabetes mellitus behandelt - das entspricht einem Anteil von 8,9 Prozent an der Gesamtbevölkerung. Zwanzig Jahre früher lag der Anteil der Diabetiker noch bei 5,9 Prozent. Die Krankheitshäufigkeit wächst seit Anfang der 1960er Jahre. Ursache dieses dramatischen Anstieg ist der fortschreitend ungesunde Lebensstil der Wohlstandsgesellschaft mit veränderten Essgewohnheiten, industrieller Kost und zunehmendem Bewegungsmangel. In Folge dessen sind dann auch etwa 90 Prozent aller Zuckerkranken Typ-2-Diabetiker - also Altersdiabetiker. 5 bis 10 Prozent sind Typ-1-Diabetiker. Andere Diabetes-Formen sind selten. Angesichts der hohen Patientenzahlen sind die Ausgaben der gesetzlichen Krankenkassen für die Behandlung des Diabetes und seiner Begleit- und Folgekrankheiten gigantisch: Für 2010 wurden in Deutschland 40 Milliarden Euro und damit 20 Prozent der Gesamtausgaben hierfür aufgewendet. Dabei scheinen viele Betroffene noch gar nichts von ihrer Erkrankung zu wissen. Experten gehen von einer Dunkelziffer von etwa 6 Millionen Menschen aus, die Diabetes haben, welcher noch nicht diagnostiziert wurde und infolgedessen unbehandelt bleibt. Die Gesamtzahl der Diabetiker in Deutschland sollte damit ca. 13 Millionen Menschen betragen.

Bei etwa 300.000 bis 400.000 Menschen in Deutschland wurde **Diabetes Typ-1** diagnostiziert. Häufig sind diese bereits als Kinder oder Jugendliche erkrankt. Bei diesem Krankheitstyp handelt es sich um eine

Autoimmunerkrankung. Das körpereigene Immunsystem zerstört im Rahmen einer als Insulitis bezeichneten Entzündungsreaktion nach und nach die insulinproduzierenden Zellen der Bauchspeicheldrüse. Es wird in der Folge immer weniger Insulin produziert. Glucose kann nicht mehr in die insulinabhängigen Gewebezellen aufgenommen werden und fehlt innerhalb der Zellen als Energielieferant. Die Gewebe befinden sich in einem anhaltenden Energienotstand. Der Blutzuckerspiegel ist dauerhaft erhöht. Gleichzeitig findet in der Leber eine ungebremste Glucose-neubildung statt. Es werden täglich bis zu 500 g Glucose in das Blut abgegeben, welche im Blut verbleibt und den Blutzuckerwert weiter in die Höhe treibt. Ab einer Konzentration von 140 - 170 mg Glucose pro 100 ml Blut ist die in der Niere normalerweise stattfindende Rückgewinnung der Glucose eingeschränkt, so dass der Zucker in den Harn ausgeschieden und über eine verstärkte Diurese aus dem Körper heraus geschafft wird. Die Betroffenen leiden unter ständigem Wasserlassen und in der Folge unter Dehydrierung mit fortwährendem Zwang zu trinken. Darüber hinaus wird auch Körperfett aus seinen Depots ans Blut abgegeben. Das Blut wird mit freien Fettsäuren überschwemmt, welche über einen Nebenweg des Stoffwechsels zu Keton-Körpern (Aceton, Betahydroxybuttersäure, Acetessigsäure) abgebaut werden, die dann zu einer Übersäuerung des Blutes (Ketoazidose) führen und sämtliche Stoffwechselprozesse im Körper negativ beeinträchtigen.

Typ-1-Diabetes ist nicht heilbar. Die Krankheit ist beherrschbar, wenn sich die Betroffenen ihr gesamtes Leben lang, Insulin applizieren. Insulin kann leider nicht in Form von Tabletten, Kapseln oder anderen oralen Darreichungsformen eingenommen werden, da Magensäure und Verdauungsenzyme es zerstören würden. Es wird daher in den meisten Fällen mithilfe einer Spritze oder einem Injektions-Pen in der zuvor berechneten Dosis gespritzt. Die Behandlung erfordert von den Betroffenen ein hohes Maß an Selbstkontrolle und Leidensfähigkeit. Um den Patienten zukünftig das mehrmals tägliche Blutzucker-Messen und Insulin-Spritzen zu ersparen, arbeiten Forscher an innovativen Applikationsmethoden, zum Beispiel in Pflasterform, die Sensor und Dosierer in Einem sind.

Typ-2-Diabetikern, welche den Hauptanteil der Zuckerkranken stellen, mangelt es zu Beginn ihrer Erkrankung dagegen nicht an Insulin. Ein Typ-2-Diabetiker produziert sogar viel mehr Insulin als der Stoffwechselgesunde (Hyperinsulinismus). Aber hier zeigen die Gewebezellen eine geringere Empfindlichkeit gegenüber dem Hormon. Man spricht von Insulinresistenz. Obwohl der Körper ausreichend Insulin produziert, reagieren die Zellen nicht darauf. Der Zucker bleibt im Blut und die Zellen geraten in einen Energienotstand. Die Bauchspeicheldrüse kompensiert dies mit einer gesteigerten Insulin-Produktion, was ihr zunächst auch in den ersten Krankheitsjahren gut gelingt. Irgendwann schafft sie es aber nicht mehr. Die produzierte Insulinmenge reicht dann nicht mehr aus, um den Blutzuckerspiegel zu kontrollieren. Später fährt der Körper die Insulinproduktion immer weiter zurück und sie kommt ganz zum Erliegen. Da dies ein schleichender, fast unbemerkt ablaufender Prozess ist, wird Typ-2-Diabetes oft erst sehr spät erkannt - häufig erst dann, wenn die ersten irreversiblen Schäden spürbar sind.

Man geht heute davon aus, dass - neben genetischer Disposition - zu Übergewicht führende falsche Ernährung und Bewegungsmangel die Hauptursachen für die Entstehung eines Typ-2-Diabetes sind. Der in unserer modernen Gesellschaft weit verbreitete häufige Genuss stark zuckerhaltiger Lebensmittel bewirkt einen großen Anstieg des Blutzuckerspiegels und damit eine hohe Insulinausschüttung. Dauerhaft führt diese enorme Insulinbelastung zu einer Unempfindlichkeit der Zielzellen gegenüber dem Hormon.

Noch in den 1990er Jahren wurde der Typ-2-Diabetes auch als "Altersdiabetes" bezeichnet, da er in der Regel erst bei älteren Menschen auftrat. Dieser Begriff ist inzwischen nicht mehr zutreffend, da immer mehr jüngere Menschen, sogar Kinder und Jugendliche, an Typ-2 erkranken.

Typ-2-Diabetes kann als Zivilisationskrankheit verstanden werden, welche praktisch Jeden in unserer modernen Gesellschaft treffen kann, die aber auch durch frühzeitige Prophylaxe gut beherrschbar ist. Meist reicht es, die Ernährung umzustellen und sich körperlich zu betätigen. Wie Studien zeigen, kann man der Zuckerkrankheit vorbeugen bzw. sie nachhaltig positiv beeinflussen, wenn man sich dreimal die Woche für mindestens eine halbe Stunde mit leichter körperlicher Anstrengung bewegt. Wenn diese Maßnahmen ausgeschöpft sind, werden zusätzlich Arzneimittel verordnet, welche dabei helfen, das Fortschreiten der Erkrankung und die Notwendigkeit der Insulintherapie hinauszuzögern.

Das Hauptaugenmerk der Bemühungen im Kampf gegen den Typ-2-Diabetes sollte auf einer möglichst frühzeitigen Ernährungsumstellung gelegt werden. Allerdings ist das viel leichter gesagt als getan, da es um nichts Geringeres geht, als alte, über Jahre gewachsene und gepflegte Gewohnheiten abzulegen und sich den Regeln einer ausgewogenen gesunden Ernährung zu unterwerfen: Eine an den tatsächlichen Kalorienbedarf angepasste Nahrungsmenge mit ca. 50 Prozent Kohlenhydraten, 20 Prozent Eiweiß und 30 Prozent Fett (gemäß Deutscher Gesellschaft für Ernährung), wobei frische und unbehandelte Lebensmittel, Obst, Gemüse sowie Vollkornprodukte bevorzugt werden sollten. Alkohol ist in kleinen Mengen kein Problem. Von süßen Getränken wie Cola, Limonade sollte man sich lieber fernhalten. Von besonderer Wichtigkeit ist eine ausreichende Versorgung mit wertvollen Vitalstoffen (Vitamine, Mineralstoffe, sekundäre Pflanzenstoffe etc.). Ein hoher Vitamin-D-Spiegel geht z.B. mit einem halbierten Diabetesrisiko einher, wie verschiedene Studien belegen. Pistazien, Cranberrys, verschiedene Pilze (Steinpilz, Champignon, Echter Pfifferling), Tomaten, Paprika und Getreide wie Reis, Weizen, Gerste und Hafer enthalten relativ hohe Mengen an Melatonin. Der Verzehr dieser Lebensmittel wirkt sich positiv auf das Schlafverhalten aus, da Melatonin im menschlichen Körper den Tag-Nacht-Rhythmus steuert. Ein Mangel an Melatonin erhöht das Risiko, einen Typ-2-Diabetes zu entwickeln. Die in Gerste enthaltenen Beta-Glucane vermindern als lösliche Ballaststoffe den Anstieg des Blutzuckerspiegels nach den Mahlzeiten und führen zu einer verringerten Insulinausschüttung. Das Risiko von Übergewicht und anderen ernährungsbedingten Erkrankungen wie Diabetes, Herzinfarkt und Schlaganfall sinkt.

Im Juli 2013 veröffentlichte eine Forschergruppe der University of Nebraska eine epidemiologische Studie über die Auswirkung von regelmäßigem Marihuana-Gebrauch auf Blutzucker, Insulin und Insulinresistenz bei amerikanischen Erwachsenen (Penner et al., 2013). Die Daten der Studie lassen darauf schließen, dass Cannabis-Konsumenten im Vergleich zu Nichtkonsumenten signifikant gesündere Insulinspiegel und weniger Insulinresistenzen aufweisen und veranlassten den Chefredakteur des American Journal of Medicine Dr. Joseph S. Alpert zu der (allerdings als Frage geäußerten) Anregung, Patienten mit Diabetes oder metabolischem Syndrom zukünftig allgemein Cannabinoide zu verschreiben.

Das Endocannabinoid-System nimmt offenbar Einfluss auf die Entstehung von Diabetes und dessen Folgeerkrankungen. Dies zeigt die Grundlagenforschung an verschiedenen Tiermodellen. NOD-Mäuse (engl. Non-Obese Diabetic-Mice, nicht fettleibige diabetische Mäuse) werden in der Forschung als experimentelles Tiermodell für den insulinpflichtigen Typ-1-Diabetes verwendet. Diese Mäuse entwickeln im Alter von 4 bis 5 Wochen eine Insulitis, die zu einer Zerstörung der insulinproduzierenden Bauchspeicheldrüsenzellen führt, und erkranken in der Folge ab der 14. Lebenswoche an Diabetes. Israelische Forscher verabreichten diesen

NOD-Mäusen im Alter von 6 bis 12 Wochen 10 bis 20 Cannabidiol-Injektionen a 5 mg CBD pro kg Lebendgewicht. Während in der unbehandelten Vergleichsgruppe 86 Prozent der Mäuse einen Diabetes entwickelten, waren es in der mit CBD behandelten Gruppe lediglich 30 Prozent. Zudem erkrankten die Mäuse unter CBD-Einfluss erst signifikant später. Offenbar verzögerte CBD hier den Verlauf der entzündlichen Insulitis. Der Blutspiegel an Interferon-(IFN)-Gamma und Tumornekrosefaktor-(TFN)-Alpha, zweier an der Entzündungsreaktion beteiligter Botenstoffe, ist bei NOD-Mäusen normalerweise erhöht. Durch die CBD-Injektionen kam es zu einer um mehr als 70 Prozent verringerten Blutkonzentration beider Zytokine.

In einem Folge-Experiment beobachteten die Wissenschaftler zwei Gruppen von je 5 NOD-Mäusen über einen Zeitraum von 26 Wochen. Den Mäusen der einen Gruppe wurde CBD injiziert, die der anderen Gruppe blieben unbehandelt. Während alle 5 Mäuse der Vergleichsgruppe Diabetes entwickelten, erkrankten in der CBD-Gruppe lediglich 2 Mäuse. Drei Mäuse blieben diabetesfrei. Eine Verabreichung von Cannabidiol kann offensichtlich die Entwicklung eines Typ-1-Diabetes zumindest verzögern, wenn nicht sogar verhindern. Da viele Patienten mit Typ-1-Diabetes zum Zeitpunkt ihrer Diagnose noch über ausreichend insulinproduzierende Bauchspeicheldrüsenzellen verfügen, macht es Sinn, ihnen hochdosiertes Cannabidiol zu verabreichen (Weiss et al. 2006). Dass NOD-Mäuse, denen CBD verabreicht wurde, gegenüber unbehandelten Mäusen erst später einen Typ-1-Diabetes entwickeln, wurde 2016 von einer kanadischen Studie bestätigt (Lehmann et al. 2016).

Die Erforschung der Einflussnahme von Cannabinoiden auf die Entstehung von Diabetes steht derzeit noch ganz am Anfang. Die bisherigen Erkenntnisse sind sehr vielversprechend. Pflanzliche Cannabinoide wie CBD können eine positive Rolle für die Insulinproduktion und bezüglich der Insulinresistenz spielen. Darüber hinaus wirken sie gegen eine Reihe von Diabetes-Folgeerkrankungen.

Diabetes mellitus nimmt negativen Einfluss auf eine Vielzahl von Stoffwechselprozessen und begünstigt so eine Reihe weiterer Erkrankungen. Begleitend zum Typ-1-Diabetes kommen häufig weitere Autoimmunerkrankungen hinzu. Nachfolgende Tabelle gibt eine Übersicht über häufige Begleit- und Folgekrankheiten (nach 11 oder mehr Jahren) bei Typ-2-Diabetikern (nach Gesundheitsbericht Diabetes 2010 auf DiabetesDE.org, Kirchheim Verlag 2009):

Begleit- und Folgeerkrankung	Häufigkeit in Prozent
Bluthochdruck	80,1 %
Diabetische Retinopathie	24,1 %
Neuropathie	23,0 %
Periphere Arterielle Verschlusskrankheit (pAVK)	12,1 %
Herzinfarkt	11,1 %
Diabetische Nephropathie (Niereninsuffizienz)	9,7 %
Schlaganfall	7,4 %
Diabetisches Fußsyndrom	4,9 %
Amputation	1,7 %
Erblindung	0,6 %

Diabetes wird ganz besonders auf Grund seiner vaskulären Komplikationen, also seiner Auswirkungen auf die Blutgefäße, gefürchtet, die gegenüber Nichtbetroffenen bis zu vier mal häufiger auftreten. Es sind sowohl kleine als auch große arterielle, sauerstoff- und nährstoffreiches Blut führende Blutgefäße, vor allem in Nieren, Augen, Herz, Gehirn und Füßen, davon betroffen. Auf Grund von zuckerbedingten Ablagerungen in den Blutgefäßwänden verlieren die Adern ihre Elastizität und versteifen (endotheliale Dysfunktion). Es kommt es zu **Durchblutungsstörungen** in den betroffenen Organen, deren Gewebe nicht mehr ausreichend mit Nährstoffen und Sauerstoff versorgt und damit geschädigt werden können. Eine endotheliale Dysfunktion, also eine reduzierte Fähigkeit zur Gefäßerweiterung, betrifft sowohl Typ-2-Diabetikern wie auch Typ-1-Diabetiker. Studien an Typ-2-Diabetikern deuten darauf hin, dass Cannabidiol die endotheliale Vasodilatation (Gefäßerweiterung) verbessern kann (Stanley et al. 2013). Damit könnte CBD eine Reihe von diabetischen Folgeschäden, deren Ursache in Durchblutungsstörungen zu suchen ist, positiv beeinflussen. Hierzu zählen die diabetische Neuropathie, das diabetische Fußsyndrom, die diabetische Retinopathie, Hörstörungen, Nierenschädigungen, Impotenz und andere Komplikationen.

Unter der **diabetischen Neuropathie** versteht man Schädigungen der Nervenbahnen, die zur Beeinträchtigung automatischer, nicht vom Willen beeinflussbarer Prozesse, wie z.B. der Gefäßerweiterung, der Herzfrequenz, der Blasen- und Mastdarmfunktion oder der Sexualfunktionen führen können. Diabetes ist weltweit die Hauptursache für Neuropathien. Etwa die Hälfte der Diabetiker entwickeln Polyneuropathien, die zur fortschreitenden Schädigung und Zerstörung vieler, langer und feiner peripherer Nervenfasern führen. Dies führt zunächst zu Taubheitsgefühlen oder Kribbeln in Armen und Beinen, hier vor allem Füßen, aber auch zu schmerzenden Missempfindungen, Muskelkrämpfen und Reflexverlust. Mit Fortschreiten der Erkrankung kommt es zum Verlust der Sensibilität, zu Muskelschwäche und Muskelschwund. Die Betroffenen können dann oftmals ihre Zehen nicht mehr gut bewegen, später den ganzen Fuß. Da die Betroffenen kaum noch Schmerzen am Fuß wahrnehmen, werden Verletzungen oft nicht erkannt. Die Betroffenen versorgen die Wunden nicht bzw. zu spät, sondern belasten ihre Füße oft wochenlang in gewohnter Weise weiter. Die anfänglich kleinen Wunden heilen auf Grund der schlechten Durchblutung nicht mehr spontan ab, werden größer und reichen immer tiefer in den Fuß hinein. Tiefe Hautgeschwüre, die von multiresistenten Keimen besiedelt werden, sind die Folge dieses diabetischen Fußes. Bei jährlich etwa 30.000 Diabetikern in Deutschland gipfelt diese Entwicklung in der Amputation der betroffenen Gliedmaßenteile.

Auch die Augen bleiben von den Durchblutungsstörungen nicht verschont. So kann sich einerseits die Hornhaut des Auges (Cornea) entzünden, andererseits aber auch die Netzhaut (Retina) nachhaltig geschädigt werden. Die Folgen einer derartigen **diabetischen Retinopathie** reichen von einer Verminderung der Sehschärfe, über Einschränkungen des Gesichtsfeldes bis hin zur Erblindung. Wissenschaftler des Medical College of Augusta, Georgia (USA) empfehlen Cannabidiol, um das Fortschreiten der diabetischen Retinopathie aufzuhalten bzw. zu verlangsamen (Liou et al. 2009).

Eine Forschergruppe des Nationalen Instituts für Gesundheit in Bethesda (USA) untersuchte 2010 die Effekte von CBD auf die diabetische Kardiomyopathie, einer in Folge Diabetes entstehenden Schädigung des

Herzmuskels. Dabei kommt es zu fortschreitenden Veränderungen im Herzmuskelgewebe, unter anderem dem Absterben von Muskelzellen, welche die Pumpfunktion des Herzens negativ beeinflussen und schließlich in einer Herzschwäche - unter Umständen mit Todesfolge - münden. In Tiermodellen mindern Gaben von CBD die durch die Kardiomyopathie verursachten kardiovaskulären Probleme, oxidativen Stress, Fibrosen, Entzündungen und das Absterben von Zellen. Die Wissenschaftler kamen zu dem Schluss, dass Cannabidiol ein hohes Potential für die Behandlung von Diabeteskomplikationen und möglicherweise auch anderen Herz-Kreislauf-Erkrankungen haben könnte (Rajesh et al. 2010).

Angesichts der vorgestellten Ergebnisse und in Anbetracht des ausgezeichneten Sicherheitsprofiles und der sehr guten Verträglichkeit von Cannabidiol ist sowohl Typ-2-Diabetikern als auch Typ-1-Diabetikern ein regelmäßiger Verzehr von CBD zu empfehlen.

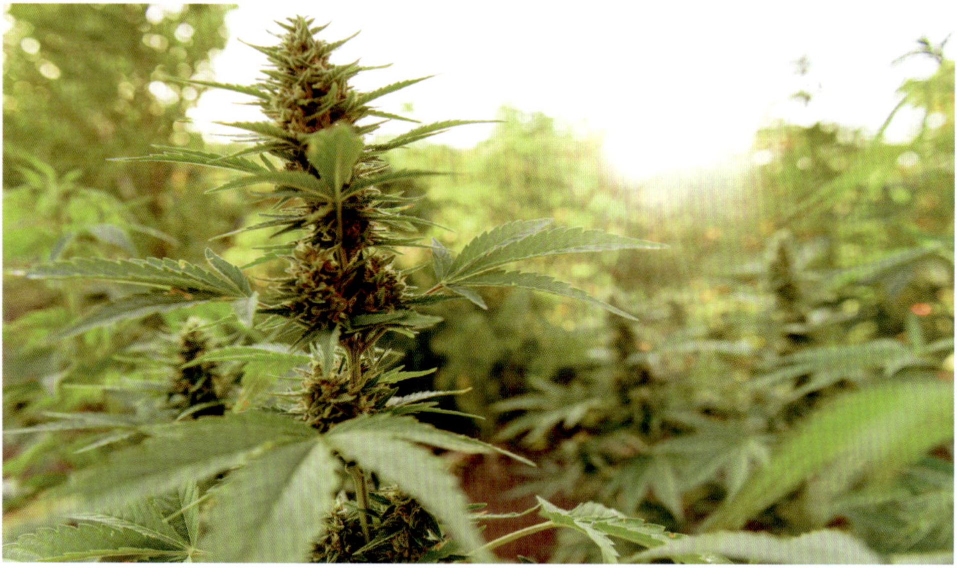

Cannabis-Outdoor-Plantage im "Goldenen Sommerlicht"
(Fotolia: #165406390 | Urheber: andreaobzerova)

Übergewicht und Adipositas

Es ist eine der größten Errungenschaften unserer Wohlstandszivilisation, dass wir praktisch jederzeit ausreichend Nahrungsmittel zur Verfügung haben und nicht allzu viel Zeit und Energie auf deren tägliche Beschaffung aufwenden müssen. So bleibt uns viel Zeit für andere Dinge. Dies war aber nicht immer so.

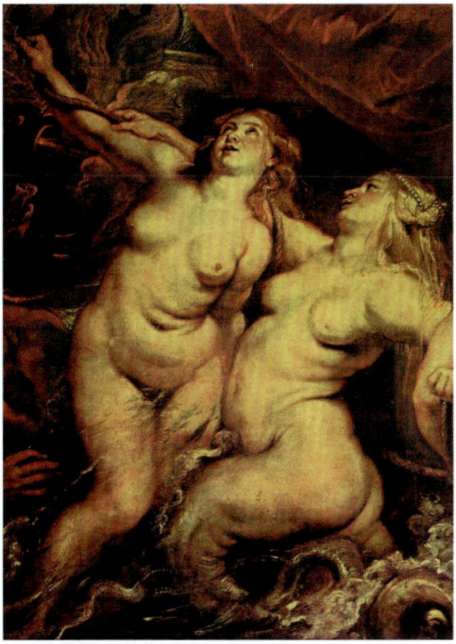

Der Barockmaler Peter Paul Rubens (1577-1640) ist bekannt für seine Darstellungen üppiger Weiblichkeit ("Rubens-Frauen"). Hier ein Ausschnitt aus der "Ankunft der Maria de Medici in Marseille", entstanden um 1612-1616. Original im Musée du Louvre Paris, Frankreich.

Während des Großteils der Menschheitsgeschichte waren Lebensmittel üblicherweise knapp, mussten mit viel Mühe erzeugt, gesammelt oder erjagt werden. Es gab immer wieder Perioden mit sehr geringem Nahrungsangebot, in denen Menschen hungern mussten. In diesen Zeiten waren jene Menschen bevorteilt, welche über ausreichende Fettspeicher verfügten, die sie sich in Zeiten besserer Versorgung zugelegt hatten. Noch bis ins 18. Jahrhundert hinein galten füllige Körperformen als attraktiv, symbolisierten sie doch einen gewissen Wohlstand.

Heutzutage ist es ein Leichtes, dem damaligen Schönheitsideal nachzueifern. Tausende Lebensmittel unterschiedlichster Art mit hohem Kaloriengehalt stehen für wenig Geld nahezu unbegrenzt zur Verfügung. Man muss sich nur bedienen. Doch heute ist "dick sein" nicht mehr schick.

Der tägliche Energiebedarf des menschlichen Körpers ist abhängig von Geschlecht, Alter und Bewegung. Erwachsene Frauen benötigen durchschnittlich 2.000 kcal am Tag. Männer verfügen über eine größere Muskelmenge sowie über eine höhere Stoffwechselrate und benötigen daher mehr Energie - bis zu 2.500 kcal pro Tag. Mit fortschreitendem Alter sinkt der Kalorienbedarf.

Führt Mann oder Frau dem Körper mehr als die benötigte Kalorienmenge über die Nahrung zu, werden die überschüssigen Mengen im Organismus gespeichert. Kleine Überschüsse werden zunächst in der Leber und den Muskeln in Form von schnell verwertbarem Zucker eingelagert. Die eigentlichen Energiespeicher des Körpers sind jedoch die Fettzellen (Adipozyten). Jeder Erwachsene besitzt ca. 40 Milliarden Fettzellen. Ihre Zahl kann sich bei starkem Übergewicht bis auf 120 Milliarden Zellen erhöhen. Fettzellen befinden sich am ganzen Körper im Bindegewebe. Ihre Aufgabe ist es, in ihrem Innern Fett als Energieträger einzulagern, zu speichern und bei Bedarf wieder abzugeben. Dabei sondern sie eine Reihe von Botenstoffen wie das hungerstillende Leptin in die Blutbahn ab und kommunizieren auf diese Weise mit Leber-, Nerven- und Immunzellen.

Das Fettgewebe erfüllt zudem weitere Aufgaben im Körper. So dient es an bestimmten Körperstellen, z.B. unter der Fußsohle, am Gesäß oder an der Wange, in Form von druckelastischen Fettpolstern als mechanischer Schutz. Etwa 65 Prozent des gesamten Körperfettanteils befindet sich in der Unterhaut (subkutanes Fett, die berühmte "Speckschicht"). Da Fett gegenüber anderen Gewebe ein schlechterer Wärmeleiter ist, wirkt es hier wie eine Isolierschicht und schützt vor schnellem Wärmeverlust. Das übrige Fett verteilt sich im Bauchraum zwischen den Organen. Dieses Speicher- oder Depotfett in den Speckschichten von Unterhaut, Bauch und Gesäß spielt im Energiestoffwechsel eine wichtige Rolle. Ein normalgewichtiger Mann mittlerer Größe verfügt über ca. 15 kg Fettdepots, eine Frau hat zwischen 15 bis 20 kg, welche es erlauben, bis zu 40 Tage ohne Nahrungszufuhr auszukommen.

Nimmt der Körper zu viele Kalorien auf, speichern die Fettzellen diese in Form von Lipiden (Fettmolekülen) ein. Zum Aufbau von Speicherfett (Lipogenese) nehmen die Adipozyten Fettsäuren aus dem Blut auf und synthetisieren mit aktiviertem Glycerin (α-Glycerophosphat bzw. Glycerin-3-phosphat) die kalorienreiche Lipide, die in der Zelle gespeichert werden. Die Fettzellen können so bis auf ihre 200-fache Größe anschwellen (adipozytäre Hypertrophie). Reicht diese Volumenzunahme nicht aus, kann der Körper zusätzlich weitere Speicherzellen anlegen (adipozytäre Hyperplasie), damit keine der für ihn wertvollen Kalorien verloren geht. Unsere Fettdepots arbeiten gewissermaßen wie ein Akku mit unbegrenzter Ladekapazität - ideal, um selbst längere Zeiten mit Nahrungsknappheit gut zu überstehen.

Bei Bedarf können die Lipide wieder in ihre Bausteine (Fettsäuren, Glycerin) gespalten werden (Lipolyse). Die Spaltprodukte werden an das Blut abgegeben und gelangen mit dem Blut zu anderen Zellen, die sie zur Energiegewinnung nutzen können. Die Steuerung der Lipolyse hängt eng mit der Regulation des Blutzuckerspiegels zusammen, da der Fettabbau einerseits durch das Hormon Glucagon gesteigert, andererseits aber durch Insulin gehemmt wird. Die Ausschüttung der Stresshormone Adrenalin, Noradrenalin, Cortisol und andere aktivieren die Lipolyse.

In Zeiten der modernen Wohlstandsgesellschaft mit einem permanenten Überangebot von Kalorien in Form verlockender industriell-produzierter Lebensmittel ist es jedoch schwierig, die Lipolyse anzukurbeln und den Fett-Akku zu entladen, denn selbst Menschen mit gut gefüllten Fettpolstern haben weiterhin Hunger. Der Grund dafür ist die Sucht des Körpers, insbesondere des Gehirns, nach Zucker, genauer nach Glucose.

Glucose ist nicht nur ein wichtiger Baustoff für unsere Körperzellen, sondern auch ein bedeutender Energielieferant. Obwohl die meisten Körperzellen ihre Energie vorrangig über die Fettverbrennung gewinnen, ist die Energieversorgung der roten Blutkörperchen, des Nierenmarkes und ganz besonders des Gehirns hochgradig von Glucose abhängig, da es Fette nicht direkt energetisch verwenden kann. Glucose ist in der Lage, die Blut-Hirn-Schranke zu überwinden, und steht damit dem Gehirn als gut handelbarer Energieträger zur Verfügung.

Das Gehirn selbst ist der Hauptenergieverbraucher im menschlichen Körper. Obwohl es nur etwa 2 Prozent vom Körpergewicht ausmacht, beansprucht es bereits im Ruhezustand fast ein Viertel des gesamten Energiebedarfes des Organismus und damit die Hälfte der täglich mit der Nahrung aufgenommenen Kohlenhydrate. Es nimmt unter Normalbedingungen bis zu zwei Drittel der Blutzuckermenge (ca. 130 g Glucose/Tag) auf, unter Stress entzieht es dem Blut sogar fast 90 Prozent des Energieträgers.

Trotz dieses hohen Glucosebedarfes besitzt das Gehirn keine eigenen großen Speicher dafür. Ein Stopp der Durchblutung würde innerhalb von wenigen Sekunden zur Bewusstlosigkeit infolge von Sauerstoff- und

Glucosemangel führen. Die im Gehirn vorhandene Glucosemenge würde theoretisch dessen Funktion für weniger als 5 Minuten aufrechterhalten lassen. Das Gehirn muss also seinen momentanen Bedarf on demand aus der aktuellen Blutversorgung heraus decken. Infolge dessen hat die ausreichende Versorgung des Gehirns mit Glucose absolute Priorität gegenüber anderen Organen. Dazu kann das Gehirn die Versorgung anderer Organe mit Glucose sogar unterbinden, den Blutstrom zum Kopf verstärken und die Glucoseaufnahme über die Blut-Hirn-Schranke stimulieren. Wissenschaftler sprechen von einem Brain-Pull, bei dem sich ein "selbstsüchtiges (selfish) Gehirn" nach Bedarf an den Glucosemengen des Körpers bedient. Erst nachdem das Gehirn seine Gelüste nach Zucker gestillt hat, bekommen auch die übrigen Organe etwas zugeteilt. Damit dies alles geordnet funktioniert, sind im gesamten Gehirn Sensoren verteilt, die die gegenwärtige Versorgungslage überwachen, sowie im Blut den Glucosegehalt messen.

Der Tagesbedarf eines Erwachsenen an Glucose beträgt im Ruhezustand ca. 200 g. Die Menge an Glykogen, die im Körper gespeichert ist, beträgt etwa 400 bis 450 g. Zwei Drittel davon lagern in den Muskeln, etwa ein Drittel ist in der Leber gespeichert. Die verfügbare Glucosemenge im Blut beträgt etwa 900 mg pro Liter; bei 5 bis 6 Litern Blut, über die ein ca. 70 kg schwerer Erwachsener verfügt, also etwa 500 bis 550 g. Da sowohl Gehirnzellen wie auch Rote Blutkörperchen vollständig auf die Zufuhr von Glucose zur Energiegewinnung angewiesen sind, ist es beruhigend zu wissen, dass in Hungersituationen ohne Kohlenhydratzufuhr oder bei verstärkter Muskelarbeit der Körper auch in der Lage ist, aus bestimmten Nicht-Kohlenhydratvorstufen selbst Glucose im Zuge der sogenannten Gluconeogenese herzustellen, wenn es nötig ist. Täglich können auf diese Weise vor allem in der Leber und in der Nierenrinde etwa 180 bis 200 g Glucose gebildet werden, so dass die Glucosekonzentration nie unter etwa 600 mg pro Liter Blut fällt. Allerdings ist dieser Weg der Glucoseerzeugung für den Körper recht aufwändig.

Eine Unterzuckerung vermindert die Hirnleistung und führt zu einer vermehrten Adrenalinausschüttung, Aggressivität, zittrigen Händen, Schweißausbrüchen, Krampfanfällen und im Extremfall zum Bewusstseinsverlust (Ohnmacht) und Koma. Damit es nicht soweit kommt, wird bereits bei einem geringeren Glucosemangel der Appetit gesteigert und der Mensch auf Nahrungssuche ("Body-Pull") geschickt. Erst wenn die angeforderte Glucose-Menge das Gehirn erreicht hat, signalisieren die Sensoren, dass der Auftrag erledigt ist.

Bei diesem Prozess spielt wieder das Hormon Insulin eine wichtige Rolle. Nachdem die Zucker-Moleküle im Blut angekommen sind, schüttet die Bauchspeicheldrüse Insulin aus. Das Hormon dockt an speziellen Rezeptoren verschiedener Zellen im ganzen Körper (vor allem aber in Muskeln- und Leberzellen) an und wirkt dort wie ein Türöffner, in dem es die Zellen dazu veranlasst, die im Blut schwimmenden Glucose-Moleküle in die Zellen herein zu schleusen. Dort werden die Nährstoffe dann zur Energiegewinnung verbrannt oder als Baumaterial genutzt. Irgendwann aber haben die Zellen genügend Zucker aufgenommen und schließen ihre Pforten wieder. Obwohl zu diesem Zeitpunkt noch immer Insulin im Blut vorhanden ist, ist dieses nicht mehr in der Lage, weiterhin die Türen zum Zellinnern für die Glucose aufzuhalten. In der Folge kommt es im Blut zu einem mehrere Stunden anhaltenden, regelrechten Stau von Glucose und (nun wirkungslosem) Insulin - umso mehr, je üppiger die Mahlzeit vorher ausgefallen ist. Insulin ist das einzige Hormon mit adipogener Wirkung, welches also Körperfett aufbauen kann und auch dafür sorgt, dass es in den Fett-Depots bleibt. Und das geschieht nun mit dem im Blut angestauten Zucker-Molekülen. Sie werden zum aktivierten Glycerin umgewandelt und mit Fettsäuren zu den Fetten verknüpft und auf diese Weise als Lipide im Fettgewebe abgelagert.

Solange es nur hin und wieder zu einem derartigen Zucker- und Insulinstau im Blut kommt, ist das kein Problem. In Zeiten guter Nahrungsversorgung mästet der Körper seine Fett-Depots, die in Zeiten von Nahrungsknappheit wieder abgeschmolzen werden. Bietet man aber dem Körper ständig zu viel kohlenhydratreiche Nahrung an, was in unserer modernen Zeit sehr leicht möglich ist, kommt es zu einem Nährstoff-Dauerstau im Blut. Die Bauchspeicheldrüse produziert immer mehr Insulin, um diese ganzen Nährstoffe in Muskel- und Leberzellen unterzubringen. Die Zellen sind permanent überfüllt und verweigern dem anhaltenden Zuckernachschub dauerhaft den Zutritt. Es kommt zur Insulinresistenz, welche eine wichtige Rolle bei der Entstehung von Typ-2-Diabetes und dessen Begleit- und Folgekrankheiten spielt. Währenddessen mästet das Insulin nun die Fett-Depots. Übergewicht (ab einem Body-Mass-Index BMI ≥ 25) und später Fettleibigkeit (Adipositas, ab einem BMI ≥ 30) entstehen.

Übergewicht und Fettleibigkeit sind heute weitverbreitet, besonders in den Industrieländern, wo Nahrung im Überfluss vorhanden ist und gleichzeitig nur noch wenige Menschen harte körperliche Arbeit verrichten. In Deutschland sind, aktuellen Schätzungen zur Folge, ca. 66 Prozent der Männer und etwa 52 Prozent der Frauen, im Durchschnitt also 59 Prozent aller Erwachsenen übergewichtig oder adipös. Der Anteil der Übergewichtigen nimmt stetig mit dem Alter zu. Außerdem korreliert die Verbreitung von Übergewicht mit der Schulbildung: Mit steigender Bildung nimmt der Anteil der Übergewichtigen ab. Alarmierend ist der hohe Anteil übergewichtiger Kinder: Eine Untersuchung des Robert-Koch-Instituts zwischen 2003 bis 2006 bezeichnet 15 Prozent der deutschen Kinder im Alter zwischen 3 bis 17 Jahren - entsprechend etwa 1,9 Millionen - als übergewichtig, davon rund 800.000 - also 6 Prozent aller Kinder - als adipös. Gegenüber den Jahren 1985 bis 1999 gab es 2006 demnach doppelt so viel Kinder und Jugendliche mit Übergewicht. Der Anteil der adipösen Kinder hat sich in dieser kurzen Zeit sogar fast verdreifacht.

Obwohl Übergewicht heute weit verbreitet ist, wird es von uns modernen Menschen eher als unästhetisch empfunden. Infolgedessen verwundert es nicht, dass 70 bis 80 Prozent aller deutschen Frauen und 20 bis 30 Prozent der Männer bereits den einen oder anderen, mehr oder weniger erfolgreichen Diät-Versuch unternommen haben. Damit die Fett-Depots wieder abgebaut werden, hilft langfristig eigentlich nur eine Strategie: Weniger, aber das Richtige zur richtigen Zeit essen und mehr bewegen. Bewegung bedeutet letztlich schweißtreibende Muskelarbeit, gesteigerte Fettverbrennung und einen erhöhten Kalorienverbrauch. Von all den Diät-Ratgebern der letzten Jahre scheint die von Dr. med. Detlef Pape und Dr. med. Rudolf Schwarz entwickelte Insulin-Trennkost die erfolgversprechendste und nachhaltigste Methode zu sein: morgens reichlich Kohlenhydrate für einen guten Start in den Tag. Mittags eine gesunde Mischkost und abends reichlich Eiweiß, kombiniert mit Gemüse und Salaten. Dabei sollten zwischen den Mahlzeiten 5 Stunden liegen. Naschereien zwischendurch sind tabu. Generell sollten frisch zubereitete möglichst naturnahe Lebensmittel mit hohem Vitalstoffgehalt bevorzugt werden. Von zuckerhaltigen Getränken, insbesondere Limonaden, Cola etc. ist abzuraten. Das größte Problem dieser Diäten ist es, sie konsequent durchzuhalten und auf die alltäglichen Verlockungen zu verzichten.

Der deutsche Adipositas-Spezialist Prof. Dr. Achim Peters kommt in seinem Buch "Das egoistische Gehirn: Warum unser Kopf Diäten sabotiert und gegen den eigenen Körper kämpft" (2011) zu dem Fazit, dass nicht der Blutzucker, sondern eigentlich der Gehirnzucker bestimmt, wie viel Menschen essen und ob sie dabei dick werden oder dünn bleiben. Nach Ansicht von Peters beginnt das übermäßige Essen mit einem gestörten Brain- und Body-Pull. Statt Energie aus dem Fett-Akku des Körpers anzufordern, wird Energie in Form von Nahrungsaufnahme zugeführt. Als mögliche Ursachen dafür werden Beeinträchtigungen der Amygdala, des

Hippocampus oder des Hypothalamus diskutiert. Offenbar können diese Hirnregionen, in denen der Blutzucker- und Fettregelkreislauf kontrolliert wird, die für die Energieversorgung des Gehirns notwendigen Signale nicht richtig verarbeiten. Diese Hypothese erklärt, warum übergewichtige Menschen mit gut gefüllten Fettdepots immer mehr essen, selbst dann, wenn sie einen überhöhten Blutzucker aufweisen. Vielleicht kommt bei ihnen zu wenig von der aufgenommen Glucose tatsächlich im Gehirn an. Vielleicht ist aber auch die Homöostase in den verantwortlichen Hirnregionen gestört.

Das Endocannabinoid-System ist an der Regulation der Nahrungsaufnahme beteiligt. Bereits in der traditionellen chinesischen und indischen Medizin wurde Marihuana zur Appetitanregung empfohlen, da es das "Verdauungsfeuer" steigere. Im Großbritannien des 19. Jahrhunderts wurden Cannabis-Blüten zu patentierten Arzneimitteln zur Steigerung des Appetits verarbeitet. Marihuana-Raucher beschreiben Heißhungerattacken ("Munchies"), die ca. 1,5 Stunden nach dem Joint auftreten. Das inhalierte THC stimuliert dabei CB_1-Rezeptoren im Hypothalamus und Strukturen des Rautenhirns (Rhombencephalon), die für die Appetitregulation zuständig sind.

Währenddessen THC über eine Stimulation des CB_1-Rezeptors den Appetit anregt, scheint Cannabidiol genau das Gegenteil zu bewirken: Eine polnische Studie berichtete 2010, dass CBD dosisabhängig die Gewichtszunahme bei Ratten verringert (Ignatowska-Jankowska et al. 2010). Daraufhin konnten brasilianische Forscher im Tiermodell zeigen, dass CBD den Appetit hemmt (Scopinho et al. 2011). Farrimond, Whalley und Williams beschrieben schließlich, dass Ratten, welche regelmäßig CBD erhielten, deutlich weniger Futter fraßen als die Tiere der unbehandelten Vergleichsgruppe (Farrimond et al. 2012). Cannabidiol könnte demnach eine wichtige Rolle als Appetitzügler für übergewichtige Menschen spielen.

Zudem scheint es weitere Effekte auf das Körperfett, die Ansprechbarkeit auf Insulin und den Fettstoffwechsel zu geben. Versuche an fettleibigen Mäusen zeigten, das CBD (wie auch das ebenfalls nicht psychoaktive Tetrahydrocannabivarin THCV) die Fettkonzentration in den Leberzellen reduziert und auf diese Weise die Entwicklung einer Fettleber hemmt. Offenbar ist diese Wirkung nicht nur auf Säugetiere beschränkt, sondern hat auch für Fische und damit für alle Wirbeltiere Relevanz (Silvestri et al. 2015).

Eine koreanische Forschergruppe untersuchte vor kurzem die Effekte von Cannabidiol auf Fettzellen. Dabei konnte sie in ihren Zellexperimenten zeigen, dass CBD eine Rolle bei der Wärmeproduktion und bei der Reduzierung der Fettdepots spielen könnte, in dem es die Fettverbrennung verstärkt und zur Bräunung weißer Fettzellen beitragen könnte (Parray et al. 2016).

Fettgewebe ist nicht gleich Fettgewebe. Der menschliche Körper verfügt über mehrere Formen des Fettgewebes mit unterschiedlichen Funktionen. Das klassische Fettgewebe erwachsener Menschen besteht aus voluminösen Zellen, deren Inneres fast vollständig von einem großen Fetttropfen ausgefüllt ist. Der Zellkern dieser Fettzellen wird von dem riesigen Lipidtropfen an den Rand der Zelle gequetscht. Andere Zellorganellen sind meist nicht zu erkennen. Es gibt aber kleine Fasern, die den Fetttropfen umspinnen und so für Festigkeit sorgen. Das Gewebe ist gut mit Blutkapillaren versorgt. Das gespeicherte Fett ist auf Grund des hohen Gehaltes an Ölsäure bei Körpertemperatur halbflüssig-ölig und intensiv gelb. Dennoch wird diese Form des Fettgewebes als "weißes Fettgewebe" bezeichnet, da die Zellen unter dem Mikroskop weiß erscheinen. Im Prozess der Herstellung des mikroskopischen Präparates wird in der Regel das Fett herausgelöst.

Neben dem weißen Fettgewebe, deren Zellen nur einen großen Fetttropfen beherbergen und der Fettspeicherung dienen, gibt es noch braune Fettzellen mit vielen kleinen Lipidtröpfchen und vielen Mitochondrien. Mitochondrien sind kleine Zellorganelle, die der Energieerzeugung in der Zelle dienen. Sie sind in der Lage, die im Fett gespeicherte Energie im Prozess der Thermogenese direkt in Wärme zu verwandeln.

Braunes Fettgewebe ist bei Säugetieren weit verbreitet. Es dient dazu, durch direktes Verbrennen von Fettreserven die Körpertemperatur aufrechtzuerhalten. Tieren, die Winterschlaf halten, hilft braunes Fettgewebe, den Körper in der Aufwachphase wieder aufzuheizen. Auch menschliche Säuglinge, deren Muskulatur noch nicht fähig ist, zur Wärmeerzeugung zu zittern, halten ihren Körper mittels Thermogenese in den braunen Fettzellen warm. Das braune Fettgewebe, der sogenannte Babyspeck, befindet sich bei ihnen vor allem am Rücken zwischen den Schulterblättern und entlang der großen Blutgefäße im Brustkorb. Es macht bei Neugeborenen rund 5 Prozent des Körpergewichtes aus. Im erwachsenen menschlichen Körper ist braunes Fettgewebe nur noch an wenigen Stellen zu finden: um die großen Arterien im Mittelfellraum der

Brusthöhle herum, an den Nieren und unter den Achseln. Offenbar scheinen übergewichtige Menschen weniger braunes Fettgewebe zu besitzen als Normalgewichtige.

Kälte scheint die Thermogenese in den braunen Fettzellen anzuregen. Eine japanische Studie zeigte, dass die Heizleistung des braunen Fettes nach täglich zweistündigem Aufenthalt in einem 16 bis 17 °C kühlem Raum deutlich ansteigt. Zu Versuchsbeginn verbrannten die Probanten täglich rund hundert Kilokalorien zusätzlich; nach 6 Wochen waren es fast 300 Kilokalorien. Dieser gesteigerte Kalorienverbrauch kann dabei helfen, vorhandene Fettdepots abzubauen. Dabei braucht es nur wenige braune Fettzellen, um eine große Menge an Kalorien zu verbrennen.

Forscher versuchen daher aktuell, die Thermogenese auch ohne Kälte, sondern mit Hilfe von Hormonen anzukurbeln. Sie versuchen, „weißes Fett zu bräunen". Dabei stieß 2012 eine Forschergruppe um Dr. Bruce Spiegelmann von der Harvard Medical School in Boston (USA) auf eine dritte, bis dato unbekannte Art von Fettzellen: beige Fettzellen. Diese liegen diffus verteilt im weißen Fettgewebe und sind ähnlich wie braune Fettzellen reich an Mitochondrien. Sie unterscheiden sich von ihren braunen Vettern durch eine niedrigere Konzentration des Aktivierungsproteins UCP1, welches für die Thermogenese benötigt wird. Bei Kälte oder bei Anwesenheit des Hormons Irisin können beige Fettzellen jedoch Ihre UCP1-Produktion erheblich steigern, mehr Mitochondrien ausbilden und zu braunen Fettzellen aktiviert werden, wodurch sich die Fettverbrennung erhöht.

Weitere Botenstoffe sind an der Umwandlung von weißem Fett in Braunes beteiligt. So konnte gezeigt werden, dass nach körperlicher Anstrengung von Muskeln das Hormon Meteorin-like gebildet wird. Fettzellen bilden dieses Hormon ebenfalls, allerdings als Reaktion auf eine kalte Umgebung. Meteorin-like stimuliert laut Bruce Spiegelmann und Rajesh Rao (2014) die Fettbräunung. Ebenfalls spielen bestimmte Botenstoffe des Immunsystems, Interleukin-4 und -13, und antientzündliche Makrophagen (Fresszellen) im Fettgewebe bei der Bräunung des Fettes eine Rolle. Um diesen Prozess genauer zu untersuchen, setzten die Forscher Mäuse ein, denen diese Botenstoffe fehlten. Mäuse mit derart gestörten Signalwegen produzierten gegenüber der normalen Vergleichsgruppe bei niedrigen Temperaturen deutlich weniger beiges Fett, setzten weniger Energie um und konnten ihre Körpertemperatur schlechter an Kälte anpassen. Nach Gabe von Interleukin-4 verwandelten die Mäuse selbst bei warmen Temperaturen mehr weißes Fett in Braunes. Damit stieg ihr Energieverbrauch um bis zu 20 Prozent. Nach zwei Wochen hatten die Mäuse 12 Prozent ihres Körpergewichtes verloren (Chawlas et al., 2014).

Wie die Forschergruppe um Parray 2016 im Tierversuch gezeigt hat, scheint Cannabidiol die Bräunung von Fettzellen ebenfalls anzuregen oder zumindest am zugrunde liegenden Prozess beteiligt zu sein. Dieser Effekt könnte über die immunmodulierende Wirkung des CBD auf die CB_2-Rezeptoren der Immunzellen erklärbar sein. Insofern besteht die Hoffnung, durch regelmäßige Gabe von Cannabidiol auch bei adipösen Menschen den Energieverbrauch deutlich zu steigern und damit dem Übergewicht und den damit verbundenen Folgekrankheiten wie Diabetes, Herz-Kreislauf-Erkrankungen und Arteriosklerose langfristig den Kampf anzusagen.

Herz-Kreislauf-Erkrankungen

Herz-Kreislauf-Erkrankungen oder auch Kardiovaskuläre Erkrankungen, also alle Krankheiten des Herzens und des Blutgefäßsystems, sind weit verbreitet und gemäß des Statistischen Bundesamtes für fast jeden zweiten Todesfall in Deutschland verantwortlich (2011: 40,2 Prozent aller Todesfälle). Damit sind sie Todesursache Nr. 1.

Das Blutgefäßsystem durchzieht den ganzen Körper wie das Verkehrsnetz aus Wegen, Straßen, Bundesstraßen und Autobahnen Deutschland. Im Mittelpunkt des Systems steht das Herz. Blutgefäße, die zum Herzen führen, werden als Venen bezeichnet; diejenigen, die vom Herz wegführen, als Arterien. Je weiter die Blutgefäße vom Herzen entfernt sind, desto kleiner und verzweigter werden sie. Große Arterien werden zu kleineren Arteriolen und diese zu noch kleineren Kapillaren, die sämtliche Gewebe durchdringen, in die postkapillaren Venolen übergehen, die sich schließlich zu größeren Venen zusammenschließen.

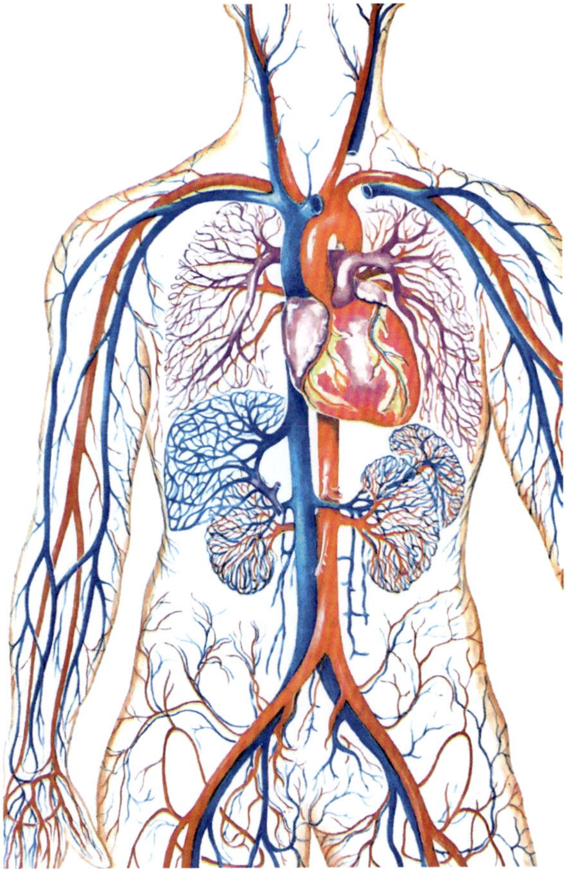

Der Blutkreislauf des Menschen.
Rot = sauerstoffreiches Blut / Blau = sauerstoffarmes Blut

Das Blutgefäßsystem versorgt jedes Gewebe, jede Körperzelle mit Blut. Das Blut ist das Transportmittel für sämtliche von den Zellen benötigten Stoffe, in erster Linie Sauerstoff, alle Nährstoffe, Vitalstoffe, Hormone, Enzyme und vieles mehr. Dazu nimmt das Blut die Stoffe über spezielle Gewebe in der Lunge, im Darm sowie am Ort ihrer Entstehung auf und leitet sie zu den Körperzellen weiter. Auf dem Rückweg nimmt das Blut dann auch gleich die im Stoffwechsel entstandenen Abfallstoffe und das Kohlendioxid wieder mit, damit diese über Leber, Nieren, Darm und Lunge wieder ausgeschieden werden können. Die im Blut schwimmenden Immunzellen und -botenstoffe wehren Krankheitserreger ab. Außerdem schützen bestimmte Blutzellen, die Blutplättchen, und die Gerinnungsfaktoren den Körper vor größerem Blutverlust, in dem sie bei Verletzungen Blutgerinnsel bilden und die verletzten Gefäße verschließen. Über den Grad der Durchblutung der Haut wird zudem die Wärmeabgabe des Körpers reguliert. Im Körper eines Erwachsenen finden sich zwischen 5 bis 6 Liter Blut.

Aufgabe des Herzens ist es, diese Menge Blut wie ein Motor ständig in Bewegung zu halten und durch das Blutgefäßsystem zu pumpen. Dazu schlägt das Herz rund 2 Milliarden Mal ununterbrochen während eines Menschenlebens. Das menschliche Herz ist ein kräftiger etwa faustgroßer Muskel mit Anschluss an das Blutgefäßsystem. Während Venen das Blut zum Herzen führen, schaffen es Arterien vom Herzen wieder weg. Das Herz wiegt rund 300 Gramm und sitzt im Brustkorb direkt hinter dem Brustbein zwischen den Lungenflügeln. In seinem Innern ist das Herz hohl und wird von einer Scheidewand (Septum) in eine linke und eine rechte Hälfte geteilt. Beide Hälften sind ihrerseits in jeweils zwei Bereiche - Vorhof (Atrium) und Herzkammer (Ventrikel) - gegliedert. Zwischen den Vorhöfen und den Herzkammern sowie der abgehenden großen Arterien (Hauptschlagader = Aorta und Lungenschlagader) sitzen die Herzklappen, die als Ventile für einen geordneten Blutfluss im Herzen sorgen. Sauerstoffarmes Blut wird vom rechten Herzen in die Lungenarterie und damit in den kleinen Lungenkreislauf gepumpt. Nach dem das Blut sich in der Lunge mit Sauerstoff angereichert hat, kehrt es zum linken Herzen zurück und wird auf seine Reise durch den großen Körperkreislauf geschickt. Dabei durchwandert ein Teil des Blutes die Herzkranzgefäße, die sich um das Herz winden, und versorgt so die Herzmuskulatur mit Sauerstoff und Nährstoffen.

Das Herz pumpt in Ruhe fast das gesamte Blutvolumen einmal pro Minute durch den Kreislauf. Bei körperlicher Belastung kann diese Pumpleistung auf das Fünffache gesteigert werden. Diese Pumpwirkung wird durch ein rhythmisches Zusammenziehen (Kontraktionen) der Herzmuskelfasern möglich. Hierfür sind elektrische Impulse nötig, die in spezialisierten Herzmuskelzellen, den Schrittmacherzellen, erzeugt und über die gesamte Herzmuskulatur verteilt werden und koordinierte Kontraktionen auslösen. Mit Hilfe des Elektrokardiogramms (EKG) lassen sich diese Signale bildlich darstellen.

Jede Pumpaktion, jeder Herzschlag ist eine komplizierte mechanische Aktion, bei der jede Kammer ca. 50 bis 100 ml Blut ("Schlagvolumen") bewegt. Während die Kammern das Blut durch das Zusammenziehen der Kammermuskulatur (Systole) in die Arterien pressen, füllen sich die Vorhöfe mit neuem Blut. Daraufhin entspannt sich die Kammermuskulatur wieder (Diastole), die Herzklappen (Segelklappen) zwischen Vorhof und Kammer öffnen sich und durch das Zusammenziehen der Vorhöfe und dem durch die Weitung der Kammern entstehenden Unterdruck saugt sich das Blut in die Kammern, um bei der nächsten Systole wieder hinausgepumpt zu werden. Da sich die Segelklappen dabei wieder schließen, kann das Blut nur durch die geöffneten Taschenklappen zwischen Kammern und Arterien ausströmen und findet so den richtigen Weg. Ein Rückfluss des soeben ausgetriebenen Blutes aus den Arterien in die Kammern während der nun folgenden Diastole wird durch das Schließen der Taschenklappen verhindert. Ein derartiger Herzzyklus vollzieht sich bei Erwachsenen in Ruhe 50 bis 80 mal pro Minute, ein ganzes Leben lang. Unter Belastung kann die Herzfrequenz auf über 200 Schläge pro Minute ansteigen, wobei sich gleichzeitig das Schlagvolumen verdoppeln kann.

Die Druckwelle, die das Herauspumpen des Blutes aus dem Herzen in die Hauptschlagader erzeugt, ist so gewaltig, dass man sie an bestimmten Stellen des Körpers noch immer gut als Puls tasten kann. Der Druck des Blutes im Blutgefäß ist in der Aorta am größten und nimmt auf dem Weg des Blutes durch den Blutkreislauf über Arterien, Kapillaren und Venen immer weiter ab, bis wieder das Herz erreicht wird. Unter der Bezeichnung "Blutdruck" verstehen Mediziner üblicherweise den Druck in den größeren Arterien, welcher vorzugsweise mithilfe einer Blutdruckmanschette an den Armen gemessen wird. Da das Herz das Blut in Stoßwellen auswirft, schwankt der Blutdruck um einen Mittelwert. Der durch die Systole erreichte maximale Druck wird als oberer Blutdruckwert oder als systolischer Blutdruck bezeichnet. In der Entspannungsphase (Diastole), in der sich die Kammer wieder mit Blut füllt, wird kein weiteres Blut in die Aorta gepumpt. Der Blutdruck fällt in den Blutgefäßen dann aber nur wenig ab, da die herznahen Arterien elastisch sind und während der Systole gedehnt werden. Dadurch entziehen sie zunächst dem Blutstrom Volumen und geben das zwischengespeicherte Blut während der Diastole wieder ab. Der dabei erreichte niedrigste Blutdruckwert wird als unterer Wert oder auch als diastolischer Blutdruck bezeichnet. Bei einem gesunden Blutdruck pulsiert der Druck ständig zwischen von 120 zu 80 mmHg (Millimeter Quecksilbersäule) hin und her. Allerdings unterliegt der Blutdruck gewissen Schwankungen im Tagesverlauf, je nach dem, welche Aktivität gerade ausgeführt wird. In körperlichen und seelischen Ruhephasen sinkt er ab, bei Stress, Aufregung und körperlicher Anstrengung steigt er an.

Liegt der Wert dagegen selbst im Ruhezustand regelmäßig über 140/90 mmHg, leidet der Betroffene unter **arteriellem Bluthochdruck (Hypertonie)**. Der Blutdruck ist direkt abhängig von der Herzleistung und dem Widerstand der Wand der Blutgefäße. Bei Bluthochdruck muss das Herz unablässig mit erhöhter Anstrengung pumpen. Das belastet Herz- und Gefäßwände und kann nach einiger Zeit zu kardiovaskulären Erkrankungen führen.

Besonders in den westlichen Industrienationen ist ein erhöhter Blutdruck weit verbreitet. Nach Schätzungen der Deutschen Hochdruck Liga leiden zwischen 20 und 30 Millionen Deutsche an Bluthochdruck. Insbesondere ältere Menschen sind betroffen, da das Erkrankungsrisiko mit wachsendem Lebensalter ansteigt. Bei den über 55-Jährigen ist bundesweit durchschnittlich jeder Zweite an Bluthochdruck erkrankt. Dennoch kann die Krankheit auch junge Menschen treffen. Vor allem auf Grund von Bewegungsmangel, ungesunder Ernährung und Übergewicht nimmt die Anzahl der betroffenen Kinder und Jugendlichen in den letzten Jahren stetig zu.

Ein erhöhter Blutdruck wird oft von den Betroffenen nicht wahrgenommen. Er macht zunächst keine Beschwerden. Erst im Laufe der Zeit erfahren vier von fünf Betroffenen von ihrer Krankheit. Eine längere Zeit unerkannte und damit unbehandelte Hypertonie wirkt sich nachteilig auf Gesundheit und Lebenserwartung auf, da es zu bluthochdruckbedingten Schäden an lebenswichtigen Organen wie Herz, Gehirn, Nieren und Augen kommen kann. Herzinfarkt, Herzrhythmusstörungen, Herzschwäche (Herzinsuffizienz), Schlaganfall, Nierenschwäche (Niereninsuffizienz) oder Verlust des Sehvermögens sind die möglichen Folgen. Wird der Bluthochdruck rechtzeitig erkannt und gesenkt, kann das Entstehen der Folgeerkrankungen verhindert oder zumindest verzögert werden.

Für die Behandlung des Bluthochdrucks steht dem Arzt ein ganzes Arsenal an Arzneimitteln verschiedenster Wirkungsmechanismen zur Verfügung: ACE-Hemmer, AT_1-Antagonisten, Betablocker, Diuretika und Calciumantagonisten stehen in der ersten Reihe, dahinter kommen Kaliumkanalöffner, α_1-Antagonisten, α_2-Agonisten, Renininhibitoren und NO-Donatoren. Begonnen wird meist mit einem Wirkstoff, der bei nicht ausreichender Wirkung durch weitere ergänzt wird.

Idealerweise werden diese Maßnahmen mit einer Veränderung des Lebensstils der Betroffenen kombiniert. Zu den Faktoren, die erwiesenermaßen Blutdruck und das kardiovaskuläre Risiko senken können, gehören regelmäßige körperliche Aktivität, Gewichtsreduktion bei Übergewicht, der Verzicht auf das Rauchen, ein reduzierter Konsum von Alkohol und Kochsalz sowie eine gesunde Ernährung mit ausreichend Kalium, Obst, Gemüse und Fisch. Insbesondere die im Obst und Gemüse enthaltenen sekundären Pflanzenstoffe (Flavonoide) sowie die im Fisch, insbesondere Lachs, anzutreffenden Omega-3-Fettsäuren konnten in verschiedenen Studien ihren positiven Einfluss auf das Blutgefäßsystem zeigen. Die regelmäßige Zufuhr der Aminosäure L-Arginin ist ebenfalls mit einer nachweisbaren Blutdrucksenkung verbunden.

In einer aktuellen Studie reduzierte eine einzelne Gabe von 600 mg CBD bei neun gesunden männlichen Probanden signifikant den Blutdruck (Jadoon et al. 2017). Die Studie wurde von Forschern der englischen Universitäten Oxford und Nottingham im Cross-over-Design durchgeführt. Dabei werden den gleichen Probanden zeitlich versetzt sowohl ein Placebo als auch die zu prüfende Substanz verabreicht. Die Probanden wissen jedoch nicht, ob sie gerade das Placebo oder das zu testende Mittel erhalten. Zwischen den Anwendungen gibt es eine Pause, damit eine über die erste Anwendungsphase hinausgehende Wirkung des zuerst verabreichten Stoffes und damit eine Beeinflussung der zweiten Studienphase vermieden wird. Cross-over-Studien haben gegenüber herkömmlichen Studien den Vorteil, dass deutlich weniger Teilnehmer notwendig sind, um verwertbare Ergebnisse zu erhalten. In der englischen Studie reduzierte die hochdosierte Gabe von 600 mg CBD den systolischen Ruheblutdruck um 6 mmHg und das Schlagvolumen um 8 ml. Gleichzeitig erhöhte sich die Herzfrequenz, während der kardiale Auswurf unverändert blieb. Die Probanden, die Cannabidiol genommen hatten, wiesen einen niedrigeren Blutdruck (-5 mmHg, insbesondere vor und nach Stress) auf. Eine akute CBD-Gabe reduziert damit den Ruheblutdruck und die Zunahme des Blutdruckes bei Stress, zusammen mit einer erhöhten Herzfrequenz. Diese hämodynamischen Veränderungen sollten von Medizinern bei der Behandlung von Menschen, die CBD verwenden, berücksichtigt werden.

Obwohl es bei dieser Cross-over-Studie nur um die akute Wirkung einer einzelnen hohen Dosis von CBD ging, scheint Cannabidiol generell vorteilhaft auf den Bluthochdruck zu wirken - möglicherweise auch bei regelmäßiger Zufuhr in niedrigeren Dosen. Allerdings sind hierzu weitere Studien erforderlich, um die Effekte einer CBD-Gabe bei der Behandlung von Bluthochdruck zu erforschen.

Die blutdrucksenkenden Effekte des CBD beruhen möglicherweise auf einen relaxierenden Einfluss auf die Blutgefäßwände. Im Tiermodell konnte eine Forschergruppe der Universität Nottingham zeigen, dass Cannabidiol die durch den Neurotransmitter Acetylcholin angeregte maximale Entspannung von Beinarterien bei Ratten mit Diabetes verstärkte (Wheal et al. 2014). Dabei steigert CBD offenbar die Produktion von Stoffen (u.a. Stickstoffmonoxid NO aus der Aminosäure L-Arginin), die die glatte Muskulatur der Blutgefäßwände entspannen, was zu einer Gefäßerweiterung führt, in deren Folge die Durchblutung verbessert wird und sich der Blutdruck verringert. Im Genitalbereich führt beispielsweise eine verstärkte Durchblutung zur Erektion des Penis. Möglicherweise verbessert daher die regelmäßige Gabe von CBD (in Kombination mit L-Arginin) auch eine erektile Dysfunktion (ED), was derzeit jedoch durch Studien noch nicht belegt ist.

Die im Tiermodell festgestellten gefäßerweiternden (vasodilatorischen) Eigenschaften von Cannabidiol ließen sich auch im Zellexperiment an Endothelzellen menschlicher Arterien reproduzieren (Stanley et al. 2015). Die direkten vaskulären Effekte von CBD beim Menschen sind sehr komplex und noch weitgehend unbekannt. Offenbar spielen hier CB_1- und Vanilloid-Rezeptoren (TRPV-Kanäle) eine entscheidende Rolle.

Auf Grund seiner vasodilatorischen Eigenschaften ist Cannabidiol möglicherweise auch hilfreich bei **Durchblutungsstörungen**. Jeder dritte Deutsche über 40 ist davon betroffen. Allerdings verbinden die meisten Menschen Durchblutungsstörungen vor allem mit blasser, kalter Haut, eingeschlafenen Händen und einem Kribbeln in den Beinen. Durchblutungsstörungen im Gehirn und im Herzmuskel können jedoch schwerwiegende Folgen wie Schlaganfall und Herzinfarkt haben.

Eine gute Durchblutung des gesamten Körpers ist wichtig, um alle Organe und Gewebe ausreichend mit den benötigten Stoffen (insbesondere Sauerstoff, Nährstoffe, Vitalstoffe etc.) zu versorgen und die im Stoffwechsel angefallenen Abfallprodukte (darunter Kohlendioxid) zu entsorgen. Werden auf Grund von Durchblutungsstörungen bestimmte Gewebe und Organe nicht mehr ausreichend versorgt, sind Schäden durch Mangelversorgung und Mangelentsorgung vorprogrammiert. Wenn sich die Durchblutungsstörungen langsam fortschreitend entwickeln, werden sie häufig lange Zeit nicht bemerkt. Erst nach und nach stellen sich spürbare Symptome ein. Welche Symptome dabei genau auftreten, hängt von den betroffenen Organen ab. Besonders häufig sind die Extremitäten, insbesondere die Finger und Zehen betroffen, aber auch Gehirn, Darm, Herz, Nieren und andere Organe. In der Regel treten in den betroffenen Bereichen Schmerzen als Warnsignale des Körpers auf. Ein typisches Beispiel ist die in Beinen und seltener Armen auftretende **periphere arterielle Verschlusskrankheit (pAVK)**, im Volksmund auch als Schaufensterkrankheit bezeichnet, da die Betroffenen auf Grund der auftretenden Schmerzen nur noch kurze Wegstrecken von „Schaufenster zu Schaufenster" auf einmal zurücklegen können. Bei der **Koronaren Herzkrankheit (KHK)** wird der Herzmuskel auf Grund von Durchblutungsstörungen nicht mehr ausreichend mit Sauerstoff versorgt, was die Kranken dann in der Regel als Brustschmerzen, Atemprobleme und verminderte Leistungsfähigkeit wahrnehmen. Je weniger Sauerstoff ein Organ erhält, umso weniger leistungsfähiger ist es. Durchblutungsstörungen können schließlich dazu führen, dass Organe oder Gewebe absterben. Im Endstadium der peripheren arteriellen Verschlusskrankheit spricht man dann umgangssprachlich vom "Raucherbein", bei dem es schließlich zum Gefäßverschluss kommt und die betroffenen Glieder amputiert werden müssen.

Durchblutungsstörungen können außerdem auch plötzlich (akut) auftreten, z.B. wenn ein mit dem Blutstrom verschleppter Pfropf (Embolus) plötzlich ein Blutgefäß verstopft und so für eine sofortige massive Mangelversorgung sorgt. Die Fähigkeit der Gewebezellen, ohne Sauerstoff und andere wichtige Stoffe zu überleben, unterscheidet sich von Organ zu Organ. Während das Gehirn nur wenige Minuten überlebt, können Nieren und Leber drei bis vier Stunden und das ruhende Herz sogar mehrere Stunden überdauern.

Das Risiko für Durchblutungsstörungen steigt mit zunehmenden Alter, da die Gefäße an Elastizität verlieren und sich verengen. Häufig liegt den Durchblutungsstörungen eine **Atherosklerose (Arteriosklerose)** zu Grunde: die krankhafte Einlagerung von Fetten, allen voran Cholesterin, in die innere Wandschicht arterieller, vom Herzen wegführender Blutgefäße, vorwiegend der Herzkranzgefäße, der Halsschlagader und der großen Beinarterien. In der Folge können sich sogenannte atherosklerotische Plaques entwickeln, die die Gefäße so sehr verengen, dass die Blutversorgung des betroffenen Organs beeinträchtigt wird. Umgangssprachlich ist von einer „Verkalkung" die Rede. Die Patienten verspüren dann eine „Brustenge", wenn die Herzkranzgefäße betroffen sind, oder Schmerzen beim Gehen, wenn die Beinarterien verengt sind. Reißen derartige Plaques auf, entstehen Blutgerinnsel, die das Gefäß verstopfen können. Die Folge davon sind medizinische Notfälle wie

Herzinfarkt und Schlaganfall (Atherosklerose in den Halsschlagadern). In den Industrieländern ist die Atherosklerose heute die häufigste Todesursache und zählt zu den sogenannten Zivilisationskrankheiten.

Atherosklerose ist ein entzündlicher Prozess, der chronisch geworden ist. Die exakte Ursache ist in der Medizinwelt noch etwas umstritten. Aber offenbar scheint am Anfang des Geschehens eine winzige Verletzung der Innenwand der Arterien zu stehen. Die Verletzung kann in Folge von Bluthochdruck durch das Strömungsverhalten des Blutes entstehen, aber auch durch Krankheitserreger (Viren, Bakterien) und deren Gifte sowie Antigen-Antikörper-Reaktionen ausgelöst werden. Die verletzte Stelle fängt an zu wuchern und es werden Eiweiße, Mineralien und Fette - allen voran das Lipoprotein LDL - eingelagert. Im Zuge dieser Einlagerung kommt es zur Oxidation des LDL. Dieses oxidierte LDL zieht schließlich besondere Immunzellen, Makrophagen, magisch an. Das Ziel dieser Riesen-Fresszellen ist eigentlich, das Fett aufzunehmen und zu beseitigen. Durch die Fettanreicherung in ihrem Innern werden die Makrophagen zu sogenannten Schaumzellen, welche nicht wegkönnen, absterben und so Entzündungsreaktionen auslösen, die dann im weiteren Verlauf zu einem Gewebeumbau führen. Es entsteht in der Arterie eine Kappe, die die abgestorbenen Schaumzellen überdeckt, und der Ausgangspunkt für atherosklerotische Plaques ist. An diese Plaques lagern sich bevorzugt Kalksalze an. Die Wand des Blutgefäßes wird nun immer rauer und rissiger. Es kommt zur Verhärtung und Verdickung der Gefäßwände, deren Elastizität immer mehr abnimmt. Durch diesen Gewebeumbau wird die so geschädigte Arterie am Ende brüchig. Dieser Prozess der allmählichen "Arterienverkalkung" ist anfänglich noch rückbildungsfähig. Sport und eine gesunde Ernährung können hier gute Dienste leisten. In späteren Phasen ist der Verkalkungsprozess nicht mehr umkehrbar. Die Schäden bleiben bestehen.

Wie bereits an anderer Stelle beschrieben, besitzt Cannabidiol antientzündliche Eigenschaften bzw. ist in der Lage, überschießende Entzündungsreaktionen zu bremsen. Zusammen mit seinen gefäßerweiternden Eigenschaften sollte eine regelmäßige CBD-Gabe im Rahmen einer gesunden Ernährung und Lebensweise daher hilfreich bei der Vorbeugung sein und die Behandlung von Durchblutungsstörungen unterstützen.

Die Verabreichung von Cannabidiol scheint zudem auch bei der Akutbehandlung eines Herzinfarkts von Vorteil zu sein. Ein **Herzinfarkt** (Myocardinfarkt) entsteht in der Folge eines plötzlichen vollständigen

Verschlusses eines der das Herz versorgenden Herzkranzgefäße. Das betroffene Herzmuskelgewebe wird nun nicht mehr durchblutet. Die Sauerstoff- und Nährstoffversorgung des Gewebes bricht ab, ebenso die Entsorgung von Stoffwechselabfallprodukten. Die Herzmuskelzellen verlieren ihre Fähigkeit zu kontrahieren und sterben schließlich ab. Es besteht Lebensgefahr. Deshalb muss im Falle eines Herzinfarktes rasch gehandelt werden. Nur wenn die Durchblutung (Perfusion) innerhalb kurzer Zeit wiederhergestellt wird, kann die Herzfunktion wieder einsetzen und die Lebensgefahr abgewendet werden. Ein chinesisches Forscherteam verursachte im Tierexperiment bei Kaninchen einen akuten Herzinfarkt durch einen 90-minütigen Verschluss der Herzkranzgefäße und untersuchte die Effekte zweier intravenöser Gaben von 0,1 mg CBD pro kg Körpergewicht während der Reperfusion (Wiederherstellung des Blutflusses) über 24 Stunden. Die Auswirkungen der Prozedur auf Herzmuskulatur und Herzfunktion wurden über eine Kardiale Magnetresonanztomographie (MRT) beobachtet. Im Vergleich zur Kontrollgruppe verbesserte die CBD-Gabe verschiedene Parameter, u.a. die Durchblutung des betroffenen Herzmuskelgewebes, wodurch weniger Zellen abstarben und die Infarktgröße reduziert wurde. Damit erleichterte die intravenöse CBD-Gabe die Wiederherstellung der Herzfunktion nach einem Myocardinfarkt (Feng et al. 2015).

Analoge Effekte wurden auch an anderen Organen, deren Durchblutung experimentell eingeschränkt wurde, nach CBD-Gabe beobachtet: So reduzierte Cannabidiol nach einer vorübergehenden Verminderung der Blutzufuhr zum Gehirn den Verlust von Nervenzellen in einer Studie an Ratten (Ceprián et al. 2017). Demnach verringert CBD Hirnschäden infolge eines **Schlaganfalls** (Hirninfarkt) und verbessert so die funktionelle Erholung des Gehirns. Dabei wurde 15 Minuten nach der Reperfusion eine Einzeldosis von 5 mg CBD pro kg Körpergewicht in die Bauchhöhle verabreicht. Die Auswirkungen auf das Gehirn wurden mittels Magnetresonanztomographie (MRT), Protonen-Magnetresonanz-Spektroskopie (^{1}H-MRS) und nach dem Tod der Versuchstiere anhand histologischer Untersuchungen des Hirngewebes dokumentiert. Die Versuchstiere wurden zudem eine Woche und einem Monat nach dem Experiment einer Reihe von Verhaltenstests unterzogen, die eine langfristige Verbesserung der neurologischen Funktionen bestätigten.

Weitere Studien anderer Forschergruppen beschreiben ähnliche Effekte von CBD bei Mäusen. An der brasilianischen Universität von Maringá wurden den Versuchsmäusen experimentell die Halsschlagadern verschlossen und damit die Blutzufuhr zum Gehirn erheblich reduziert. In den folgenden 3 Wochen wurden die Mäuse verschiedenen Verhaltenstests unterzogen. Die Versuchstiere zeigten dabei lang anhaltende kognitive und emotionale Defizite, die sich in Gedächtnisstörungen sowie angstähnlichem und verzweiflungsähnlichem Verhalten widerspiegelten. Einem Teil der Versuchstiere wurden kurzfristig 10 mg Cannabidiol pro kg Körpergewicht verabreicht. Dies beugte den kognitiven und emotionalen Beeinträchtigungen vor. Im Gehirn der CBD-Mäuse konnten dann auch deutlich weniger Schäden an den Nervenzellen nachgewiesen werden. Insbesondere im Hippocampus, einer Gehirnregion, die dafür bekannt ist, dass sich hier auch im Alter noch neue Nervenzellen bilden können, stimuliert Cannabidiol die Neurogenese (Mori et al. 2016).

Spanische Forscher der Universität Madrid untersuchten den Einfluss von Cannabidiol auf hypoxische Hirnschäden im Mausmodell. Infolge einer verringerten Blutzufuhr kommt es zu einem Sauerstoffmangel im Gehirn, wodurch abhängig von der Länge des Sauerstoffmangels immer mehr Nervenzellen in allen Hirnbereichen absterben können. Hypoxische Hirnschäden können in Folge verschiedener Situationen auftreten, z.B. nach Wiederbelebung bei Ertrinkungsunfällen, Herzinfarkt, Schlaganfall, ebenso bei Erstickungsunfällen, Narkosezwischenfällen, Vergiftungen, Sport- und Verkehrsunfällen oder Hirnblutungen. Beim schweren Hirnschaden fallen die Betroffenen zunächst ins tiefe Koma, einen lang anhaltenden Zustand völliger Bewusstlosigkeit, danach meist ins sogenannte Wachkoma. Im Wachkoma (apallisches Syndrom) funktionieren Zwischenhirn, Hirnstamm und Rückenmark, aber die gesamte Großhirnfunktion ist gestört, wodurch die Betroffenen zwar wach wirken, aber aller Wahrscheinlichkeit nach kein Bewusstsein haben und zu keinerlei Reaktionen fähig sind. Ohne künstliche Beatmung und Ernährung sind die Betroffenen nicht lebensfähig. In Deutschland leben Schätzungen zur Folge wenigstens 10.000 Menschen im Wachkoma, von denen etwa 4.000 dauerhaft in diesem Zustand bleiben, bis sie irgendwann an Infektionen, Lungenentzündungen oder anderen Dingen sterben. Pro Jahr kommen mindestens 1.000 neue Patienten hinzu. Hypoxische Hirnschäden können aber auch vor, während oder nach der Geburt aus verschiedenen Gründen entstehen. Sie sind eine der wichtigsten Ursachen für Entwicklungsstörungen beim Säugling. Das spanische Forscherteam wollte wissen, ob eine Cannabidiol-Gabe hypoxische Hirnschäden bei Neugeborenen verhindern kann und welches therapeutische Zeitfenster hierfür zu beachten ist. Dazu wurde im Tierexperiment die Blutzufuhr des Gehirns neugeborener Mäuse 90 Minuten lang durch eine Blockierung der linken Halsschlagader erheblich eingeschränkt. Nach der Reperfusion wurde CBD in einer Einmal-Dosierung von 1 mg pro kg Körpergewicht verabreicht, und zwar im zeitlichen Abstand von 1, 3, 6, 12, 18 oder 24 Stunden. Eine Woche später wurden die Hirnschädigungen mittels MRT und histologischen Untersuchungen bestimmt. Es zeigte sich gegenüber der unbehandelten Kontrollgruppe, dass CBD die Hirnschäden deutlich verringern konnte, allerdings nur, wenn es innerhalb von 18 Stunden nach dem Ereignis verabreicht wurde. Wurde die Gabe von CBD jedoch um 24 Stunden verzögert, war die neuroprotektive Wirkung nicht mehr nachweisbar.

Die durchblutungsfördernden Eigenschaften des Cannabidiols sind ebenfalls hilfreich für andere Organe, wie Leber und Nieren, deren Zellen auf Grund verringerter Blutversorgung schnell Schaden nehmen und absterben können (u.a. Mukhopadhyay et al. 2011, Fouad et al. 2012).

Knochenbildung und Knochenheilung

Knochengewebe ist eines der widerstandsfähigsten Materialien des menschlichen Körpers. Es ist sehr stabil. Ein ausgewachsener Knochen kann einem Druck von bis zu 15 kg pro Quadratmillimeter standhalten. So kann ein Oberschenkelknochen insgesamt rund 1,5 Tonnen Gewicht tragen. Knochengewebe vereint eine enorme Belastbarkeit mit einer erstaunlichen Leichtbauweise. Das Geheimnis liegt in der Struktur des Knochengewebes, welches aus einer im Wesentlichen aus Kollagen und anderen Proteinen aufgebauten, elastischen Matrix besteht, in die komplexe anorganische Calcium-Salze (u.a. Hydroxylapatit) in Form stäbchenförmiger Kristalle eingelagert sind, die dem Gewebe seine Druckfestigkeit und Härte verleihen. Die Knochenmatrix wird von einem Netzwerk von Knochenzellen (Osteozyten) durchzogen wird. Die Zellkörper der Osteozyten liegen dabei in kleinen, mit Gewebeflüssigkeit gefüllten Höhlen (Lakunen). Von ihnen gehen die Knochenkanälchen (Canaliculi) ab, in denen die langen Zellfortsätze der Osteozyten liegen. Mit ihren Fortsätzen können die Knochenzellen mechanische Belastung erfassen und stehen zudem untereinander über winzige Zell-Zell-Kanäle (Gap Junctions) in direkter Verbindung. Aufgabe der Gap Junctions ist der unkomplizierte Stoffaustausch zwischen benachbarten Zellen. Neben Nährstoffen können so auch über Botenstoffe Informationen zwischen den Osteozyten ausgetauscht werden.

Von außen wird das Knochengewebe von einer bindegewebigen, mehrschichtigen Knochenhaut, dem Periost, umgeben, welche Nerven und Blutgefäße enthält und der Ernährung des Knochens dient. Auch die inneren Knochenoberflächen sind von einer Knochenhaut überzogen, welche jedoch dünner ist und als Endost bezeichnet wird. Beide Knochenhäute enthalten spezielle Bindegewebszellen, aus denen Zellen entstehen, die für einen ständigen Umbauprozess im Knochengewebe sorgen: Die Osteoklasten, deren Aufgabe es ist, alte, verkalkte Knochensubstanz wieder abzubauen und Platz für Neue zu schaffen und dem Knochenaufbau dienende Osteoblasten, die zu Osteozyten werden, wenn sie in die Knochenmatrix eingemauert werden, und damit die Grundlage für das Dickenwachstum des Knochens und die Knochenheilung nach Brüchen sind.

Osteoblasten und Osteoklasten bewältigen zusammen den für den Erhalt eines stabilen Knochengewebes notwendigen permanenten Knochenumbauprozess und schaffen es, innerhalb von 7 bis 10 Jahren das gesamte Knochengewebe des Körpers einmal zu erneuern. Notwendig wird die permanente Umstrukturierung des Knochengewebes, da durch alltägliche Bewegungen und Verschleiß winzige Strukturschäden, sogenannte Micro Cracks, entstehen, die die Stabilität der gesamten Struktur beeinträchtigen können. Zugleich besteht dadurch die Möglichkeit, dass sich die Mikroarchitektur des Gewebes an veränderte Beanspruchung anpassen kann. Der ständige Knochenumbau spielt zudem für die Regulation des Calcium- und Phosphathaushalts eine wichtige Rolle. Knochen sind das größte Reservoir für Calcium- und Phosphat-Ionen im Körper.

Bei der Knochenbildung entsteht zuerst sogenannter Geflechtknochen mit vielen unregelmäßig verteilten Knochenzellen und ungeordneten Kollagenfasern. Geflechtknochen ist gut durchblutet. Er ist sehr zugfest und biegungselastisch, aber nur wenig mineralisiert. Im Rahmen des Knochenumbaus wird der Geflechtknochen später in den biomechanisch hochwertigeren, belastbareren Lamellenknochen umgebaut. Beim Erwachsenen gibt es nur noch wenige Stellen, an denen der Geflechtknochen dauerhaft erhalten bleibt (z.B. im Schläfenbein des Schädels, an den Rändern der Schädelnähte, in den Gehörknöchelchen und an den Zahnfächern).

Beim Umbau des Geflechtknochens zum Lamellenknochen richten sich die zuvor ungeordneten Kollagenfasern annähernd gleichmäßig zu kleinen Lamellen genannten Schichten aus. Zwischen aufeinanderliegenden

Lamellen wechselt die Verlaufsrichtung der Kollagenfasern, so dass eine belastbarere Kollagennetzstruktur entsteht, die im Vergleich zum Geflechtknochen schließlich stärker mineralisiert.

In der dichten Außenschicht des Knochens, der sogenannten Kompakta (auch als Kortikalis bezeichnet), lagern sich mehrere Lamellen zu kleinen Zylindern, den Osteonen, zusammen, in deren Mitte sich ein Kanal (Havers-Kanal) für kleine, den Knochen versorgende Blutgefäße befindet. Die Havers-Kanäle sind über senkrecht dazu verlaufende, ebenfalls Blutgefäße führende Volkmann-Kanäle miteinander verbunden.

Im Innern des Knochens lockert sich diese Struktur zu einem schwammartigen System aus feinen Knochenbälkchen (Trabekeln) auf, in dessen Hohlräumen sich das Knochenmark befindet. Diese Schicht des Knochens wird als Spongiosa bezeichnet. Da in den Knochenbälkchen keine Blutgefäße verlaufen, müssen die Knochenzellen der Spongiosa per Diffusion aus den Gefäßen des Knochenmarks ernährt werden.

In der Spongiosa sind die Knochenlamellen überwiegend parallel zur Trabekeloberfläche gerichtet. Die Bälkchen selbst sind entlang der wichtigsten Belastungslinien des Knochens angeordnet und bilden so eine geniale Mikroarchitektur, die perfekt auf die Kräfte abgestimmt ist, die auf die Struktur einwirken. Eine ausreichend hohe Stabilität bei möglichst geringem Gewicht wird durch diese Leichtbauweise möglich.

In der Spongiosa findet der Großteil des Knochenumbaus statt. Pro Jahr werden 25 Prozent der Knochenbälckchen umgebaut, jedoch nur etwa 3 Prozent der Außenschicht. Während des Knochenumbaus fressen sich die knochenabbauenden Osteoklasten in die Knochenmatrix. Dank besonderer Enzyme gelingt ihnen die Auflösung der vorhandenen Kollagenstrukturen. Um die Mineralien herauszulösen, sorgen die Osteoklasten an ihrer Wirkungsstelle für einen sauren pH-Wert. Osteoklasten hinterlassen ihre Fressspuren als sogenannte Howshipsche Lakunen an der Oberfläche der Knochenbälckchen und als Bohrkanäle im Innern der kompakten Kortikalis. Sie sind große Zellen mit mehreren Zellkernen und einem gewaltigen Appetit: Ein Osteoklast kann so viel Knochenmaterial abbauen wie 100 Osteoblasten in der gleichen Zeit aufbauen können.

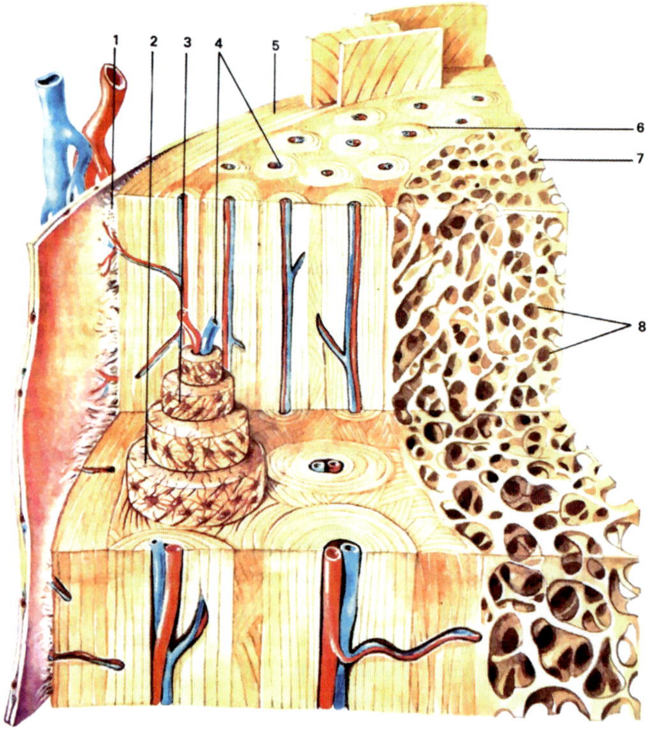

Der Aufbau eines Lamellenknochens: Die äußere Schicht des Lamellenknochens bildet die dichte Kompakta (6), die schwammartige Innenstruktur wird als Spongiosa (7, 8) bezeichnet. Innerhalb der Kompakta bilden die Knochenlamellen kleine Zylinder, die Osteone (2, 3). In den Osteonen verlaufen kleine Kanäle, die Blutgefäße enthalten (4). Zwischen den Osteonen liegen die sog. Schaltlamellen, Reste abgebauter alter Osteone. Die Generallamellen (5) bilden die äußere und die innere Schicht der Kompakta. Sharpey-Fasern verankern die äußere Knochenhaut (Periost - 1) im Knochengewebe und vermitteln damit auch die Kraftübertragung über die Anheftungsstellen für Bänder und Sehnen.

Den Osteoklasten folgen die Knochengewebe aufbauenden Osteoblasten, die in dem freigewordenen Raum vor allem Kollagen, Calciumphosphate- und -carbonate ausscheiden und so die Knochenmatrix wieder neu aufbauen. Im Prozess der allmählichen Verkalkung der Matrix mauern sich einige der Osteoblasten regelrecht ein und werden zu den Osteocyten.

Der Knochenumbau (Remodeling) wird durch ein komplexes Zusammenspiel von Hormonen, Vitaminen und Mineralstoffen in Verbindung mit Bewegung und körperlicher Aktivität gesteuert. Dabei spielen die Osteocyten eine herausragende Rolle, da sie mit ihren langen Zellfortsätzen das gesamte Knochengewebe durchziehen und dabei einerseits Mikroschäden in ihrer Umgebung erkennen und andererseits die mechanische Beanspruchung des Knochens erfassen können. Zusätzlich können sie auf den Knochenauf- und abbau und den Calcium-Phosphat-Haushalt über verschiedene Wege einwirken, die im Detail noch nicht aufgeklärt sind. Untereinander koordinieren sie ihre Aktivitäten über die Gap Junctions.

Bereits der Berliner Chirurg Julius Wolff (1836-1902) erkannte Ende des 19. Jahrhunderts, dass Knochen nur dann an Festigkeit zunehmen, wenn sie belastet werden. Wird der Knochen nicht oder nur wenig belastet, baut er sich ab. Heute wissen wir, dass auch die richtige Ernährung eine wichtige Rolle für die Entwicklung der Knochenstruktur spielt. Die Bedeutung von Calcium, Phosphor (beide idealerweise kombiniert in Form von Calcium-Hydroxyapatit), Vitamin K_2 und Vitamin D_3 für den Erhalt gesunder Knochen ist allgemein anerkannt. Offenbar aber scheint auch Cannabidiol eine Substanz zu sein, die die Knochenbildung positiv unterstützt. Hinweise dafür geben die Studienergebnisse eines israelisch-schwedisch-schweizerischen Forschungsteams, welches sich mit dem Einfluss von Cannabidiol auf die Heilung von Knochenbrüchen befasst hat (Kogan et al. 2015). Die Forscher berichteten, dass die Gabe von CBD über einen Zeitraum von zwei Monaten während der Heilungsphase einer Oberschenkelfraktur bei Ratten zu einer Verbesserung der biomechanischen Eigenschaften führt. Insbesondere ließ sich damit die maximale Belastbarkeit des heilenden Knochens merklich steigern, allerdings ohne Einfluss auf die Steifheit. Die Dichte des Kallusmaterials wurde nicht beeinflusst. Cannabidiol stimulierte eher Enzyme (Lysylhydroxylase), die an der Kollagenstabilisierung und -vernetzung beteiligt sind, was nach Ansicht der Forscher zu den verbesserten biomechanischen Eigenschaften des Knochenbruchkallus beiträgt. Damit unterstützt Cannabidiol die Knochenheilung. Die Forscher zeigten zudem dass eine kombinierte Gabe von THC und CBD eine ähnliche, aber keine bessere Wirkung zeigt. Deshalb führten sie die beobachteten Effekte allein auf Cannabidiol zurück.

Knochenbrüche sind häufig eine Folge einer direkten oder indirekten Gewalteinwirkung in Folge eines Unfalls, Sturzes, Schlages oder Stoßes. Auch durch eine akut einwirkende wiederholte Überlastung kann ein Knochen teilweise oder vollständig brechen (Stressfraktur, Ermüdungsbruch). Bestimmte Erkrankungen wie Osteoporose oder Knochenmetastasen können die Widerstandsfähigkeit des Knochengewebes herabsetzen und so zu spontanen Frakturen führen. Frakturen sind häufig auch mit Verletzungen anderer Gewebe (Blutgefäße, Nerven etc.) verknüpft sowie mit Schmerzen und Funktionsverlust verbunden. Man unterscheidet zwischen geschlossenen Brüchen und offenen Brüchen. Bei einem geschlossenen Bruch ist die Haut im Bereich der Bruchstelle unverletzt. Bei Wunden, seien sie auch noch so klein, mit oder ohne Blutungen, handelt es sich um einen offenen Bruch. Dieser birgt das Risiko für eine Infektion.

In der Bruchzone entsteht zunächst ein Bluterguss. Der Körper versucht, einerseits die Wunde über die Blutgerinnung schnell zu schließen, und andererseits mit einer mehrere Tage währenden Entzündungsreaktion, bei der jede Menge Immunzellen (Makrophagen, Granulozyten, Mastzellen etc.) in die betroffene Körperregion einwandern, eventuell vorhandene Krankheitserreger abzuwehren. Dazu steigert er die Blutversorgung der betreffenden Körperstelle auf das 6-fache des Normalwertes. Im Anschluss daran wird der Bluterguss, in dem sich jetzt bereits ein Netz von Fibrin und Kollagen gebildet hat, durch Granulationsgewebe mit Fibroblasten und weiterem Kollagen ersetzt, welches den sogenannten "weichen Kallus" bildet und die beiden Frakturenden wieder überbrückt. Da die Bruchenden schlecht durchblutet werden, stirbt hier ein kleiner Teil des Knochengewebes ab. Osteoklasten beginnen daher nun, die tote Knochensubstanz abzubauen, während Osteoblasten mit der Knochenneubildung beginnen. Nach 3 bis 4 Wochen sind die Bruchenden teils durch Bindegewebe, teils durch neues, weiches Knochengewebe wieder miteinander verbunden. Allerdings ist die betreffende Stelle gegenüber dem übrigen Knochen etwas verdickt und wird als "Kallus" bezeichnet. Danach erfolgt in den nächsten 3 bis 4 Monaten die Aushärtung des gebildeten Kallus durch die Einlagerung von Calcium (Mineralisation). Es entsteht zunächst der Geflechtknochen, der im weiteren Verlauf nach 6 bis 24 Monaten in lamellären Knochen umgewandelt wird und dann wieder voll funktionsfähig ist.

Damit folgt die Knochenheilung dem normalen Prozess des Knochenumbaus. Die Ergebnisse der Forschergruppe um Kogan (2015) deuten daraufhin, dass Cannabidiol weniger die ersten Phasen der Knochenheilung, als vielmehr den finalen Knochenumbau positiv beeinflusst, was für eine Wirkung auch auf den gesunden Knochen spricht. Da der Knochenumbau praktisch immerzu stattfindet, empfiehlt sich zur ernährungsphysiologischen Unterstützung des Prozesses der regelmäßige tägliche Verzehr von CBD.

Auch andere Skelettbestandteile, wie die **Bandscheiben**, profitieren möglicherweise von einer regelmäßigen CBD-Zufuhr mit der täglichen Ernährung. Die Bandscheiben liegen als abfedernde Puffer zwischen den einzelnen Wirbeln der Wirbelsäule. Ohne die Bandscheiben würden die Wirbelknochen direkt aufeinander liegen und bei Bewegung gegeneinander scheuern. Bandscheiben dienen daher als Abstandshalter zwischen den Wirbeln und gewährleisten die schmerzfreie Beweglichkeit der Wirbelsäule. Gleichzeitig dämpfen sie wie die Stoßdämpfer am Auto durch Laufen und andere Bewegungen bedingte Stöße ab.

Bandscheiben bestehen im Innern aus einem weichen elastischen Gallertkern (Nucleus pulposus), der außen von einem festen Faserring (Anulus fibrosus) umgeben ist und dadurch stabilisiert wird. Der innere Gallertkern enthält Glycosaminglycane – Knorpelbestandteile, die Wasser aufnehmen und wieder abgeben können. Während der Ruhephasen, im Liegen, saugt sich der innere Gallertkern mit der umgebenden Gewebsflüssigkeit wie ein Schwamm voll. Im vollgesaugten Zustand kann er dann seine Stoßdämpfer-Funktion am besten erfüllen. Tagsüber wird die Flüssigkeit dann auf Grund des während des Stehens, Laufens oder Sitzens auf der Wirbelsäule lastenden Druckes wieder herausgepresst. Dadurch schrumpft ein Mensch im Laufe des Tages um etwa 1 Prozent seiner Körpergröße, was etwa 1,5 bis 2 cm entspricht.

Da die Bandscheiben ab dem 20. Lebensjahr (mit Abschluss des Wachstums) keine Blutgefäße mehr enthalten, ist das Aufsaugen und Auspressen von Flüssigkeit auch die einzige Möglichkeit, die Bandscheiben mit Nährstoffen zu versorgen und Abfallstoffe wieder zu entsorgen. Der regelmäßige Wechsel von Belastung und Entlastung ist damit die Grundvoraussetzung für den Stoffwechsel der Bandscheiben.

Je älter der Mensch wird, umso weniger gut können die Bandscheiben das Wasser in ihrem Innern halten. Der Gallertkern büßt an Elastizität ein und wird immer spröder. Dieser Verschleißprozess betrifft auch den stützenden Faserring. Es können sich mit der Zeit feine Risse bilden. Dies kann zu einer langsamen, aber permanent stattfindenden Flüssigkeitsabgabe führen, die die Dicke und den inneren Druck der Bandscheiben abnehmen lassen. Wird die Bandscheibe nun übermäßig belastet, kann der Gallertkern verrutschen und auf den Faserring drücken, so dass dieser sich vorwölbt. Wenn der Faserring durchbrochen wird, kommt es zum Bandscheibenvorfall (Prolaps).

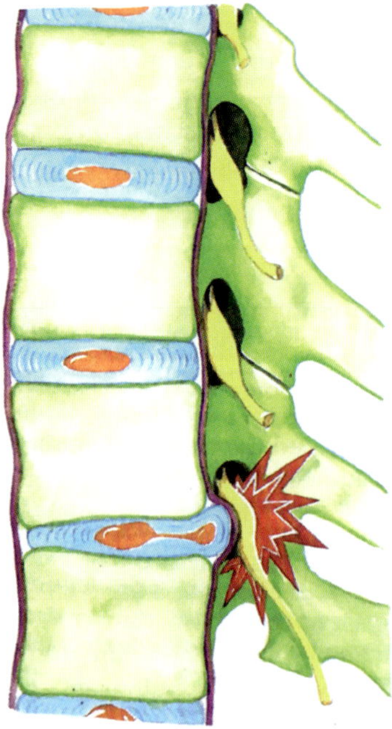

Ein Bandscheibenvorfall macht sich in der Regel durch Schmerzen in Rücken oder Nacken bemerkbar, die in Arme und Beine ausstrahlen und zu Missempfindungen bis hin zu Lähmungen führen, da die vorfallende Bandscheibe auf die Nervenbahnen drückt, die in Höhe jedes Wirbels seitlich aus dem Rückenmark heraustreten. Da die Hauptlast unseres Körpers von der Lendenwirbelsäule getragen wird, ist bei rund 90 Prozent der Fälle dieser Bereich von einem Bandscheibenvorfall betroffen; seltener, bei rund 10 Prozent der Fälle, dagegen die Halswirbelsäule. Bei etwa 90 Prozent der Betroffenen verschwinden die Beschwerden nach einigen Wochen. Hilfreich dabei sind u.a. schmerzlindernde Medikamente, Wärme, Physiotherapie und Sport. Falls diese Maßnahmen nicht greifen, kann eine Operation Abhilfe schaffen, bei der der Prolaps entfernt wird.

Primäre Ursache des Bandscheibenvorfalls ist eine Bindegewebsschwäche, die einerseits angeboren sein, andererseits aber auch durch eine mangelnde Versorgung mit bindegewebsfreundlichen Stoffen (u.a. Glucosamin, Chondroitin, Hyaluronsäure, MSM, Vitamin C) ausgelöst werden kann. Je weniger straffende Kollagen-Fasern im Bindegewebe gebildet werden können, umso geringer ist die Gewebespannung, was sich auch in verschiedenen anderen Beschwerden äußern kann (Orangenhaut, Krampfadern etc.). Um effektiv einen Bandscheibenvorfall vorbeugen zu können, sollte demnach neben den üblichen Empfehlungen zur sportlichen Stärkung der Rückenmuskulatur, dem Abbau von Übergewicht, rückenfreundlichen Verhalten am Arbeitsplatz und in der Freizeit, der richtigen Matratze etc. auch auf eine ausgewogene vitalstoffreiche Ernährung geachtet werden. Bestandteil dieser Ernährung sollte dabei auch Cannabidiol sein. Dies legen die Arbeiten brasilianischer und chinesischer Forscher nahe.

Wissenschaftler der Universität Sao Paulo verursachten im Tierexperiment im Schwanz von Ratten durch eine Punktion der Bandscheiben mit einer Nadel Bandscheibenverletzungen, die sowohl im MRT, als auch durch histologische Analysen nachgewiesen wurden. Unmittelbar nach der Punktion wurde einem Teil der Versuchstiere Cannabidiol in die betroffenen Bandscheiben injiziert. CBD dämpfte über die Beobachtungszeit von 2 Wochen signifikant die Auswirkungen der Verletzung ab (Silveira et al. 2014).

Die chinesischen Forscher von der Xi'an Jiatong Universität arbeiteten an einem Zellmodell des Nucleus pulposus. Die Zellen wurden zuvor aus dem Gallertkern der Bandscheiben von Ratten isoliert und in vitro kultiviert. Danach wurden die Zellen Wasserstoffperoxid ausgesetzt, worauf sie mit Apoptose, Entzündungen und oxidativem Stress reagierten. Die Forscher simulierten auf diese Weise den Alterungsprozess des Gallertkerns. Anhand diverser Marker konnten die Wissenschaftler zeigen, dass unter Cannabidiol-Einfluss weniger Zellen abstarben, die Entzündungsreaktionen sowie oxidative Schäden verringert wurden. Offenkundig kann CBD schützende Wirkungen auf die Zellen des Nucleus pulposus ausüben (Chen et al. 2016). Eine regelmäßige Zufuhr von Cannabidiol über die tägliche Nahrung kann somit den Alterungsprozess der Bandscheiben und damit sowohl das Risiko eines Bandscheibenvorfalls als auch die Behandlung nach einem Prolaps günstig beeinflussen.

Haut und Hautkrankheiten wie Akne

Der ganze Mensch ist vom Kopf bis zu den Fußspitzen in Haut eingepackt. Die Haut (lateinisch: Cutis, griechisch: Derma) ist mit einer Fläche von ca. 1,7 m^2 unser größtes und am besten sichtbarstes Organ. Sie macht fast ein Sechstel des Körpergewichtes aus: Das sind immerhin 10 bis 14 kg. Die Haut ist das Organ des menschlichen Körpers mit den meisten Funktionen. Sie dient der Abgrenzung von innen und außen und bietet insbesondere Schutz vor Umwelteinflüssen wie Kälte, Hitze, Sonnenstrahlung, Druck, Stößen, Reibung, chemischen Stoffen oder Krankheitserregern (z.B. Bakterien, Viren, Pilze). Ohne Haut wäre der menschliche Körper diesen Einflüssen nahezu schutzlos ausgeliefert. Wird die Haut verletzt, ist der Körper bestrebt, den verloren gegangenen Schutz so schnell wie möglich wieder herzustellen. Die Haut spielt damit für unseren Gesundheitszustand und unser Wohlbefinden eine entscheidende Rolle. Über die Haut werden verschiedenste Stoffe wie Sauerstoff, Wasser und andere aufgenommen und wieder abgegeben. Die Haut reguliert auch das Flüssigkeitsgleichgewicht und die Körpertemperatur und hat damit großen Anteil an der Wahrung der Homöostase. Die Haut ist auch das größte Sinnesorgan des Menschen. Sie ist hochempfindlich und registriert selbst die leichtesten Berührungen und den geringsten Schmerz. Dazu gibt es in der Haut spezielle Fühler, die Sinnesrezeptoren, die Temperatur-, Berührungs- und Druckreize detektieren und weitermelden. Darüber hinaus zeigt die Haut Gefühle und dient damit der Kommunikation. Sie kann erröten, erblassen, die Haare sträuben und außerdem Geruchsbotschaften verströmen. Schließlich dient der Zustand der Haut auch der Repräsentation der Vitalität und des Alters des Körpers und kann sich enorm auf unser Selbstwertgefühl auswirken.

Damit die Haut ihren vielfältigen Aufgaben gerecht werden kann, ist sie, wie eine Zwiebel, in mehreren Schichten aufgebaut, wobei jede Schicht für sie typische Zellstrukturen enthält, die entsprechende Funktionen erfüllen.

Die Haut besteht aus 3 Schichten: - von außen nach innen -

- Oberhaut (Epidermis),
- Lederhaut (Corium) und
- Unterhaut (Subcutis)

Die innere Begrenzung der Haut bilden die aus sehr festen Kollagenfasern bestehenden, bindegewebigen Faszien. Je nach Körperregion folgt dann Muskulatur, Knochen, Knorpel oder Fett. Darüber hinaus gibt es noch sogenannte Hautanhangsgebilde wie Haare, Nägel und Drüsen, welche die Hautschichten durchstoßen und auf deren Oberfläche münden.

Die **Epidermis** ist die Hautschicht, die wir sehen und berühren können. Sie stellt unsere äußere Begrenzung dar und ist unser erstes Bollwerk gegen die Umwelteinflüsse. Dementsprechend setzt sie sich aus fünf unterschiedlichen Lagen zusammen: - von außen nach innen -

- Hornschicht (Stratum corneum),
- Glanzschicht (Stratum lucidum, ist nur an den Fingern, der Handinnenseite und der Fußsohle vorhanden),
- Körnerzellschicht (Stratum granulosum),
- Stachelzellschicht (Stratum spinosum) und
- Basalschicht (Stratum basale).

Diese fünf Schichten resultieren aus dem Lebenszyklus der Epidermiszellen, die in der Basalschicht permanent entstehen und an die Hautoberfläche wandern. Dabei verhornen sie durch zunehmende Einlagerung spezieller Eiweißfasern (Keratin), was ihre mechanische Stabilität erhöht, und gleichzeitig zum Absterben der immer flacher werdenden Epidermiszellen führt. In der Hornschicht angekommen, bilden die abgestorbenen Hornzellen je nach Körperregion im Schnitt etwa 20 Zelllagen, die über Lipide (Fette) miteinander verklebt sind, und werden dort schließlich fortlaufend abgestoßen bzw. abgeschuppt. Auf diese Weise "häutet" sich der Mensch etwa alle 27 Tage. Beim Verschluss von oberflächlichen Wunden werden ausgehend von der Basalschicht neue Hautzellen gebildet und wandern langsam über die heilende Wunde.

Die Hornschicht beherbergt auch die Öffnungen (Poren) der Schweiß- und Talgdrüsen, deren Sekrete zusammen den Hydrolipidfilm bilden. Dieser Film ist eine natürliche Emulsion aus Fetten, die die Hornschicht vor Feuchtigkeitsverlust schützen, und dem wässrigen Säureschutzmantel, welcher im wesentlichen aus Milchsäure, verschiedenen Aminosäuren sowie anderen natürlichen Feuchthaltefaktoren (NMF) besteht und der Haut ihren leicht sauren pH-Wert zwischen 5,4 und 5,9 verleiht. Der Hydrolipidfilm ist für die Hautgesundheit unverzichtbar. Er hält die Haut geschmeidig und fungiert als Barriere gegen schädliche Bakterien und Pilze. Gleichzeitig bildet er das ideale Umfeld für die Ansiedlung hautfreundlicher Mikroorganismen (Hautflora) und für Enzyme, die die Abschuppung der obersten Hornhautzellen steuern.

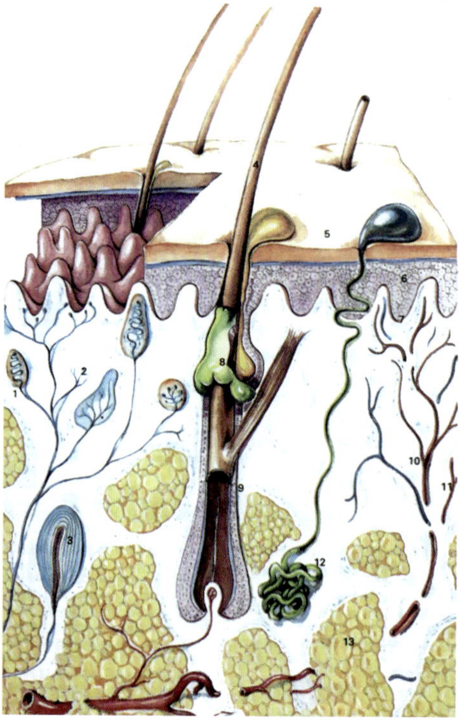

Die Epidermis ist trotz ihrer 5 Schichten nur eine recht dünne Hülle. Sie ist an den meisten Stellen insgesamt nur etwa 0,1 mm dick, an den Augen sogar nur 0,05 mm, dafür aber an den Fußsohlen zwischen 1 bis 5 mm.

Aufbau der Haut, schematisch:
Tastrezeptoren (1),
Freie Nervenendigungen (2),
Vibrationsrezeptoren (3),
Haarschaft (4),
Epidermis (5),
Lederhaut (6),
Papillen (7),
Talgdrüse (8),
Haarbalg (9),
Hautgefäße (10),
Bindegewebe (11),
Schweißdrüse (12),
Unterhaut-Fettgewebe (13)

Unmittelbar unter der Epidermis schließt sich die elastische und gleichzeitig feste **Lederhaut** (Corium, Dermis) an. Sie beginnt mit dem Stratum papillare, einer wellenförmig verlaufenden Zapfenschicht, mit der sie sich mit der Epidermis regelrecht verzahnt, und geht dann in die untere Netzschicht, das Stratum reticulare über, die dann den fließenden Übergang zur Unterhaut (Subcutis) bildet. In der Zapfenschicht befinden sich die Rezeptoren für Wärme, Kälte und den Tastsinn. Außerdem befinden sich in ihr viele Zellen des Immunsystems, u.a. Makrophagen, Mastzellen, Lymphozyten, Granulozyten, Plasmazellen und Monozyten, sowie Fibroblasten, das sind Zellen des Bindegewebes, welche Kollagen bilden können. Die in einer gelartigen, Hyaluronsäure-haltigen Matrix eingebetteten Bindegewebsfasern Kollagen und Elastin geben der Lederhaut ihre kräftige, elastische Struktur. Die Fibroblasten und Immunzellen können sich in der Matrix dennoch frei bewegen und so ihre Aufgaben bei der Immunabwehr und bei der Wundheilung erfüllen. Die Lederhaut wird zudem von vielen feinen Blutgefäßen, den Kapillaren, durchzogen, die die Epidermis mit Nährstoffen versorgen. Dabei gelangt ein Teil des Blutplasmas in das umliegende Gewebe, einerseits um die Zellen mit Nähr- und Vitalstoffen zu ernähren, andererseits um Stoffwechselprodukte aber auch Krankheitserreger abzutransportieren. Da diese Flüssigkeit keine Blutzellen enthält, spricht man nun von der Gewebsflüssigkeit. Der Großteil der Gewebsflüssigkeit wird wieder vom Blut aufgenommen, aber ein kleiner Teil, welcher Strukturen (u.a. Bakterien oder Fremdkörper) enthält, die zu groß sind, um in die Kapillaren übergehen zu können, sammelt sich in kleinen Lymphgefäßen und wird von ihnen zu den Lymphknoten abtransportiert, in denen dann andere Immunzellen (dendritische Zellen) die weitere Entsorgung übernehmen. Die Netzschicht der Lederhaut enthält im Vergleich zur Zapfenschicht weniger freibewegliche Zellen. Dafür enthält sie ein dichteres Netz aus Kollagenfasern, gefüllt mit elastischem Bindegewebe. Die Lederhaut kann in ihrer Matrix viel Feuchtigkeit binden, was ihr hilft, ihr Volumen zu bewahren. Auf Grund ihrer Dicke und ihrer kräftigen, elastischen Struktur kann die Lederhaut Stöße und andere mechanische Belastungen gut abfedern. Äußere Faktoren, wie die Sonnenstrahlung oder die Temperatur, sowie die Lebensweise wirken sich jedoch auf den Kollagen- und Elastingehalt der Lederhaut aus. Während des Alterungsprozesses reduziert sich zudem die Kollagen- und Elastinproduktion, und das Feuchtigkeitsbindevermögen der Haut lässt nach. Die Haut sieht dann weniger straff aus und bekommt Falten.

Die Lederhaut ist zusätzlich noch die Heimat verschiedener Hautanhangsgebilde:

Die **Haare** haben ihre Wurzeln in der Lederhaut. Das Haar wächst in einem scheidenförmigen Kanal aus der Haarwurzel heraus. In den Kanal mündet eine Talgdrüse. Jedes Haar ist von einem winzigen Haarmuskel und feinen Nervenfasern umgeben, die selbst kleinste Sinnesreize registrieren. Haare können so beispielsweise auf einen leichten Luftzug oder eine sanfte Berührung reagieren. Dann ziehen sich die kleinen Haarmuskeln zusammen und es entsteht Gänsehaut. Jeder Mensch kommt mit etwa 2 Millionen

Haaren zur Welt. Nur 80 bis 140.000 davon bilden das Kopfhaar. Fast der gesamte menschliche Körper ist von Haaren bedeckt, die je nach Körperregion unterschiedliche Aufgaben erfüllen, u.a. Wärmedämmung, Schutz vor UV- und IR-Strahlung (insbesondere Kopfhaar), Schutz vor Fremdkörpern (z.B. Wimpern, Augenbrauen, Nasen- und Ohrbehaarung), Präsentationsfunktion (z.B. Kopfhaar), Verbreitung von Gerüchen (z.B. Achsel- und Schambehaarung).

Die **Talgdrüsen** versorgen mit ihrem Sekret die Hautoberfläche mit Talg (lat. Sebum). Talg besteht aus Lipiden, insbesondere aus Triglyceriden, Fettsäuren und Wachsestern. Er wird im Innern von Talgzellen (Sebozyten) gebildet. Ähnlich wie bei den Hornzellen der Epidermis werden in einer Keimschicht immer neue Sebozyten produziert, die dann in die Mitte der Drüse wandern und Fette produzieren, bis sie schließlich platzen. Durch das Platzen der Zellen gelangt der Talg an die Hautoberfläche und reißt dabei auch einige Hornzellen mit sich. Täglich bilden sich auf diese Weise 1 bis 2 g Talg, abhängig von verschiedenen Faktoren u.a. Geschlecht, Hormone, Veranlagung, Ernährungszustand, Umwelteinflüsse. Mit zunehmender Alter lässt auch die Talgproduktion nach. Da Talg die Haut vor dem Austrocknen bewahrt, wird bei reduzierter Talgproduktion die Haut trockener, spannt und neigt zu Rissen.

Die **Schweißdrüsen**, die Wasser, Salze, Fettsäuren, Aminosäuren, Harnstoff und andere Stoffe über ihre Poren an die Hautoberfläche bringen, dienen der Regulation des Wärmehaushaltes. Sie bedienen sich des physikalischen Effekts der Verdunstungskälte. Das in Form von Schweiß an die Hautoberfläche gebrachte Wasser verdunstet als Wasserdampf und entzieht dabei der Hautoberfläche Wärmeenergie, was zur Abkühlung führt. Außerdem sorgt der Schweiß für die Geschmeidigkeit und den richtigen pH-Wert der Haut, da er an der Bildung des Hydrolipidfilmes beteiligt ist. Der menschliche Körper verfügt über 2 bis 4 Millionen Schweißdrüsen, die ungleichmäßig über den gesamten Körper verteilt sind, besonders zahlreich jedoch an Stirn, Handflächen und Fußsohlen. Frischer Schweiß ist zunächst geruchlos. Erst der Abbau der im Schweiß enthaltenen langkettigen Fettsäuren zu kürzeren wie Buttersäure oder Ameisensäure durch Bakterien der Hautflora sorgt für den typischen Schweißgeruch. Allerdings kann während der Pubertät auch frischer Schweiß schon riechen, da verschiedene hormonelle Körpervorgänge die Schweißdrüsenfunktion durcheinanderbringen können.

Duftdrüsen kommen besonders häufig in der Lederhaut von Achselhöhle, Brustwarzenhof und in der Genital- und Anal-Region, aber auch spärlicher am Haaransatz und am Bauchnabel vor. Der Ausführungsgang von Duftdrüsen mündet meist in den Trichter eines Haarfollikels, neben einer Talgdrüse. Die Drüsen bilden besondere Sekrete, die sich entlang des Haarschaftes mit Talg vermischen und an die Hautoberfläche gelangen. Dort werden die Sekrete von der bakteriellen Hautflora zu den eigentlichen Duftstoffen umgesetzt, welche zwischen verschiedenen Menschen stark variieren und damit für den natürlichen, individuellen Körpergeruch verantwortlich sind. Emotionen wie Angst, Schmerz, Wut, Freude, Lust und sexuelle Erregung nehmen zusätzlich Einfluss auf die Sekretion der Duftdrüsen.

Nägel dienen vor allem dem Schutz der Finger und Zehen vor Verletzungen und unterstützen die Greif- und Tastfunktion von Händen und Füßen. Die Wachstumsphase eines kompletten Nagels beträgt 3 bis 6 Monate.

Unterhalb der Lederhaut liegt die **Unterhaut** (Subcutis). Sie besteht aus lockerem Bindegewebe, in das Fettpolster wie kleine Kissen eingelagert sind. Diese Fettkissen polstern und isolieren den Körper vor Kälte und Hitze. Außerdem bilden sie einen wichtigen Energiespeicher, den der Körper in Zeiten schlechter Nahrungsmittelversorgung anzapfen kann. Das Bindegewebe wird von Ausläufern der festen Fasern der Lederhaut durchzogen, die fest mit der unter der Subcutis liegenden Körperfaszie verbunden sind. Diese Fasern funktionieren wie Haltebänder, die die Haut mit dem darunterliegenden Gewebe verbinden und es ermöglichen, dass sich die Haut auf ihrer Unterlage in bestimmten Grenzen verschieben lässt.

An der Haut lässt sich Alter und Gesundheitszustand des Körpers gut ablesen. Gesunde Haut ist zart, glatt und geschmeidig. Sie hat eine gleichmäßige Farbe und empfindet Berührungen, Druck und Temperatur in angemessenem Maße. Hautprobleme und Hauterkrankungen ziehen das gesunde Aussehen in Mitleidenschaft.

Aber auch das **Alter** hinterlässt seine Spuren, denn der Aufbau der verschiedenen Hautschichten ändert sich mit den Jahren. Die Haut wird dünner. Die Kollagen- und Elastinfasern nehmen ab, ebenso wie die Fettschichten. Die Anzahl der Schweißdrüsen wird geringer. Am deutlichsten sieht man der Haut den Feuchtigkeits- und Elastizitätsverlust an. Die Haut ist dann trocken, rau, rissig und/oder schlaff. Sie reagiert zunehmend empfindlicher auf Umwelteinflüsse wie Sonnenstrahlung und Temperaturveränderungen. Die Haut ist jetzt leichter verletzbar, infektionsanfälliger und Wunden heilen langsamer.

Die Hautalterung lässt sich zu einen bestimmten Anteil auf äußere Faktoren wie UV-Strahlung, Hitze und Kälte sowie ungesunde Ernährung (insbesondere Alkohol, Nikotin) und Stress zurückführen. Man spricht in diesem Zusammenhang vom Umweltaltern oder auch vom Lichtaltern, da die Sonnenstrahlung einen besonders großen Einfluss auf die Haut hat.

Sonnenlicht ist sehr wichtig für den menschlichen Körper. Viele lebensnotwendige Prozesse benötigen eine ausreichende Menge an Sonnenlicht. Zu wenig Licht führt zu einem Mangel an Vitamin D, welches u.a. für die Knochengesundheit wichtig ist, aber auch Einfluss auf das Herz-Kreislauf-System, Immunsystem, Nervensystem und die Muskulatur nimmt. Auch die Produktion des Botenstoffs Serotonin, der die Stimmung steuert und mit Glücksgefühlen assoziiert wird, hängt von der Menge des Sonnenlichtes, die auf den Körper einwirkt, ab. An sonnigen Tagen wird mehr Serotonin produziert als an bedeckten oder bewölkten Tagen. Das hebt die Stimmung. In sonnenarmen Jahreszeiten verspüren dagegen viele Menschen Symptome einer Depression, Konzentrationsschwierigkeiten, Antriebsarmut und ein übermäßiges Schlafbedürfnis. Eine derartige saisonal affektive Störung (SAD) wird durch einen Mangel an Sonnenlicht hervorgerufen. Ein Aufenthalt in der Sonne wirkt sich also positiv aus, aber zu viel Sonne kann für unsere Haut auch schädlich sein.

Sonnenlicht besteht aus einem Spektrum verschiedener Strahlenarten mit unterschiedlichen Wellenlängen. Neben dem sichtbaren Licht (Wellenlänge: 400 bis 700 nm), enthält es unsichtbare Anteile: das ultraviolette UV-Licht (Wellenlänge: 280 bis 400 nm) und das infrarote IR-Licht (Wellenlänge: 700 nm bis 1 mm). Das langwellige Infrarotlicht kann relativ tief in die Haut eindringen und dort für eine angenehme Wärme sorgen, aber gleichzeitig das Gewebe der Lederhaut schädigen (insbesondere der IR-A-Anteil). Noch gefährlicher ist das kurzwellige, hochenergetische UV-Licht. Es kann zwar nur bis in die obersten Bereiche der Lederhaut eindringen, schädigt aber dort vor allem die für die Funktion der Epidermis wichtige Basalschicht und die Zapfenschicht der Lederhaut. IR- und UV-Strahlung führen in den betroffenen Hautschichten zu oxidativem Stress, der eine Zellzerstörungskaskade in Gang setzt. Freie Sauerstoff-Radikale entstehen, die zu einer erhöhten Produktion von

Enzymen führen, welche Kollagen abbauen. Der Kollagenabbau verringert die Elastizität des Bindegewebes und seine Fähigkeit, Feuchtigkeit zu speichern. Gleichzeitig quellen die elastischen Fasern auf, was zu einem Verlust der Dehnbarkeit führt. Die Haut wird trocken und es bilden sich Falten. In der Epidermis führen die energiereichen UV-A und UV-B-Strahlen zu DNA-Schäden in den Zellen der Basalschicht, die sich akut zu Sonnenbrand, Sonnenallergie und im Extremfall zu Hautkrebs entwickeln können. Über 90 Prozent aller Hautkrebsfälle werden durch übermäßige Sonnenexposition hervorgerufen.

Natürlich sieht der Körper nicht tatenlos der Zerstörung seiner Haut entgegen. Bei starker Sonneneinstrahlung reagiert die gesunde Haut mit Schutzmechanismen wie Bräunung und Verdickung. UV-A-Strahlen aktivieren die Produktion des Pigments Melanin in den oberen Hautschichten und sorgen so für eine sofortige, kurzzeitige Bräunung der Haut. Unter Einfluss von UV-B-Strahlung, die vor allem um die Mittagszeit am stärksten ist, wird weiteres Melanin gebildet, das für eine längere Bräunung sorgt, sowie die Bildung einer dickeren Epidermis angeregt.

Dennoch sind diese körpereigenen Maßnahmen insbesondere bei hellhäutigen Menschen mit schwächerer Pigmentierung und Kindern, deren Haut dünner und empfindlicher ist, nicht ausreichend, um UV-bedingten Hautschäden vorzubeugen. Kleidung und Sonnenschutzmittel helfen dann, übermäßiger Sonneneinwirkung entgegenzuwirken und die Haut zu schützen.

Eine vorzeitige **Hautalterung** wird in den meisten Fällen durch übermäßige Sonneneinwirkung verursacht. Die Haut reagiert mit Sommersprossen, Altersflecken, Besenreisern im Gesicht und einem fleckigen Teint. Sie wird schlaffer, faltiger, rauer und ledriger. Trockne, verhornte Hautstellen (Lichtkeratosen) können infolge jahrelanger Sonneneinwirkung entstehen und bis zum Hautkrebs führen.

Unabhängig von den Schäden, die äußere Umweltfaktoren hervorrufen können, altert die Haut auch von ganz allein. Dermatologen führen diese Hautalterung ("Zeitaltern") auf genetische Ursachen zurück. Im Tiermodell an Mäusen wurden bestimmte Eiweiße, sogenannte Transkriptionsfaktoren NF-kappa B (NF-kB), gefunden, die die Aktivität spezieller Gene fördern, die im Alter die Hautalterung auslösen. Nach der Blockierung dieser Faktoren erreichten ältere Mäuse innerhalb von zwei Wochen wieder einen biologisch jüngeren Hautzustand. Von verschiedenen gesunden Nahrungsbestandteilen ist bekannt, dass sie NF-kB auf natürlichem Weg hemmen können: z.B. das Allicin aus dem Knoblauch, Genistein aus der Sojabohne, Quercetin aus Zwiebeln, Äpfeln und Brokkoli, Curcumin aus der Gelbwurz (Kurkuma), EGCG aus dem grünen Tee und Tocotrienol aus dem Palmöl. Vielleicht gehört auch Cannabidiol zu diesen natürlichen NF-kB-Inhibitoren.

Im Zentrum des Zeitalterns steht dabei die Lederhaut, die mit fortschreitendem Alter immer weniger Kollagen und Elastin enthält, da sich die Fibroblasten deutlich langsamer teilen als in jungen Jahren. Auch die kontinuierliche Neubildung von Epidermiszellen in der Basalschicht verlangsamt sich. Zudem produzieren die Talgdrüsen weniger Fett. Experten gehen davon aus, dass der Prozess der Zeitalterung bereits zwischen dem 25. und 30. Lebensjahr beginnt, auch wenn seine Anzeichen zu diesem Zeitpunkt noch nicht wirklich mit bloßem Auge sichtbar sind.

Eine der diesem Prozess der Hautalterung zugrunde liegenden Ursachen ist eine sich allmählich verschlechternde Durchblutung, in deren Folge die Versorgung der Hautschichten mit den benötigten Nähr- und Vitalstoffen zurückgeht, bei gleichzeitiger zunehmender Anhäufung von Stoffwechselabfallprodukten. Die schlechte Versorgungslage wirkt sich auf die Aktivität der Zellen aus. Regenerations- und Reparaturmechanismen laufen nicht mehr optimal ab.

Cannabidiol zeigt antioxidative, durchblutungsfördernde und die Kollagenbildung unterstützende Effekte, die den Hautalterungsprozess positiv entgegenwirken können. Wie Forschungsergebnisse italienischer Wissenschaftler der Universität Teramo darlegen, spielt das Endocannabinoid-System zudem eine Rolle bei der Vermehrung und Differenzierung menschlicher Hautzellen. Das körpereigene Endocannabinoid Anandamid reguliert demnach die Aktivität von Genen für die Differenzierung unterschiedlicher Hautzellen und beeinflusst, welche Art von Zellen gebildet werden. Die Forscher konnten im Zellexperiment an menschlichen Hautzellen zeigen, dass auch pflanzliche Cannabinoide wie Cannabidiol und Cannabigerol Einfluss auf die Zellvermehrung und -differenzierung haben (Pucci et al. 2013).

Zellexperimente einer ungarischen Forschergruppe der Universität Debrecen an menschlichen Talgdrüsenzellen (Sebozyten) zeigen, dass Cannabidiol entzündungshemmende Wirkungen hat und sich zudem sebostatisch verhält (Oláh et al. 2014). Diese Entdeckung macht CBD interessant für Menschen mit Hautentzündungen und Akne.

Akne bezeichnet eine ganze Reihe von Erkrankungen der Talgdrüsen und der Haarfollikel, bei denen zunächst nichtentzündliche Mitesser (Komedonen) entstehen, die sich später entzünden und zu auffälligen Hautveränderungen (insbesondere Pickel bzw. Pusteln) führen können. In der Regel sind davon das Gesicht, der Hals und der obere Brust- und Rückenbereich betroffen. Akne ist seit dem Altertum bekannt. Das Wort stammt vermutlich aus dem Griechischen und bedeutet so viel wie Spitze oder auch Blüte. Akne ist die weltweit häufigste Hauterkrankung, insbesondere bei Jugendlichen. 70 bis 95 Prozent aller Pubertierenden sind von Akne betroffen, meist im Alter zwischen 15 bis 18 Jahren. Im Normalfall erfolgt nach der Pubertät eine spontane Rückbildung ohne bleibende, sichtbare Hautschäden. Bei etwa 2 bis 7 Prozent der Betroffenen kann es zur Narbenbildung kommen. Etwa 10 Prozent der Fälle müssen ihre Hauterkrankung bis über das 25. Lebensjahr hinaus ertragen. Etwa ein Drittel der Erkrankten benötigt eine medikamentöse Therapie.

Dermatologen unterscheiden mehrere Akneformen nach Lebensalter, Ursache und Schweregrad. Am weit verbreitetsten ist die Acne vulgaris (Acne simplex), die während der Pubertät auf Grund des verstärkten Einflusses von androgenen Sexualhormonen auftritt. Akne kann aber auch nach der Einwirkung von UV-Strahlung ("Mallora-Akne", Acne aestivalis), nach der Anwendung von Kosmetika (Acne cosmetica) oder Arzneimitteln (Acne medicamentosa) auftreten - nur um ein paar weitere Beispiele zu nennen.

Die Ursache für die Entstehung von Akne ist eine Verstopfung des Talgdrüsenkanals infolge einer übermäßigen Verhornung (Hyperkeratose) der epidermalen Hornschicht. Es bildet sich dabei ein Hornpfropfen, der den Kanal der Talgdrüse bzw. des Haares vollständig verschließt. Gleichzeitig kommt es zu einer verstärkten Talgproduktion (Seborrhoe) in den Talgdrüsen. Ein Komedo entsteht. Der Name "Mitesser" ist ein umgangssprachliches Überbleibsel aus der Zeit des deutschen Mittelalters, als man noch glaubte, bei Komedonen handele es sich um Parasiten ("Zehrwürmer" oder "Dürrmaden"), die sich im Körper einnisten und von den Körpersekreten leben. Da sich Mitesser durch sanften Druck wurmförmig entleeren, hat sich der Ausdruck bis heute gehalten. In Wirklichkeit aber handelt es sich um ein Gemisch aus Horn und Talg, welches sich auf Grund des in den Hornzellen eingelagerten Pigmentes Melanin in Verbindung mit dem Luftsauerstoff an seiner Oberfläche durch Oxidation dunkel färben kann. Derartige Komedone bezeichnet man auch als offene Komedone. Bei den geschlossenen Komedonen ist der Talgdrüsenkanal oberhalb des Pfropfens verschlossen. Es besteht dann kein direkter Kontakt des Horn-Talg-Gemisches zum Luftsauerstoff. Der Pfropf schimmert hierbei als weißliche Papel durch die Haut. Geschlossene Komedone neigen zur Entzündung.

Dabei kommen bestimmte Bakterien (Propionibacterium acnes) ins Spiel, die üblicherweise im Kanal der Talgdrüse bzw. des Haares als normale Bestandteile einer gesunden Hautflora leben und sich vom Talg ernähren. Diese Bakterien sind für eine gesunde Haut kein Problem, da sie zu den Anaerobiern gehören. Sie brauchen keinen Sauerstoff, sondern gewinnen ihre Energie durch Gärung. Die Anwesenheit von Luftsauerstoff hemmt ihr Wachstum. Diese Akne-Bakterien finden daher im geschlossenen Komedon reichlich Nahrung und außerdem optimale Bedingungen für ihre Vermehrung vor. Durch ihre Aktivität machen sie nun das Immunsystem der Haut auf sich aufmerksam. Es kommt zur Entzündung. Immunzellen dringen in den Komedon ein und vernichten die Akne-Bakterien. Mit Eiter gefüllte Pusteln (Pickel, Wimmerl) entstehen. Aknebedingte Entzündungen gehen häufig mit Rötungen, Schwellungen, Druckschmerz und Juckreiz einher. Die Entzündung kann sich ausweiten und zu Lymphknotenschwellungen, Kopfschmerzen, Fieber bis hin zur Blutvergiftung (Sepsis) führen. Stark entzündliche Verlaufsformen sind mit Narbenbildung verbunden. Darüber hinaus kann Akne bei den Betroffenen zu psychischen und sozialen Problemen führen, da sie als stigmatisierend empfunden wird. Angststörungen, Neurosen, Depressionen, Beziehungsstörungen, Mobbing des Betroffenen können in der Folge auftreten. Man sollte die Krankheit also nicht auf die leichte Schulter nehmen, und selbst bei weniger schweren Fällen einen Hautarzt aufsuchen. Mittels Arzneimittel versucht der Dermatologe dann, die Talgproduktion zu reduzieren, den Verhornungsprozess zu normalisieren, die Bakterien zu bekämpfen und die Entzündungsreaktion zu mildern. Dafür stehen ihm eine Reihe von vorwiegend als Cremes aufgetragenen Wirkstoffen zur Verfügung: u.a. Antibiotika, Benzoylperoxid, Salicylsäure, Retinoide, Estrogene und antiandrogene Hormone (diese aber nur bei Frauen), Linolsäure, Alpha-Hydroxy-Fruchtsäuren wie Milch-, Äpfel- oder Zitronensäure sowie Zinksalze.

Wie die ungarische Forschergruppe um Oláh 2014 nachweisen konnte, wirkt die Gabe von CBD im Zellexperiment an menschlichen Talgdrüsenzellen und Hautgewebekulturen sebostatisch, d.h. die Talgdrüsen produzierten unter CBD-Einfluss weniger Talg. Zusammen mit der entzündungshemmenden Wirkung empfehlen die Forscher Cannabidiol daher als eine vielversprechende Therapieoption bei Akne-Erkrankungen.

Cannabidiol könnte daher auch für Menschen mit fettiger Haut und fettigen Haaren infolge übermäßiger Talgproduktion (Seborrhoe) sinnvoll sein. Was aber ist mit denen, die unter trockener Haut infolge zu geringer Talgproduktion (Sebostase) leiden? Eine verminderte Talgproduktion tritt immerhin im Zuge der Hautalterung auf. Ist dann eine Anwendung von sebostatisch wirkendem CBD sinnvoll?

Um diese Frage zu beantworten, muss man sich die Experimente der ungarischen Forscher etwas genauer anschauen. Diese hatten nämlich die Zellen vor der CBD-Gabe Substanzen ausgesetzt, die die Talgproduktion erheblich beförderten, darunter Testosteron, eines der wichtigsten androgenen Sexualhormone. Ähnlich verfuhren die Forscher beim Nachweis der entzündungshemmenden Wirkungen des Cannabidiols, in dem sie die Sebozyten zuvor mit der entzündungsfördernden Arachidonsäure behandelten. Wie die Forscher feststellten, normalisierte das Phytocannabinoid das Geschehen rund um den Talgdrüsenapparat. Es ist daher nicht davon auszugehen, dass CBD auf Haut mit einer normalen oder zu geringen Talgproduktion ebenfalls sebostatisch wirkt. Cannabidiol scheint auch hier im Rahmen der Grundfunktion des Endocannabinoid-Systems für einen Ausgleich, eine Normalisierung und damit der Aufrechterhaltung der Homöostase in der Haut zu sorgen. Es ist davon auszugehen, dass eine regelmäßige Einnahme von CBD im Rahmen einer gesunden Ernährung in Kombination mit einer äußerlichen Anwendung auf der Haut zu einer deutlichen Verbesserung des Hautzustandes bei gesunder alternder Haut, wie auch bei diversen Hautproblemen und Hautkrankheiten beitragen kann.

Drogen, Abhängigkeit und Entzug

Tabak und Nikotin

Jeder vierte Erwachsene in Deutschland greift regelmäßig zur Zigarette. Etwa die Hälfte der deutschen Raucher konsumiert täglich zwischen 11 und 20 Zigaretten. Das Rauchen von Tabak ist neben ungesunder Ernährung und unzureichender Bewegung ein wesentlicher Risikofaktor für schwere chronische Erkrankungen wie Herz-Kreislauf-Erkrankungen, Atemwegserkrankungen oder Krebs. Die jährlich durch das Rauchen verursachten Krankheitskosten belaufen sich deutschlandweit auf über 20 Milliarden Euro. Nach Angaben des Robert-Koch-Instituts (RKI) sterben in Deutschland jährlich mehr als 100.000 Menschen an den Folgen des Rauchens von Tabakerzeugnissen. Frauen, die pro Tag mehr als 10 Zigaretten rauchen, sterben im Schnitt etwa 7 Jahre, Männer sogar 9 Jahre früher als Nichtraucher. Zwei von drei Rauchern haben laut Umfragen mindestens einmal im Leben versucht, mit dem Rauchen aufzuhören und die Sucht loszuwerden. Nur etwa 3 Prozent haben es im ersten Versuch und ohne Hilfsmittel geschafft. Das Rauchen aus dem eigenen Leben zu verbannen, fällt Vielen schwer.

Tabakrauch enthält neben dem Alkaloid Nikotin eine ganze Reihe von weiteren Substanzen, deren Zusammenspiel eine schnell süchtig machende Droge ergibt. Das Abhängigkeitspotential von Tabakrauch liegt zwischen dem von Alkohol und Kokain (Nutt et al. 2007). Bereits wenige Zigaretten oder wenige Tage mit kleinem Zigarettenkonsum genügen, um davon abhängig zu werden. Typische Abhängigkeitssymptome sind innere Unruhe, Reizbarkeit, Konzentrationsschwierigkeiten und der Verlust der persönlichen Selbstbestimmung. Nikotin erzeugt in Verbindung mit anderen Stoffen im Tabakrauch das unterschwellige Verlangen nach der nächsten Zigarette (bzw. anderen Tabakerzeugnissen) und das in immer kürzeren Abständen, so dass eine zunehmend stärker ausgeprägte Abhängigkeit in Form von erhöhtem Tabakkonsum entsteht.

Beim Rauchen von Tabak wird das darin enthaltene Nikotin freigesetzt und bis zu 95 Prozent davon vom Körper aufgenommen. Ein Teil des aufgenommenen Nikotins erreicht innerhalb weniger Sekunden das Gehirn und wirkt dort auf sogenannte nicotionerge Acetylcholin-Rezeptoren (Nicotinrezeptoren) ein. Die dadurch ausgelösten physiologischen Reaktionen führen schließlich zur Ausschüttung unterschiedlicher Botenstoffe wie Dopamin, Serotonin, Noradrenalin und Endorphinen, die unter anderem das Belohnungssystem (mesolimbisches System) des Gehirns im Nucleus accumbens beeinflussen. Hier befinden sich u.a. Dopaminrezeptoren vom Typ D2, deren Stimulierung für die Erwartung eines Glücksgefühls verantwortlich sind. Auch viele andere euphorisierende Drogen, darunter Amphetamine (z.B. "Ecstasy", "Speed"), Kokain, und Opiate, wirken durch direkte oder indirekte Beeinflussung dieser Nervenzellen, indem sie dort die Dopaminausschüttungen erhöhen und so den Belohnungseffekt vermitteln, was das Gehirn schließlich dazu bringt, die Drogeneinnahme als existenziell notwendige Handlung zu betrachten.

Das mesolimbisches Belohnungssystem ist sehr stark in emotionale Lernprozesse eingebunden. Es verstärkt durch Glücksgefühle bestimmte Verhaltensmuster, die mit einer Belohnung in Verbindung stehen. So wurden z.B. in einem Experiment Affen für ein bestimmtes erlerntes Verhalten mit Süßigkeiten belohnt. Nach einiger Zeit machte allein die Ausführung des erlernten Verhaltens die Affen bereits glücklich. Es konnte gezeigt werden, dass die dopaminergen Nervenzellen des Belohnungszentrums auf einen bestimmten, mit einer Belohnung verbundenen konditionierten Reiz hin so lange feuerten, bis die Belohnung erfolgte.

Bleibt die Belohnung aus, sind sowohl körperliche wie auch psychische Entzugssymptome die Folge: Unruhe, Reizbarkeit, schlechte Laune, Nervosität, Depressivität, Ängstlichkeit, Kopfschmerzen, verminderte Konzentrationsfähigkeit, Schweißausbrüche, Kreislaufbeschwerden etc. Diese können bei Rauchern mit hohem Suchtpotential bereits nach einer mehrstündigen, z.B. durch den Nachtschlaf verursachten Rauchpause auftreten. Die Symptome verschwinden in der Regel nach einer bis vier Wochen. Während dieses Entzuges werden die Acetylcholin-Rezeptoren wieder auf das Normal-Niveau zurückgesetzt. Das Nikotin selbst ist bis zu maximal 3 Tage nach Beendigung des Tabakkonsums im Gehirn nachweisbar. Dennoch braucht es meist weitere 3 Wochen Abstinenz, bis die Rezeptoren wieder komplett zurückgestellt sind. Während dieser Zeit haben die Betroffenen immer noch mit den Entzugserscheinungen zu kämpfen. Sehr oft verlieren sie diesen Kampf und greifen wieder zum Glimmstängel.

Es ist also in vielen Fällen weniger die tatsächliche Nikotin-Wirkung bei der Tabakentwöhnung ausschlaggebend, sondern vielmehr der während des Rauchens erfolgte Lernprozess, dass bereits das typische Raucher-Verhalten glücklich macht. Diese psychische Abhängigkeit von Verhaltensmustern, die sich während einer Raucherkarriere entwickelt haben, können auch noch Jahre nach dem körperlichen Entzug vorhanden sein und bergen daher ein nicht unerhebliches Rückfallrisiko.

Bei Rauchern, die ohne professionelle Hilfe mit dem Tabakkonsum aufhören, liegt die Rückfallquote innerhalb eines halben Jahres nach dem Rauch-Stopp bei etwa 97 Prozent. Die Stiftung Warentest rät im Januar 2018 daher, die Rauchentwöhnung auf mehrere Pfeiler zu stellen, zum Beispiel einen professionellen Entwöhnungskurs mit Nikotin-Ersatzprodukten bzw. anderen Medikamenten zu kombinieren.

Da der Tabaksucht und anderer Süchte ein offensichtlich aus dem Ruder geratenes Gleichgewicht verschiedener Neurotransmitter im Belohnungszentrum des Gehirns zu Grunde liegt, könnten Phytocannabinoide über das Endocannabinoid-System ausgleichenden Einfluss auf die empfindlichen Botenstoff-Gleichgewichte nehmen. Während THC selbst zur Abhängigkeit führt, scheint Cannabidiol ein interessantes Potential bei der Entwöhnung von Drogen wie Nikotin, Kokain, Opiaten und auch THC zu besitzen.

So konnte eine Londoner Forschergruppe zeigen, dass Cannabidiol bei Tabakrauchern den Zigarettenkonsum reduzieren kann. In einer Studie an 24 Rauchern, die mit dem Rauchen aufhören wollten, erhielten jeweils die Hälfte Inhalationen mit CBD bzw. mit einem Placebo. Die Raucher sollten eine Woche lang immer dann, wenn sie einen Drang zum Tabakrauchen verspürten, Cannabidiol inhalieren. Während die Raucher, denen statt CBD das Placebo verabreicht wurde, keinen Unterschied zu früher in der Häufigkeit ihres Tabakkonsumes zeigten, reduzierten die Raucher, die tatsächlich CBD erhalten hatten, die Zahl der gerauchten Zigaretten um etwa 40 Prozent. Der Effekt blieb auch noch nach Abschluss des Experimentes eine Weile lang bestehen, wie eine Nachuntersuchung der Studienteilnehmer offenbarte (Morgan et al. 2013).

THC

Seit den 1930er Jahren gilt Cannabis als Suchtmittel. Die Gefährlichkeit von Marihuana als Rauschdroge wurde dabei allerdings aus politisch und wirtschaftlich motivierten Gründen erheblich übertrieben. Ob tatsächlich und welche Gesundheitsfolgen durch Cannabis-Konsum auftreten, ist heute unter Fachleuten sehr umstritten. Die Datenlage ist diesbezüglich sehr uneinheitlich. Sicher scheint dagegen, dass eine echte Cannabis-Abhängigkeit - außer bei sehr starkem chronischen Konsum - recht selten auftritt.

Für die psychoaktive Wirkung von Cannabis ist das im Marihuana-Rauch enthaltene THC verantwortlich. Es entsteht infolge des Verbrennens des Marihuanas aus der im Kraut vorhandenen Vorstufe THCA. Ungefähr 20 Prozent des im Rauch vorhandenen THC gehen beim Einatmen schnell ins Blut über. Psychische Effekte treten ab etwa 30 bis 50 µg THC pro kg Körpergewicht auf. Etwa 30 Minuten nach der Inhalation erreicht die THC-Konzentration im Gehirn ihr Maximum.

Während des Rausches kommt es häufig zu einer Bewusstseinsverschiebung mit assoziativen, sprunghaften Denken, welche positive, aber auch negative Empfindungen hervorrufen kann. Konsumenten berichten von einer Intensivierung des Gefühlslebens. Raum- und Zeitgefühl verändern sich. Man fühlt sich zudem seltsam distanziert, nimmt seine Umgebung nur noch durch eine Art Schleier wahr. Gleichzeitig ist das Kurzzeitgedächtnis beeinträchtigt. Häufige körperliche Effekte sind gerötete Augen, Mundtrockenheit, Erhöhung des Pulses, Blutdrucksenkung, Müdigkeit und Antriebslosigkeit. Dabei können die psychoaktiven Wirkungen des THC je nach Person, Wirkstoffmenge, momentaner körperlicher und psychischer Verfassung und Erfahrung mit der Droge sehr unterschiedlich sein.

Verantwortlich für den Rausch ist die aktivierende Bindung von THC an die CB_1-Rezeptoren des Endocannabinoid-Systems. Auf diese Weise beeinflusst das Phytocannabinoid die Signalübertragung an den betroffenen Synapsen, mit Auswirkungen auf das zentrale und periphere Nervensystem. Das Verteilungsmuster der CB_1-Rezeptoren im Gehirn bedingt viele der psychoaktiven Eigenschaften des THC. Offenbar gibt es zusätzliche Wirkungen auf µ-Opioid-Rezeptoren des Belohnungszentrums im Gehirn (Contet, Kieffer & Befort 2004).

Regelmäßiger Konsum hoher THC-Mengen kann zu einem Toleranzeffekt führen, der eine Dosissteigerung erforderlich macht, um die gewohnte Wirkung weiterhin zu erzielen. Ursache dafür ist eine zunehmende Verringerung der Ansprechbarkeit von CB_1-Rezeptoren auf THC. Nach Absetzen der Droge können sich Entzugssymptome wie Unruhe, Angstgefühle, Reizbarkeit, Aggressionen, Appetitmangel, Schlafstörungen, Bauchschmerzen und Schwitzen zeigen, welche aber im Vergleich zu anderen Drogen wie Opium und Kokain recht mild ausfallen und nur selten länger als zwei Wochen anhalten. Eine Studie der Martin-Luther-Universität Halle-Wittenberg an etwa 200 stationären Cannabis-Entzugspatienten kam zu dem Schluss, dass "selbst bei hoch belasteten Patienten nur bei einem Teil der Probanden ein Cannabisentzugssyndrom nachweisbar gewesen wäre" (Watzke 2008).

Schätzungen, u.a. von der Bundeszentrale für gesundheitliche Aufklärung, gehen davon aus, dass ca. 18 Prozent der deutschen Erwachsenen im Alter von 18 bis 25 Jahren mindestens einmal pro Jahr Cannabis konsumieren. Bei den 14 bis 17 Jährigen rechnet man mit etwa 12 Prozent. Etwa 5 Prozent der 18 bis 25 Jährigen scheinen regelmäßig - und damit mehr als zehnmal pro Jahr - Cannabis zu konsumieren, bei den 14 bis 17 jährigen Jugendlichen ca. 3 Prozent. Das durchschnittliche Erstkonsumalter wird auf 14 Jahre geschätzt. Wie viele dieser Konsumenten tatsächlich eine Abhängigkeit entwickeln, lässt sich auf Grund der derzeitigen Datenlage nicht sagen.

Londoner Forscher folgerten aus den Ergebnissen einer Studie mit 94 Marihuana-Konsumenten, dass Cannabidiol bei der Behandlung der Cannabisabhängigkeit hilfreich sein könnte, da die Cannabiswirkungen in Abhängigkeit vom THC/CBD-Verhältnis des gerauchten Marihuanas variieren. Dazu wurden die Probanden hinsichtlich ihrer Neigung für Drogen- und Nahrungsstimuli getestet - einmal unberauscht und ein anderes Mal unter dem Einfluss ihres eigenen Cannabis. Um die Drogen vergleichen zu können, wurde jeweils das THC/CBD-Verhältnis bestimmt. Es zeigte sich, dass Konsumenten von Cannabis-Sorten mit vergleichsweise hohen CBD-Gehalten gegenüber Rauchern von Sorten mit relativ niedrigen Cannabidiol-Anteilen deutlich weniger auf die angebotenen Nahrungs- und Drogen-Stimuli reagierten (Morgan et al. 2010).

Brasilianische Mediziner der Universität Sao Paulo berichteten von einer 19-jährigen Frau, deren Entzugssymptome nach der Beendigung ihres starken Cannabiskonsums ausblieben, nachdem sie zehn Tage lang CBD zu sich genommen hatte (Crippa et al. 2013).

Opioide und Opiate

Verletzungen infolge eines Unfalls oder eines Kampfes und andere Notfallsituationen lösen bei Menschen und Tieren gleichermaßen Reaktionen, u.a. Schmerzen, aus, die für das weitere Überleben des Individuums zunächst hinderlich sein können. Daher verfügen die zentralen und peripheren Nervensysteme von Menschen und vielen Wirbeltieren über ein spezielles Schutzsystem, dessen Aufgabe es ist, diese Reaktionen zu dämpfen, um ein Weiteragieren möglich zu machen. Dank dieses Schutzsystemes verspüren beispielsweise schwer verletzte Menschen zunächst keine Schmerzen und bleiben handlungsfähig.

Auf dieses Schutzsystem stießen Forscher bei ihrer Suche nach dem Wirkmechanismus des Opiums und des daraus isoliertem Morphins. Opium ist der getrocknete Pflanzensaft aus den Samenkapseln des Schlafmohns (Papaver somniferum). Es wird seit dem Altertum zur Schmerzlinderung verwendet. Im Mittelalter setzte man Opium zur Narkose bei chirurgischen Operationen ein. Die im Opium natürlicherweise vorkommenden Stoffe mit schmerzlindernder, narkotisierender Wirkung werden als Opiate bezeichnet. Wichtigstes Opiat ist das Morphin, welches Anfang des 19. Jahrhunderts durch den deutschen Apotheker Friedrich W. A. Sertürner (1783-1841) entdeckt wurde. Sertürner stellte in Versuchen an Hunden und Mäusen fest, dass die von ihm aus dem Opium isolierte Substanz eine einschläfernde (narkotische) Wirkung hat und nannte sie zunächst Morphium, nach Morpheus, dem griechischen Gott des Schlafes. Heute kennt man eine ganze Reihe natürlicher und synthetischer Substanzen, die morphinartige Eigenschaften aufweisen und fasst diese unter dem Oberbegriff Opioide zusammen.

Ähnlich wie beim Endocannabinoid-System finden sich im menschlichen Nervensystem auch spezielle Bindungsstellen für Opioide, die sogenannten Opioid-Rezeptoren. Und ebenso produziert der Körper seine eigenen Opioide. Die bekanntesten körpereigenen Opioide sind die Endomorphine, besser geläufig unter dem Synonym Endorphine. Endorphine unterdrücken Empfindungen wie Schmerz und Hunger, und sind auch an der Entstehung von Euphorie beteiligt. Das Endorphin-System wird unter anderem in Notfallsituationen aktiviert. Aber auch andere Situationen, wie der Verzehr bestimmter Gewürze (Chili), UV-Licht und selbst Küssen lösen die Ausschüttung von Endorphinen aus. Letzteres brachte ihnen den leicht irreführenden Namen "Glückshormone" ein.

Die Endorphin-Rezeptoren befinden sich sowohl im Gehirn als auch im Rückenmark und vermutlich auch in peripheren Strukturen wie Gelenken. Bei Erregung der Opioidrezeptoren wird beispielsweise im Rückenmark die Weiterleitung des Schmerzreizes ins Gehirn unterdrückt. Offenbar können Endorphine die dopaminerge Erregungsleitung manipulieren und die Ausschüttung von Dopamin verstärken. Insbesondere im Nucleus accumbens, dem Belohnungszentrum des Gehirns führt Dopamin dazu, dass Glücksgefühle entstehen. Die genauen Wirkmechanismen der Endorphine sind jedoch noch nicht in allen Details bekannt.

Von außen, als Arzneimittel zugeführte Opioide greifen in das körpereigene Endorphin-System ein. Ihre wichtigste Wirkung dabei ist eine starke Schmerzlinderung (Analgesie), begleitet von sedierenden und euphorisierenden Effekten, was Opioide zu unverzichtbaren und oft verwendeten Medikamenten in der Schmerztherapie, Anästhesie und anderen Einsatzbereichen macht. Seit vielen Jahren steigen die Verschreibungszahlen dieser starken Schmerzmittel stetig an.

Im Verlauf der Therapie können die Arzneimittel allerdings ihre Wirksamkeit verlieren, da sich die Opioidrezeptoren an die verabreichte Substanz gewöhnen und zunehmend ihre Ansprechbarkeit verlieren. Diese Opioid-Toleranz beginnt nach wiederholter Gabe des Schmerzmedikaments. Die Patienten klagen dann über eine unzureichende Schmerzlinderung. Um die ursprüngliche analgetische Wirkung zu erzielen, muss dann die Dosis erhöht werden. Mit der Dosiserhöhung steigern sich die Nebenwirkungen. Eine Überdosierung kann sogar zum Atemstillstand führen.

Opioide können zudem abhängig machen. Sobald die Opioidzufuhr unterbrochen oder z.B. durch eine Dosisreduktion eingeschränkt wird, kommt es zu Entzugserscheinungen, welche abhängig von der verwendeten Substanz und der individuellen Situation des Süchtigen unterschiedlich stark ausgeprägt sein können. Bei Heroin, einer Substanz, die zunächst als chemische Weiterentwicklung des Morphins eine Karriere als Schmerz- und Hustenmittel machte, dann auf Grund ihres äußerst hohen Suchtpotentials verboten wurde und heute als illegale Rauschdroge ihre Renaissance erlebt, verspüren Konsumenten schon nach 4 bis 6 Stunden die ersten Entzugssymptome: Ängste und den Zwang zu einer erneuten Heroineinnahme. Die Gedanken der Betroffenen kreisen um die

Beschaffung weiteren Nachschubs. Weitere 2 Stunden später kommen hinzu: Tränenfluss, laufende Nase, Schwitzen, Gänsehautschauer, Juckreiz, Schwankungen der Körpertemperatur und Gähnen, was in Einzelfällen so stark sein kann, dass sich der Kiefer ausrenkt. Die Symptome werden immer stärker und nach weiteren 4 Stunden treten Muskelzuckungen, Missempfindungen und Bewegungsdrang in den Beinen, Muskel- und Knochenschmerzen sowie geweitete Pupillen auf. In den nächsten Stunden verstärken sich diese Entzugserscheinungen weiter und Neue kommen hinzu: Fieber, Herzrasen, der Blutdruck steigt, hohe Atemfrequenz, Muskelkrämpfe, Durchfall, Magenkrämpfe, Erbrechen. Die Nahrungsaufnahme ist aufgrund dieser Symptomatik erschwert, was zu einer Unterzuckerung des Blutes führt. Während des Entzuges durchlebt der Süchtige emotionale Ausnahmezustände. Die Symptome sind in dieser Akutphase kaum zu lindern, klingen aber nach etwa 4 Tagen wieder ab. Der Betroffene stabilisiert sich danach psychisch und physisch langsam wieder. Die körperliche Entgiftung ist nach etwa 2 Wochen abgeschlossen, aber der psychische Suchtdruck nach der Droge, das Craving, besteht noch immer und kann ein halbes Jahr oder noch länger anhalten.

Auf Grund der Schwere der auftretenden Entzugserscheinungen und des sehr lange währenden Cravings sollte der Entzug von Opioiden unbedingt unter professioneller Begleitung durchgeführt werden. Dazu zählen neben einer qualifizierten psychosozialen Betreuung auch sogenannte Substitutionsprogramme, bei denen die ursprünglich suchterregenden Substanzen - meist Heroin - durch andere Substanzen - häufig Methadon - ersetzt werden, welche besser kontrollierbar sind und den Entzug milder gestalten lassen - natürlich mit dem Ziel, innerhalb eines absehbaren Zeithorizontes eine Substanzfreiheit (Abstinenz) herbeizuführen.

Viele Opioidabhängige berichten, dass sie durch Cannabis-Konsum die Abstinenz leichter durchhalten können. Hierzu wurden bereits 1975 Studien an Ratten durchgeführt (Hine et al. 1975). Die Kombination von THC (2 mg/kg Körpergewicht) und CBD (10 mg/kg Körpergewicht) erleichterte bei den Tieren die Abstinenz von Morphin. Die Autoren schlussfolgerten, dass CBD und THC synergistisch wirken, sahen aber die Hauptwirkung offenbar beim THC.

Wie neuere Experimente an Tieren zeigen, scheint aber Cannabidiol selbst einen günstigen Einfluss auf den Entzug von Opioiden und auch auf die Schmerztherapie mit Opioiden zu haben. Forscher der psychiatrischen Klinik der Mount Sinai School of Medicine in New York testeten die Wirkungen von CBD auf heroinsüchtige Ratten (Ren et al 2009). Die Ratten hatten zuvor gelernt, sich auf einem bestimmten Reiz hin durch Betätigung eines Hebels beliebig viel Heroin spritzen zu können. CBD beeinflusste zwar nicht die Heroinselbstverabreichung nach Reizauslösung, aber es verzögerte das Suchverhalten nach der Droge 24 Stunden nach Gabe von 5 bis 20 mg CBD pro kg Körpergewicht. Dieser verzögerte Einfluss konnte auch noch zwei Wochen später beobachtet werden. Viele Drogensüchtige, die versuchen, von ihrer Droge loszukommen, kennen den starken Einfluss bestimmter Reize, in deren Zusammenhang früher ihr Drogenkonsum stattgefunden hat (Kontexterinnerung): Die berühmte Zigarette oder der Schnaps nach dem Essen haben eine psychische Abhängigkeit nach bestimmten Verhaltensmustern entstehen lassen, die es ihnen nun sehr schwierig macht, gegen die Sucht anzukämpfen. Ähnliches gilt auch für Opioide und andere Drogen. Nach den Ergebnissen der New Yorker Forscher schwächt Cannabidiol die Verbindung zwischen Reiz und Verlangen nach der Droge, zumindest bei Ratten nach Heroin. Diese Verhaltensänderung ging mit einer neurobiologischen Normalisierung im Endocannabinoidsystem und im Glutamatsystem des Belohnungszentrums im Nucleus accumbens einher. Cannabidiol kann offenbar dabei helfen, die Kontexterinnerung abzuschwächen und folglich das Risiko eines Rückfalls zu reduzieren.

Griechische Wissenschaftler der Universität von Kreta konnten in neurobiologischen Experimenten an Ratten zeigen, dass CBD die Belohnungsmechanismen des Gehirns beeinflusst (Katsidoni et al. 2013). Cannabidiol hemmte in hoher Dosis die belohnenden Effekte von Morphin (nicht aber die von Kokain). Ähnliches fanden amerikanische Forscher der Universität von Mississippi heraus, allerdings mittels eines anderen Versuchsansatzes. Sie untersuchten die Auswirkungen von Cannabidiol auf eine durch Morphin konditionierte Platzpräferenz bei Mäusen (Markos et al. 2017). Versuchstiere, denen Morphin verabreicht wurde, zeigen gegenüber nicht-süchtigen Vergleichstieren eine stabile Ortspräferenz für den Platz, an denen sie die Droge bekommen. Die Gabe von 10 mg CBD pro kg Körpergewicht führte zu einer deutlichen Abschwächung dieser Platzpräferenz. Die Forscher werten dies als Beweis dafür, dass Cannabidiol die Opioid-Belohnung blockiert, was bei der Behandlung von Opioidabhängigkeit nützlich sein könnte.

CBD könnte ebenfalls die Entwicklung einer Gewöhnung an Opioide bremsen. Ethan Russo und Andrea Hohmann (2013) empfehlen Cannabinoide als Zusatztherapie zur Opioid-Behandlung, da sie einerseits die erforderliche Dosis an Opioiden reduzieren helfen und andererseits in der Lage sind, deren Wirkkraft wieder herzustellen, wenn sie diese im Zuge einer Toleranzentwicklung eingebüßt haben. Allerdings müssen dann schon recht hohe Cannabidiol-Dosen (10 bis 20 mg CBD/kg Körpergewicht entsprechen bei einem 70 kg schweren Erwachsenen immerhin zwischen 700 und 1.400 mg CBD) verabreicht werden, um die gewünschten Effekte zu erzielen.

Eine New Yorker Forschergruppe untersuchte daher die Sicherheit und Verträglichkeit der oralen Einnahme hoher Mengen CBD (400 und 800 mg) bei gleichzeitiger intravenöser Verabreichung eines hochpotenten Opioid-Arzneimittels (Fentanyl) an gesunden Probanden zwischen 21 und 65 Jahren (Manini et al. 2015). Danach ist die gemeinsame Gabe hoher Dosen von CBD und Opioiden sicher und gut verträglich. Cannabidiol verschlimmerte keine Nebenwirkungen, die mit einer intravenösen Fentanyl-Verabreichung verbunden sind.

Wie aus den Experimenten von Katsidoni et al. (2013) hervorgeht, scheint Cannabidiol Einfluss auf die 5-HT1A-Rezeptoren, spezielle Serotonin-Rezeptoren in bestimmten Gehirnbereichen (Hirnrinde, Hippocampus, Amygdala und Raphe-Kerne im Hirnstamm) zu nehmen. Diese Serotonin-Rezeptoren sind häufige Angriffsziele psychedelischer Drogen. Möglicherweise stellt CBD daher auch eine nützliche Substanz beim Entzug anderer Drogen wie Ecstasy oder LSD dar.

Während Cannabidiol in den neurobiologischen Tierexperimenten von 2013 die belohnende Wirkung von Morphin dämpfte, aber auf jene von Kokain keine Wirkung zeigte, berichtete eine Forschergruppe des Scripps-Insituts in La Jolla (USA) auf dem jährlichen Kongress der amerikanischen Gesellschaft für Neurowissenschaften im Jahr 2017 von vorläufigen Forschungsergebnissen, nach denen CBD im Tierversuch an Ratten auch das Verlangen nach Kokain reduzierte. Allerdings konnten kanadische Wissenschaftler der Concordia Universität Montreal im Jahr zuvor in einer Studie mit Ratten, die sich über einen Hebel Kokain selbst verabreichen konnten, allenfalls eine minimale Reduzierung der Kokaineinnahme unter CBD-Einfluss feststellen (Mahmud et al. 2016). Dafür reduzieren hohe Dosen Cannabidiols (30 mg CBD pro kg Körpergewicht) gemäß zweier brasilianischer Studien in Mausmodellen des Kokain-Rausches aber die giftigen Auswirkungen von Kokain auf Gehirn (Gobira et al. 2015) und Leber (Vilela et al. 2015).

Alkohol

Rein statistisch trinkt jeder Deutsche - vom Baby bis zum Greis - fast 10 Liter reinen Alkohol pro Jahr. Damit liegt Deutschland international in der Spitzengruppe. Nur in einigen anderen EU-Ländern wie Tschechien, Estland, Irland, Frankreich, Österreich, Portugal, Ungarn, Slowenien, Litauen und Luxemburg wird noch mehr Alkohol getrunken. In der EU wird mit 11 Litern reinem Alkohol pro Kopf doppelt so viel getrunken wie im weltweiten Durchschnitt.

Alkohol ist die Droge, die am häufigsten zur Abhängigkeit, dem Alkoholismus, führt. Weltweit sind laut Schätzungen der Weltgesundheitsorganisation WHO etwa 140 Millionen Menschen alkoholabhängig. Von diesen leben etwa 23 Millionen in der EU, und 2,5 Millionen Alkoholkranke allein in Deutschland, davon sind etwa 70 Prozent Männer. Fast 10 Millionen Deutsche konsumieren Alkohol in gesundheitsgefährdender Weise, nehmen also mehr als 24 g (Männer) bzw. 12 g (Frauen) reinen Alkohols pro Tag zu sich. Man schätzt, dass etwa 250.000 Kinder, Jugendliche und junge Erwachsene unter 25 Jahren stark alkoholgefährdet oder sogar schon abhängig sind. Da fast 60 Prozent der Frauen während der Schwangerschaft Alkohol trinken, kommen laut einer Studie der Charité jährlich etwa 10.000 Kinder alkoholgeschädigt zur Welt, davon 4.000 mit dem Vollbild des fetalen Alkoholsyndroms. Zum Vergleich: In Deutschland werden jährlich aktuell ca. 730.000 Kinder geboren.

Alkohol ist ein starkes Zellgift. Übermäßiger Konsum kann schwere Schäden im ganzen Organismus anrichten. Alkohol schädigt Muskelfasern in der Herz- und in der Skelettmuskulatur. Herzmuskelerkrankungen und Muskelschwäche, vor allem in den Beinen, sind die Folge. Ebenso kommt es zu Schädigungen von Nervenzellen. Zusätzlich entsteht ein alkoholbedingter Mangel an Vitaminen und anderen Vitalstoffen. Langfristiger Alkoholmissbrauch führt zu einer ganzen Reihe oft chronischer Folgekrankheiten, darunter Bluthochdruck und andere Herz-Kreislauf-Erkrankungen, Gicht, Schleimhautschädigungen im gesamten Verdauungstrakt, Demenz, Schlaganfall, Polyneuropathien und vieles andere mehr. Es gibt Hinweise dafür, dass Alkoholkonsum ursächlich für Rachen-, Speiseröhren-, Leber-, Dickdarm-, Mastdarm-, Brust- und Kehlkopfkrebs ist. Am empfindlichsten reagieren Bauchspeicheldrüse und Leber auf Alkohol. Durch die hohe Belastung der Leber mit Alkohol erhöht das Organ zunächst seine Fähigkeit, das Gift abzubauen. Die Leber vergrößert sich und wird zur Fettleber. Bei anhaltender Belastung kann die Leber dann ihre Aufgaben nicht mehr erfüllen. Es entwickelt sich oft eine alkoholbedingte Leberentzündung (Hepatitis) und eine Leberzirrhose (ein Schrumpfen der Leber durch Absterben der Leberzellen) mit der zusätzlichen Folge von Krampfadern in der Speiseröhre, bei deren Verletzung der Betroffene verbluten kann. Auch die Bauchspeicheldrüse kann sich entzünden mit direkter Todesfolge oder als Folge eines chronischen Verlaufs zum Diabetes mellitus führen. Alkoholkranke haben daher eine im Durchschnitt um 20 Jahre geringere Lebenserwartung.

Etwa 7 Prozent der gesundheitlichen Störungen und vorzeitigen Todesfälle können ursächlich auf den Alkohol zurückgeführt werden. Damit steht der Alkohol an dritter Stelle der Todesursachen nach Tabakkonsum und Bluthochdruck. Der Drogen- und Suchtbericht der Drogenbeauftragten der deutschen Bundesregierung von 2009 berichtet von mindestens 73.000 Toten pro Jahr als Folge übermäßigen Alkoholkonsums, davon etwa die Hälfte durch Leberzirrhose. Zum Vergleich: Infolge Tabakrauchens kommt es pro Jahr zu 110.000 Todesfällen, durch illegale Drogen zu ca. 1.500 Toten.

Schätzungen beziffern den jährlichen volkswirtschaftlichen Schaden durch Behandlungskosten der durch Alkohol verursachten Krankheiten einschließlich Arbeitsausfall, Frühverrentung, Krankentagegeld etc. auf bis zu 40 Milliarden Euro für Deutschland. Außerdem werden unter Alkoholeinfluss zahlreiche Straftaten wie Diebstahl, Einbruch, Raub und Betrug begangen, deren Schadenssumme in Deutschland jährlich etwa 20 Millionen Euro beträgt. Dem stehen ca. 4,7 Milliarden Euro staatliche Einnahmen durch Mehrwert- und verschiedene Alkoholsteuern gegenüber. Die deutsche Alkoholindustrie setzt ca. 17 Milliarden Euro um und beschäftigt ca. 85.000 Menschen. Wie Studien über den Drogengebrauch von jungen Erwachsenen zeigen, führt regelmäßiger Alkoholkonsum in der Jugend zu einer späteren erhöhten Anfälligkeit für andere Drogen, insbesondere Nikotin, Cannabis und anderen illegalen Substanzen.

Alkohol beeinflusst den Gehirnstoffwechsel erheblich, in dem er GABA-Rezeptoren stimuliert und Glutamat-Rezeptoren hemmt und in der Folge entspannend und angstlösend wirkt. Weiterhin nimmt er Einfluss auf die Dopamin und Endorphin-Ausschüttungen im Gehirn. Allerdings entwickeln auch hier die Rezeptoren bei ständiger Stimulation Toleranzen, so dass immer größere Mengen benötigt werden, um die gewünschten Effekte zu erzielen. Bei vermindertem Konsum oder einem Alkoholentzug entstehen ca. 6 bis 8 Stunden nach dem letzten Konsum starke Entzugssyndrome: Angstgefühle, Zittern, Übelkeit, Schwitzen,

Halluzinationen, Verwirrtheit bis hin zu Krampfanfällen. Um die quälenden Symptome zu beseitigen, trinkt der Alkoholkranke frühzeitig wieder Alkohol. Die Beschaffung und der Konsum von Alkohol bestimmen bei Alkoholkranken das Leben in zunehmendem Maße. Was zunächst noch als "Trinkfestigkeit" gilt, ist eigentlich ein immer fortschreitender Verlust der Kontrolle über das Trinkverhalten bis hin zum zwanghaften Konsum. Obwohl Süchtige sich über die Art und das Ausmaß ihrer Krankheit durchaus bewusst sind, leugnen sie ihr eigenes Suchtverhalten und vernachlässigen frühere Interessen zugunsten des Trinkens. Ihre Persönlichkeit verändert sich. Der Süchtige fügt auf Grund seines negativen Verhaltens sich und seinem sozialen Umfeld körperliche und psychische Schäden (z.B. Gewalt) zu, in deren Folge häufig soziale Kontakte verloren gehen. Sehr oft kommt es zum Rückzug des Bekannten- und Freundeskreises, zur Trennung vom Lebenspartner und zum Verlust des Führerscheins und des Arbeitsplatzes.

Der Weg aus der Alkoholsucht ist steinig und schwer. Zunächst muss der Alkoholkranke für sich selbst erkennen, dass er ein Alkoholproblem hat und den festen Willen entwickeln, davon loskommen zu wollen. Am Anfang der Therapie stehen der Entzug der Droge und die Entgiftung des Körpers. Auf Grund der starken und unter Umständen sogar lebensbedrohlichen Entzugssymptomatik sollte der Entzug unter ärztlicher Aufsicht durchgeführt werden. Die begleitende Gabe verschiedener Arzneimittel, darunter Antidepressiva, Neuroleptika, Antiepileptika etc., kann den Entzug einigermaßen erträglich gestalten. Die Mediziner versuchen damit, den während der Sucht massiv aus dem Gleichgewicht geratenen Neurotransmitter-Stoffwechsel im Gehirn wieder einigermaßen zu normalisieren. Hat der Betroffene den Entzug überstanden, ist sein Körper zwar vom Alkohol entgiftet, aber - ähnlich wie bei Nikotin, Opioiden und anderen Drogen - die Sucht als solche noch nicht ausreichend bekämpft. An den Entzug sollte sich daher eine psychotherapeutische Behandlung anschließen, um eine langfristige Abstinenz und eine Wiedereingliederung des Kranken in sein soziales Umfeld zu erreichen. Seit vielen Jahren haben sich Selbsthilfegruppen wie die Anonymen Alkoholiker bewährt. Hier treffen sich Betroffene in regelmäßigen Abständen, um über ihre Probleme zu sprechen und sich so gegenseitig Mut und Unterstützung zu geben. Dennoch ist die Gefahr eines Rückfalls sehr groß, unter anderem auch deswegen, weil Alkohol in unserer Gesellschaft praktisch allgegenwärtig ist und die Versuchung an jeder Ecke wartet. Bereits geringe Alkohol Mengen können dabei schon gefährlich werden. Einige Lebensmittel, wie bestimmte Fleischgerichte, Torten, Süßigkeiten (z.B. Rumkugeln, Pralinen mit Branntweinfüllung) oder alkoholfreies Bier enthalten Alkohol - zwar nur in sehr geringer Menge, dass eine körperliche Wirkung bei Nichtsüchtigen ausgeschlossen werden kann, aber für trockene Alkoholiker können bereits diese winzigen Mengen selbst nach Jahrzehnten der Abstinenz ausreichen, um einen Rückfall in alte Trinkgewohnheiten mit zunehmenden körperlichen und psychischen Entzugserscheinungen auszulösen. Nur etwa 15 Prozent der Betroffenen gelingt es, langfristig abstinent zu bleiben. Viele Alkoholkranke schaffen es erst nach mehreren Therapiemaßnahmen zur stabilen Abstinenz.

Da auch das der Alkoholsucht zugrunde liegende Geschehen letztlich ein aus dem Gleichgewicht geratener Neurotransmitter-Stoffwechsel ist, könnten nicht psychoaktive und nicht süchtig machende Phytocannabinoide wie Cannabidiol hilfreich bei der Behandlung von Alkoholkonsumstörungen sein. CBD könnte das Endocannabinoid-System dabei unterstützen, das Gleichgewicht der verschiedenen Neurotransmitter wieder herzustellen. Hoffnung dazu gibt eine aktuelle Studie spanischer Forscher der Universität Madrid (Viudez-Martinez et al. 2017). Im Mausmodell reduzierte die hochdosierte Gabe von Cannabidiol (30 bis 120 mg CBD pro kg Körpergewicht und Tag) die Alkoholaufnahme. Die Mäuse konnten sich im Experiment selbst Alkohol verabreichen. Unter CBD-Einfluss sank die Konsum-Häufigkeit und die dabei verabreichte Menge deutlich. Möglicherweise sind sogar niedrigere Cannabidiol-Dosen als die im Experiment verwendeten bereits effektiv.

Zudem gibt es Hinweise, dass CBD alkoholbedingte Hirnschädigungen bei Ratten reduzieren kann (Liput et al. 2013). Dabei wurde den Versuchstieren das Cannabidiol sowohl in Form einer Injektion (40 mg CBD pro kg Körpergewicht) wie auch in Form eines transdermalen Gels mit 2,5 sowie 5 Prozent CBD verabreicht. Beide Applikationsmethoden führten zu nahezu identischen Effekten beim Schutz des Gehirns vor alkoholinduzierter Neurodegeneration. Dabei scheinen auch niedrigere CBD-Dosen bereits effektiv zu sein. Die Effekte wurden an den Nervenzellen des entorhinalen Cortex untersucht. Dieser ist Teil des limbischen Systems und mit dem Hippocampus verbunden. Er spielt eine wichtige Rolle bei der Gedächtnisbildung. Nur diejenigen Erregungen, die der entorhinale Cortex an den Hippocampus weiterleitet, werden schließlich im Gedächtnis gespeichert. Durch Alkohol verursachte Nervenschädigungen im entorhinalen Cortex (und anderen Hirnbereichen) können zu Gedächtnisstörungen bis hin zur Demenz führen. Bereits bei einzelnen Alkohol-Räuschen treten Gedächtnislücken, die berühmten "Filmrisse", auf. Durch häufigen Alkoholmissbrauch entstehen langfristig chronische neuropsychologische Schwächen bei Aufmerksamkeit, Konzentration,

Gedächtnis, Lernfähigkeit, Zeitwahrnehmung, beim räumlichen Vorstellungsvermögen und Problemlösungsverhalten. Bereits die Zufuhr von relativ geringen CBD Mengen scheint diese Prozesse positiv zu beeinflussen.

Auch die durch den Alkohol angegriffene Leber scheint von einer CBD-Gabe zu profitieren. Häufiger Alkoholkonsum führt u.a. zur sogenannten Fettleber (Steatose). Dabei lagern sich zunehmend Triglyceride, die durch den Abbau des Alkohols entstehen, in die Leberzelle in Form von Fettvakuolen ein. Diese Einlagerungen können später auch wieder abgebaut werden. Bei anhaltendem Alkoholkonsum sammeln sich jedoch immer mehr Fette an und führen schließlich zu einer Leberentzündung (Hepatitis), in deren Folge die betroffenen Leberzellen absterben und so zur Leberzirrhose führen. Ein amerikanisch-chinesisches Forschungsteam konnte in einer Studie an Mäusen zeigen, dass Cannabidiol alkoholbedingte Schädigungen der Leber verhindern kann. Dazu wurden den Versuchstieren über 5 Tage jeweils zwei mal täglich Alkohol injiziert. Einem Teil der Mäuse wurde zuvor CBD verabreicht. Diese CBD-Mäuse zeigten im Gegensatz zu den nicht vorbehandelten Vergleichstieren am Ende des Versuches keine Anzeichen einer Leberschädigung (Yang, Rozenfeld et al. 2014). Die Forscher führen dies auf eine Hemmung des oxidativen Stresses, der damit verknüpften Entzündung und einer Erhöhung der Autophagie, also des zelleigenen Entschlackungsprozesses, zurück.

Die vorgestellten Studien zeigen, dass Cannabidiol eine für die Reduzierung des Verlangens nach Alkohol, Nikotin, Opioiden und anderen Drogen äußerst hilfreiche Substanz sein kann. CBD kann zusätzlich dazu beitragen, die durch den Drogenkonsum herbeigeführten Organschäden und die mit der Sucht in Verbindung stehende, zur psychologischer Abhängigkeit führende Kontexterinnerung zu mildern.

Transplantationen

Wenn im Zuge einer Krankheit, einer Operation oder eines Unfalls Strukturen, Organe, Gewebe oder Zellen eines Körpers verloren gehen oder ihre Funktion verlieren, besteht heute die Möglichkeit, mittels Transplantationen die verlorenen Strukturen durch gesunde zu ersetzen und auf diese Weise die eingebüßten Körperfunktionen wieder herzustellen. Bei einer Transplantation verpflanzt der Chirurg einzelne Zellen, Gewebe, Organe und selbst ganze Körperteile (Transplantate) von einem Spender an einen Empfänger.

Transplantationen haben eine lange Geschichte, welche jedoch zunächst durch eine Reihe von Misserfolgen geprägt wurde. Legenden aus dem 5. Jahrhundert unserer Zeitrechnung berichten von den heiligen Zwillingen St. Kosmas und St. Damian, die damals als Ärzte im Gebiet der heutigen Türkei unentgeltlich Kranke behandelten, um sie zum Christentum zu bekehren. Dabei sollen sie unter anderem auch das Bein eines verstorbenen Schwarzen auf einen weißen Mann erfolgreich verpflanzt haben. Etwa zeitgleich soll dem chinesischen Arzt Pien Chíao der Austausch zweier Herzen gelungen sein. Beide Geschichten sind aus heutiger Sicht extrem unwahrscheinlich. Die ersten Transplantationsversuche der modernen Medizin im ausgehenden 19. Jahrhundert verliefen nicht so glücklich. Das Hauptproblem bei Transplantationen ist die Gefahr der Abstoßung der transplantierten Struktur seitens des Empfängers, dessen Immunsystem die körperfremden Teile erkennt, angreift und letztlich zerstört. Erst 1944 entdeckte der britische Zoologe Sir Peter Medawar (1915-1987) bei Hauttransplantationen an Tieren die Mechanismen, die für die Abstoßungsreaktion des Körpers verantwortlich sind und schuf so die Grundlagen der modernen Transplantationsimmunologie. Seiner Theorie nach haben Transplantionen dann die besten Erfolgsaussichten, wenn Spender und Empfänger sehr ähnliche oder sogar, wie im Fall eineiiger Zwillinge, identische Gewebemerkmale aufweisen. Weitere 14 Jahre später fand der französische Hämatologe Jean Dausset (1916-2009) dann auf menschlichen Immunzellen die HLA-Antigene, an denen das Immunsystem erkennen kann, ob es sich um körpereigenes oder körperfremdes Gewebe handelt. Kurz vorher (1954) gelang die erste erfolgreiche Nierentransplantation zwischen eineiigen Zwillingen. Der amerikanische Chirurg Joseph E. Murray (1919-2012) aus Boston machte sich hier einen Namen und transplantierte 1959 zum ersten Mal erfolgreich eine Niere zwischen genetisch verschiedenen Personen, nach dem er dem Empfänger das immunschwächende Medikament Azathioprin verabreicht hatte. Mit der

Entdeckung der Immunsuppressiva, insbesondere des Ciclosporins Ende der 1970er Jahren, begann die Erfolgsgeschichte der Transplantationsmedizin, denn durch ihren Einsatz können die Ärzte das Risiko senken, dass die transplantierte Struktur vom Immunsystem des Empfängers abgestoßen wird. Damit wurden auch Organübertragungen möglich, bei denen die Gewebemerkmale zwischen Spender und Empfänger nicht ganz so perfekt übereinstimmen. Seither sind allein in Deutschland fast 150.000 Organe, Gewebe etc. verpflanzt worden. Das Spektrum reicht dabei von Transplantationen der Augenhornhaut, Niere, Herz, Lunge, Leber, Bauchspeicheldrüse, Dünndarm bis hin zu Knorpeltransplantationen bei Gelenkschäden und der Verpflanzung von Haaren, die in der Regel nur kosmetische Gründe hat.

Eine der häufigsten Transplantationen ist die Knochenmarktransplantation, richtiger ist jedoch die Bezeichnung **Blutstammzellen-Transplantation**. Stammzellen sind universelle Körperzellen, die sich noch nicht in bestimmte Zelltypen differenziert und auf bestimmte Funktionen festgelegt haben. Sie können sich unendlich teilen und stehen dem Körper quasi in unbegrenzter Zahl zur Verfügung. Gleichzeitig können aus ihnen spezialisierte Zellen, wie Blut-, Nerven-, Muskel- oder Knochenzellen hervorgehen. Stammzellen bilden damit die zelluläre Basis für alle wichtigen Regenerations- und Reparaturmechanismen im Körper. Die Stammzellen für die Blutbildung sitzen beim erwachsenen Menschen vor allem im Knochenmark. Aus ihnen können sich sämtliche Arten von Blutzellen entwickeln: die für den Sauerstofftransport wichtigen Roten Blutkörperchen (Erythrozyten) sowie alle Arten von Weißen Blutkörperchen (Leukozyten), die für die Immunabwehr nötig sind, und die Blutplättchen (Thrombozyten), die die Blutgerinnung ermöglichen.

Menschen mit Tumorerkrankungen wie Lymphknotenkrebs, Leukämie etc. erhalten häufig im Rahmen der Krebsbehandlung eine sehr hochdosierte Chemotherapie und/oder eine ausgedehnte Bestrahlung, in deren Folge nicht nur die Krebszellen zerstört werden, sondern auch die Blutstammzellen des Knochenmarks. Die Betroffenen können in der Folge nur noch sehr wenige Blutzellen bilden. Besonders gravierend wirkt sich das Fehlen der weißen Blutkörperchen aus, da der Körper seiner kompletten Immunabwehr beraubt wird. Von einer derartig hochdosierten Krebsbehandlung kann sich der Körper aus eigener Kraft heraus nicht mehr erholen. Hier kann eine Knochenmarktransplantation, bei der Blutstammzellen von einem Spender auf den krebskranken Empfänger übertragen werden, das Leben des Patienten retten.

Die Stammzellen lassen sich aus dem Knochenmark des Spenders gut isolieren und durch Einfrieren konservieren. Mit Hilfe einer Infusion werden die wieder aufgetauten Stammzellen auf den Empfänger übertragen. Sie finden dabei von selbst ihren Weg ins Knochenmark, wachsen dort an und können in einem überschaubaren Zeitraum das gesamte System sämtlicher Blutzellen ersetzen. Durch eine Blutstammzellentransplantation lässt sich auf recht einfachen operativem Weg wieder ein blutbildendes System und damit ein funktionierendes Abwehrsystem beim Empfänger etablieren. Selbst Menschen, denen aus anderen Gründen ein funktionstüchtiges Knochenmark fehlt, z.B. auf Grund angeborener Immundefekte oder Knochenmarksversagen (aplastische Anämie), können von einer Knochenmarktransplantation profitieren. Ebenso jene, bei denen ein fehlerhafter Blutfarbstoff gebildet wird (Sichelzellanämie).

Wenn es möglich ist, können die Stammzellen vor der Hochdosis-Chemotherapie vom Patienten selbst gewonnen und ihm nach der erfolgreichen Therapie wieder eingesetzt werden (autogene Stammzellentransplantation). In diesem Fall sind Abstoßungsreaktionen des wiedereingesetzten eigenen Materials nicht zu erwarten. Aber immer dann, wenn der Betroffene krankheitsbedingt selbst keine funktionierende Blutbildung mehr hat, ist eine Knochenmarkspende nötig (allogene Stammzellentransplantation). Die Transplantation hat nur dann Aussicht auf Erfolg, wenn bestimmte Oberflächeneigenschaften der Zellen, die sogenannten HLA-Eigenschaften, von Spender und Empfänger übereinstimmen. Die höchste Rate an Übereinstimmungen ist in der Regel bei Verwandten ersten Grades (Geschwister, Eltern, Kinder) möglich. Dennoch gibt es eine geringe Wahrscheinlichkeit, auch bei nicht verwandten Spendern übereinstimmende HLA-Merkmale zu finden. Dank verschiedener Datenbanken wie die Deutsche Knochenmarkspenderdatei, bei denen potentielle Spender ihre HLA-Eigenschaften über einen Abstrich der Wangenschleimhaut oder eine Blutprobe bestimmen und eintragen lassen können, lassen sich mittlerweile für 70 bis 80 Prozent der Betroffenen passende Spender finden.

Bei allogenen Transplantationen kann es immer zu Abstoßungsreaktionen, sogenannten Graft-versus-Host-Disease (GvHD) kommen. Daran beteiligt sind besondere Formen von Immunzellen, die T-Zellen, welche körperfremde Zellen anhand deren HLA-Merkmale in der Zelloberflächenstruktur erkennen und in der Folge andere Immunzellen und Antikörper dazu veranlassen, die erkannten Fremdzellen zu bekämpfen. Bei einer Blutstammzellentransplantation kann die Abstoßungsreaktion einerseits vom Empfänger ausgehen: Im Körper des Empfängers (Host) noch verbliebene T-Zellen oder Antikörper können die transplantierten Zellen (Graft) angreifen und schlimmstenfalls zum Transplantatversagen führen (Graft failure). Andererseits können auch im Transplantat enthaltene T-Zellen die Zellen des Empfängers abstoßen.

Direkt in der ersten Zeit nach der Transplantation kann eine akute Abstoßungsreaktion auftreten, die sich unter anderem durch Durchfälle, bestimmte Hauterscheinungen und veränderte Leberwerte bemerkbar macht. Neben milden Verlaufsformen gibt es auch schwere bis lebensbedrohliche Graft-versus-Host-Reaktionen mit einem Versagen des Transplantats. Daneben kann es auch zu einer über Monate und Jahre langsam fortschreitenden, chronischen Abstoßungsreaktion kommen, die das Transplantat in einem schleichenden Prozess zerstören kann.

Um Abstoßungsreaktionen zu verhindern und die Funktionsfähigkeit des Transplantats zu erhalten, müssen die Betroffenen zeitlebens mit Immunsuppressiva behandelt werden. Diese Medikamente dämpfen die körpereigene Abwehr und unterdrücken so die Abstoßungsreaktion. Gleichzeitig erhöhen sie aber die Anfälligkeit für Infektionen mit Bakterien, Viren und Pilzen. Die Infektionsgefahr ist besonders in den ersten Wochen nach der Transplantation sehr groß, da in dieser Zeit die immunsuppressiven Arzneimittel in sehr hoher Dosierung verabreicht werden, um die akute Abstoßungsreaktion zu verhindern. Nach dieser Frühphase kann die verabreichte Dosis zwar reduziert werden, doch die Behandlung bleibt ein Leben lang eine Gratwanderung, bei der der Arzt die Immunsuppressiva-Dosis immer wieder individuell anpassen muss, so dass einerseits der drohenden Abstoßung entgegengewirkt wird, andererseits aber das Immunsystem nicht zu stark geschwächt wird. Es gilt die Devise: So wenig wie möglich, so viel wie nötig.

Interessanterweise kann dabei die Gabe von Cannabidiol sehr nützlich sein. Eine israelische Studie an 48 Erwachsenen, die sich einer allogenen Blutstammzellentransplantation unterzogen hatten, zeigte, dass 300 mg täglich oral eingenommenes CBD die Häufigkeit des Auftretens von Abstoßungsreaktionen gegenüber historischen 101 normal behandelten Vergleichspatienten verringern kann (Yeshurun et al. 2015). Die Einnahme wurde 7 Tage vor der Transplantation begonnen und bis zum 30. Tag danach fortgeführt. Die Patienten wurden im Schnitt 16 Monate nachbeobachtet. Keiner der Patienten entwickelte eine akute Graft-versus-Host-Reaktion, während der CBD-Einnahme, welche im übrigen gut vertragen wurde. Auch im weiteren Verlauf war die Häufigkeit einer solchen Abstoßungsreaktion unter CBD-Gabe deutlich reduziert. Auf Grund dieser Ergebnisse macht es Sinn, Transplantationspatienten neben der Standard-Prophylaxe mit Immunsuppressiva täglich 300 mg Cannabidiol zu verabreichen. Möglicherweise lässt sich so langfristig die nötige Dosis der Immunsuppressiva senken.

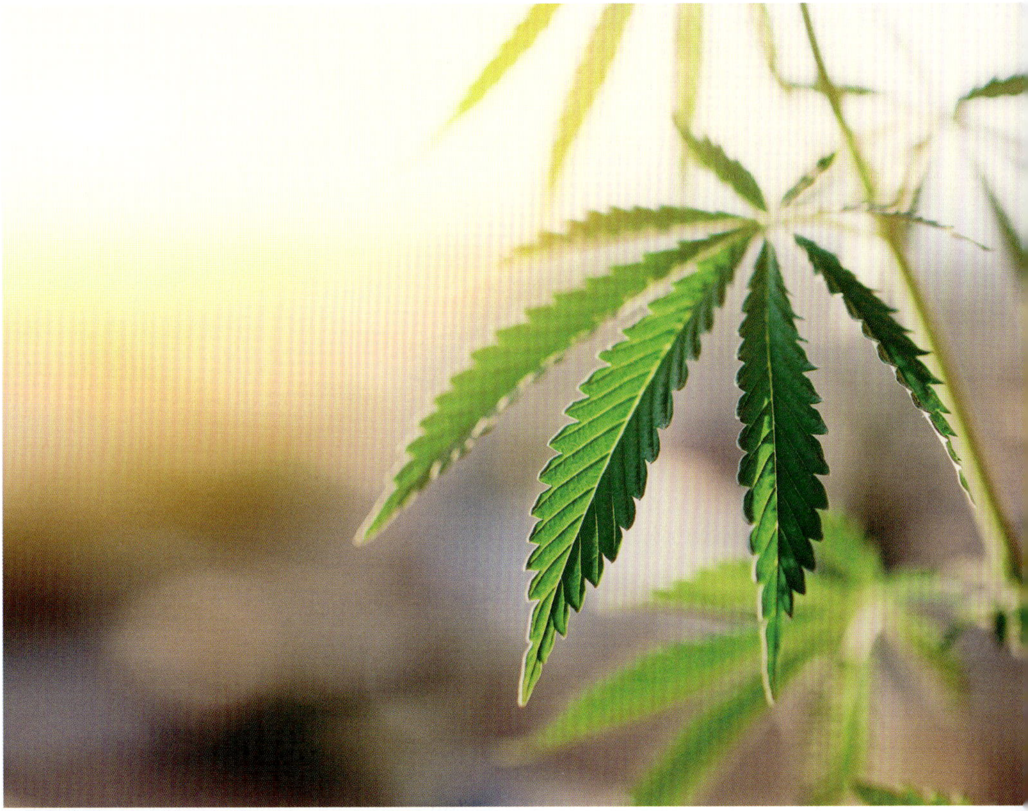

Fotolia: #195840093 | Urheber: Aleksandr

CBD-Produkte - ein Marktüberblick

Hanfprodukte wie Hanfsamenöl, Hanfprotein oder Hanfkosmetik gehörten vor wenigen Jahren noch zu den absoluten Raritäten in Bio- und Reformläden. Mittlerweile haben sich Hanfsamenöl und Co ihre Verkaufsplätze auch in großen Drogeriemärkten gesichert und erfreuen sich wachsender Beliebtheit. Der Verkauf von Produkten aus **Hanfsamen** ist legal, da die Samen - im Gegensatz zu den Blüten der Hanfpflanze - keine nennenswerten Mengen an THC enthalten, und daher die daraus hergestellten Produkte (Hanfsamenöl, Hanfprotein) auch keine berauschende Wirkung entfalten können. Allerdings enthalten Hanfsamen auch keine großen Mengen an Cannabidiol. Ein regelmäßiger Verzehr von Hanfsamenöl kann zwar auf Grund der darin in großer Menge enthaltenen ungesättigten Omega-3- und Omega-6-Fettsäuren eine Reihe positiver Wirkungen auf die Gesundheit haben, aber eine Beeinflussung des Endocannabinoid-Systems ist dabei nicht zu erwarten. Ähnlich sieht es beim Hanfprotein aus. Es ist eine hervorragende vegane Eiweißquelle und kann sogar als glutenfreier Mehlersatz im Kuchen- oder Brotteig verwendet werden, aber als zuverlässiger Lieferant von Cannabidiol dient es leider nicht.

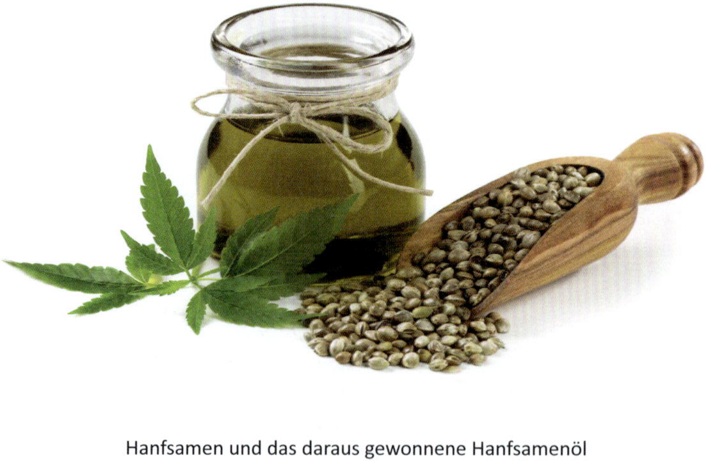

Hanfsamen und das daraus gewonnene Hanfsamenöl
(Fotolia #107704943 | Urheber: Elena Schweitzer)

Gute Produkte mit vernünftigen Mengen an Cannabidiol sind am Markt noch immer schwer zu finden. Aber nachdem zunehmend mehr Positives über dieses interessante Phytocannabinoid durch die Medien bekannt wird, drängen auch immer mehr CBD-haltige Produkte aus den Bereichen Arzneimittel, Lebensmittel und Kosmetik an die Öffentlichkeit.

Im **Arzneimittel**-Sektor sind es vor allem Fertigarzneimittel wie Sativex sowie medizinische Cannabisblüten, welche CBD enthalten. Das als Mundspray angebotene Sativex® der Firma GW Pharmaceuticals enthält einen als Nabiximols bezeichneten Wirkstoff, der laut Hersteller jeweils standardisierte Gehalte von THC und CBD enthält (1 ml enthält 27 mg THC und 25 mg CBD; 30 ml Mundspray kosten ca. 600 EUR - Stand Januar 2018). In der Fachinformation zu Sativex beschreibt der Hersteller im wesentlichen die Wirkung von THC auf die CB_1-Rezeptoren. Für das enthaltene CBD gibt er keine Wirkungsmechanismen an. Es ist daher davon auszugehen, dass der CBD-Anteil im Nabiximols in erster Linie den psychoaktiven Effekten des THC entgegenwirken soll. Das verschreibungspflichtige Arzneimittel Sativex ist seit Mitte 2011 in Deutschland und anderen europäischen Ländern zugelassen, um mittelschwere bis schwere spastische Symptome bei Patienten mit Multipler Sklerose im Rahmen einer Zusatzbehandlung zu verbessern - unter der Voraussetzung, dass die Patienten nicht ausreichend auf eine andere antispastische Therapie angesprochen haben. Die Arzneimittelbehörden hatten es sich mit der Zulassung des Arzneimittels nicht leicht gemacht. Ein erster Zulassungsantrag mit weiteren Indikationen scheiterte, da die Zulassungsbehörden verschiedener Länder die therapeutische Wirksamkeit als nicht hinreichend bewiesen beurteilten. Noch im August 2017 schreibt Annette Mende von der Pharmazeutischen Zeitschrift (PZ), dass die Beweislage für die Wirksamkeit von Cannabinoiden zur Behandlung vieler Erkrankungen noch sehr mangelhaft ist und fordert daher wiederholt "mehr Evidenz". Es besteht daher wenig Hoffnung auf ein CBD-haltiges Arzneimittel, welches in den nächsten Jahren einer breiten Gruppe von Patienten mit verschiedensten Krankheitsbildern zur Verfügung stehen könnte. Auf Grund des sehr hohen THC-Anteils, der Verschreibungspflicht und des sehr hohen Preises eignet sich Sativex nicht für eine regelmäßige Cannabidiol-Zufuhr. Auch die medizinischen Cannabisblüten der Sorte Bedrolite, welche bei 9 Prozent CBD noch ca. 0,4 Prozent THC enthalten, sind keine Alternative. Um sie zu beziehen, benötigt der Verbraucher eine ärztliche Verordnung, was gesunde Menschen von der legalen Verfügbarkeit der Cannabis-Blüten praktisch ausschließt. Überdies müssten diese Blüten geraucht oder zumindest vaporisiert und inhaliert werden, was einen Verzehr im Rahmen einer gesunden Ernährung entgegensteht.

Der **Lebensmittel**-Bereich bietet seit kurzem Nahrungsergänzungsmittel mit höheren Cannabidiol-Gehalten an, mit denen sich relativ unproblematisch definierte Mengen an CBD im Rahmen der normalen Ernährung zuführen lassen. Hierbei spielen insbesondere die sogenannten **CBD-Öle** eine herausragende Rolle, welche auf Grund ihrer Bedeutung im folgenden Kapitel ausführlich beschrieben werden sollen. Allgemein betrachtet handelt es sich dabei um Lebensmittelöle, denen ein aus Hanfblüten gewonnener, CBD-reicher Extrakt zugefügt wurde. Diese CBD-Öle können über Tropfer gut dosiert werden und liefern so exakte CBD-Mengen. Die CBD-Öle können im Mund auf und unter die Zunge gegeben werden. Das Cannabidiol wird ziemlich schnell über die Mundschleimhaut resorbiert und so vom Körper aufgenommen. Etwas gewöhnungsbedürftig ist lediglich der Geschmack sowie ein eventuelles leicht kratzendes Gefühl im Mund.

Als Alternative zum CBD-Öl werden **Kapseln** und Tabletten mit cannabidiolhaltigem Hanfpulver oder Hanföl angepriesen. Kapseln können für Leute interessant sein, die auf Reisen sind und die kühl zu lagernden CBD-Öle dabei nicht mitnehmen möchten, oder die sich nicht an den Geschmack der Öle gewöhnen können und lieber schnell ihre CBD-Ration herunter schlucken möchten. Die einfachere Handhabung ist aber auch gleichzeitig das größte Manko der Kapseln: Man verlässt sich voll und ganz auf eine ausreichende Resorption des Cannabidiols über den Darm. Dazu müssen die Kapseln zuvor ihre Inhaltsstoffe freigegeben haben und das hydrophobe Cannabidiol muss sich im Nahrungsbrei gut lösen, bevor es resorbiert werden kann. Zumindest bei einem nicht unerheblichen Teil der angebotenen Produkte hegt der Verfasser diesbezüglich erhebliche Zweifel. Darüber hinaus ist die Aufnahme der Stoffe über dem Darm mit einem sogenannten First-Pass-Effekt verknüpft. Die aus dem Dünndarm resorbierten Stoffe gelangen über das Pfortadersystem zunächst in die Leber, bevor sie nach der Leberpassage mit dem Blutstrom im Körper weiterverteilt werden. Während der Leberpassage unterliegen die Stoffe biochemischen Reaktionen, bei denen sie durch Enzyme umgewandelt werden. Man spricht von einer Metabolisierung. Ziel dieser Reaktionen ist es u.a. die Wasserlöslichkeit zu erhöhen, um z.B. die Verteilung oder die Ausscheidung der Stoffe zu verbessern bzw. zu beschleunigen. Auch Cannabidiol unterliegt dabei einer umfassenden Metabolisierung. Dieser First-Pass-Effekt kann Auswirkungen auf die tatsächliche Bioverfügbarkeit des Cannabinoids im Körper haben. Bei einer Aufnahme von CBD-Öl über die Mundschleimhaut umgeht zumindest ein Teil des Cannabidiols den First-Pass-Effekt in der Leber.

Reform- und Bioläden bieten seit einiger Zeit THC-armes Cannabis Kraut als **Kräutertee** ("Hanf Tee" oder "Cannabis Tee") an. Mitunter versprechen die Packungen CBD-Anteile von 2 und mehr Prozent, bei einem maximalen

THC-Gehalt von 0,2 Prozent. Das Cannabiskraut soll wie ein Tee mehrere Minuten lang mit heißem Wasser gebrüht werden. Die Anbieter versprechen, dass dabei die enthaltenen Cannabidiol-Vorstufen (CBDA) in CBD umgewandelt werden. Nur leider ist Cannabidiol nicht wasserlöslich und wird sich daher auch durch längeres Brühen nicht aus den Blättern herauslösen lassen. Diesem Problem glauben einige Anbieter damit begegnen zu können, in dem sie empfehlen, dem heißen Wasser etwas Öl oder Kokosmilch beizugeben. Nennenswerte CBD-Mengen lassen sich leider auf diese Weise nicht dem Hanfkraut abgewinnen.

Wesentlich interessanter scheinen **CBD-Kristalle** zu sein. Dabei handelt es sich um weißliche Pulver mit puderzuckerähnlichem Aussehen. Unter dem Mikroskop oder mit der Lupe kann man feine Kristalle erkennen. Derartige CBD-Kristalle bestehen zu mehr als 98 Prozent aus chemisch reinem Cannabidiol. Den Rest machen Spuren anderer Cannabinoide (außer THC) und Terpene aus. CBD-Kristalle sind praktisch wasserunlöslich, lösen sich dafür aber in Alkohol und Ölen. CBD-Kristalle eignen sich gut, um in Eigenregie Öle mit sehr hohen Cannabidiol-Gehalten herzustellen, die als Fertigprodukte nicht verkehrsfähig wären. Dabei sollte darauf geachtet werden, dass die oft als Kosmetikum deklarierten CBD-Kristalle in Lebensmittelqualität angeboten werden. CBD-Kristalle eignen sich zudem gut zur Verarbeitung in Cremes zur transdermalen Anwendung auf der Haut. Eine Weiterentwicklung der CBD-Kristalle sind Produkte, bei denen die wasserunlöslichen CBD-Kristalle durch intelligente Kombination mit bestimmten, die Löslichkeit vermittelnden Zusatzstoffen, z.B. Cyclodextrinen, wasserlöslich gemacht werden. Cyclodextrine sind aus mehreren Glucose-Bausteinen aufgebaute ringförmige Moleküle, die nach außen hin wasserlöslich (hydrophil) sind, aber im Innern einen fettliebenden Hohlraum bilden. In diesen Hohlraum lagern sich die lipophilen CBD-Moleküle ein. Dadurch werden sie einerseits vor Sauerstoffangriff und anderen Umwelteinflüssen geschützt, andererseits aber auch wasserlöslich gemacht, was ihre Bioverfügbarkeit erheblich erhöht. Cyclodextrine sind zudem in Kosmetik und Pharmazie seit langem bewährte Zusatzstoffe, die auch in Lebensmitteln als Ballaststoffe zugelassen sind. Derartige Smart-CBD-Kristalle sind derzeit noch absolute Raritäten auf dem europäischen Markt.

Cannabidiol-Öle (CBD-Öle)

Die effektivste Aufnahme von Cannabidiol im Rahmen einer gesunden Ernährung ermöglichen sogenannte Cannabidiol-Öle oder CBD-Öle. Sie bestehen grundsätzlich aus zwei Zutaten: Ein CBD-reicher Extrakt wird als Nährstoffkonzentrat in einem Lebensmittelöl als Basis aufgelöst. Die Auflösung des CBD in Öl ist notwendig, um das lipophile Cannabidiol in eine für den Körper verfügbare gelöste Form zu überführen, welche zusätzlich eine unkomplizierte Dosierung über Tropfen ermöglicht.

Als Basisöl oder Trägeröl können verschiedene Pflanzenöle zum Einsatz kommen: preiswerteres Olivenöl genauso wie teureres Hanfsamenöl. Die Mehrzahl der am Markt verfügbaren CBD-Öle nutzt hochwertiges Hanfsamenöl als Basis-Komponente, was auch aus Sicht des Verfassers den größten Sinn ergibt. Immerhin vereinigt man so im CBD-Öl verschiedene Komponenten der gleichen Pflanze.

Hanfsamenöl ist ein hochwertiges Speiseöl mit einem milden, nussigen Geschmack. Es wird aus den Samen von THC-armen Nutzhanf-Sorten der Art Cannabis sativa gewonnen. In der EU sind derzeit 58 Nutzhanf-Sorten zum Anbau zugelassen (Stand: Dezember 2017). Der Anbau von Nutzhanf ist in Deutschland staatlich streng geregelt und nur bestimmten landwirtschaftlichen Betrieben erlaubt, die ausschließlich zertifiziertes Saatgut verwenden dürfen und den Anbau der Bundesanstalt für Landwirtschaft und Ernährung (BLE) anzeigen müssen. Üblicherweise erfolgt der Hanfanbau vorrangig zur Gewinnung von Hanffasern. Die Hanfsamen fallen dabei als Nebenprodukt an. Sie werden bei der Aufbereitung der geernteten Hanfpflanzen gewonnen und einer schonenden Weiterverarbeitung u.a. zur Ölgewinnung zugeführt. Bevor das im Samen enthaltene Öl herausgepresst werden kann, müssen die Samen von ihrer festen schützenden Schale befreit werden. Danach werden die geschälten Hanfsamen in einer Ölmühle gepresst. Die Pressung erfolgt in der Regel bei Temperaturen zwischen 40 bis 60 °C. Da in diesem Temperaturbereich die wertvollen Inhaltsstoffe des Öls nicht durch Hitze geschädigt werden, spricht man dennoch von einer Kaltpressung. 100 kg Hanfsamen ergeben etwa 30 Liter Hanfsamenöl. Der bei der Pressung übrig bleibende Presskuchen (Hanfkuchen) ist sehr eiweißreich und kann zu Hanfproteinpulver weiterverarbeitet oder als Futtermittel verwendet werden.

Kaltgepresstes Hanföl hat eine grün-gelbliche Farbe, die auf seinen Gehalt an Chlorophyllen, Carotinoiden und Vitaminen zurückgeführt werden kann. Hanfsamenöl besteht jedoch zum größten Teil aus Fetten. Über 70 Prozent davon sind ungesättigte Fettsäuren, darunter die 3fach ungesättigte

Omega-3-Fettsäure Alpha-Linolensäure (ALA) und die 2- bzw. 3fach ungesättigten Omega-6-Fettsäuren Linolsäure und Gamma-Linolensäure (GLA). Diese mehrfach ungesättigten Fettsäuren sind für den menschlichen Körper lebensnotwendige (essentielle) Nährstoffe. Sie tragen u.a. zur Aufrechterhaltung eines gesunden Cholesterinspiegels im Blut bei, dienen der Energiespeicherung, werden in die Zellmembranen eingebaut, sind Vorläufersubstanzen entzündungshemmender Gewebehormone (Serie-3 Prostaglandine) und können zur Energiegewinnung verbrannt werden. Im Hanfsamenöl liegen Omega-3- und Omega-6-Fettsäuren zusätzlich im optimalen Verhältnis von eins zu drei vor. Der hohe, ausgewogene Gehalt an essentiellen mehrfach ungesättigten Fettsäuren macht Hanfsamenöl zu einem gesunden, besonders wertvollen Speiseöl und außerdem zu einem optimalen Trägeröl für das Cannabidiol.

Während Hanfsamenöl mittlerweile ein Standardprodukt der Cannabisindustrie ist, gehören **Cannabidiol-Extrakte** noch zu den Exoten unter den Hanfprodukten. Ausgangspunkt für die Herstellung der CBD-Extrakte sind ebenfalls jene THC-armen Nutzhanfsorten, die zum Anbau in der EU zugelassen sind. Diese enthalten weniger als 0,2 Prozent THC, dafür aber sortenabhängig höhere Konzentrationen an CBD. Üblicherweise kommen Nutzhanfsorten auf 0,5 bis 6 Prozent CBD. Das israelische Unternehmen Tikun Olam soll die Cannabis-Sorte Avidekel mit 15,8 Prozent CBD bei weniger als 1 Prozent THC gezüchtet haben. Diese Sorte ist derzeit in der EU nicht für den Anbau zugelassen.

Für die CBD-Extraktherstellung wird versucht, möglichst CBD-reiches Pflanzenmaterial als Grundrohstoff zu gewinnen. Das Cannabidiol konzentriert sich vor allem in den Blütenregionen der weiblichen Hanfpflanzen. Hier verdichten sich unzählig viele kleine Blüten zu größeren Blütentrauben. Die Blütenblätter sind von einer Vielzahl winziger Drüsenhärchen, den Trichomen, bedeckt. Diese bilden an ihrer Spitze einen mit Harz gefüllten Kopf. Werden die empfindlichen Trichom-Köpfchen abgebrochen, setzen sie das intensiv duftende Harz frei. Der typische Cannabis-Geruch zeugt von den Terpenoiden im Harz. Die ebenfalls im Harz enthaltenen Cannabinoide sind geruchslos. Die genaue Funktion dieses Harzes für das Leben der Hanfpflanze ist noch nicht endgültig geklärt. Möglicherweise schützt es die Blüten vor Fressfeinden sowie Krankheitserregern und hilft bei der Windbestäubung. Vielleicht schützt das Harz auch als UV-Filter die Blüten vor übermäßiger Sonneneinstrahlung. Auf alle Fälle jedoch enthalten die Trichomköpfchen die begehrten Cannabinoide.

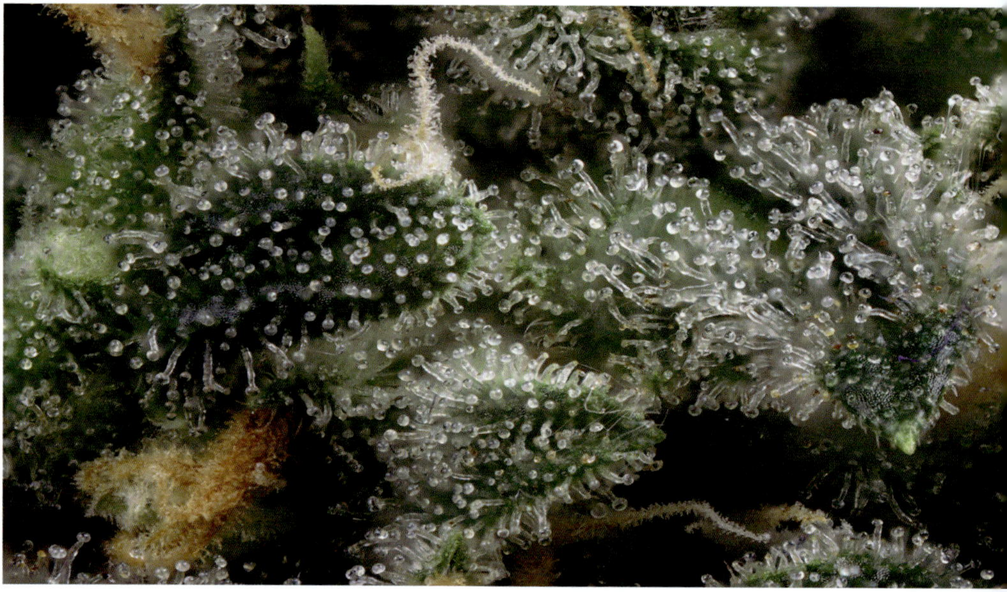

Trichome auf weiblichen Cannabis-Blütenblättern
(Fotolia: #143447216 | Urheber: rgbspace)

Im Indien des 19. Jahrhunderts fand man heraus, dass weibliche Cannabisblüten umso mehr Harz produzieren, je länger sie unbefruchtet blieben. Also begann man damit, männliche Hanfpflanzen auszusortieren bevor diese ihre Pollen freisetzen konnten. So blieben die weiblichen Blüten lange unbefruchtet und steckten ihre ganze Energie in die Anhäufung von Harz statt in die Produktion von Samen. Diese sogenannte Sin-Semilla-Technik (spanisch "ohne Samen") wird noch heute angewendet, um die Cannabinoid-Konzentration in den Blüten zu steigern.

Zur weiteren Verarbeitung müssen nun die Blütentrauben vorsichtig geerntet, getrocknet und zerkleinert werden. Im darauffolgenden Schritt werden die getrockneten und zerkleinerten Cannabisblüten einer Hitzebehandlung unterzogen, denn das Harz der weiblichen Cannabis-Trichome enthält genau genommen kein CBD, sondern vor allem dessen Carbonsäure-Vorstufe CBDA. Um daraus das für den Körper wertvollere Cannabidiol zu machen, muss die CBDA decarboxyliert werden. Dabei wird unter Hitzeeinwirkung von jedem CBDA-Molekül ein Kohlendioxid-Molekül (COO - CO_2) abgespalten. Es entsteht das phenolische Cannabidiol.

CBDA

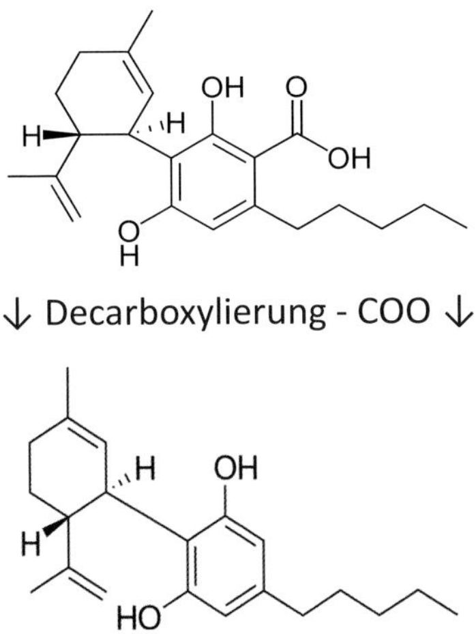

CBD

Es ist möglich, innerhalb weniger Sekunden eine nahezu vollständige Decarboxylierung zu erreichen. Dazu muss das Pflanzenmaterial jedoch einer Temperatur von 210 °C ausgesetzt werden. Diese hohe Temperatur zerstört dabei gleichzeitig andere wertvolle Substanzen des Harzes, u.a. die Terpenoide. Deshalb ist es besser, die Decarboxylierung bei etwas niedrigeren Temperaturen zwischen 100 und 150 °C durchzuführen. Dann benötigt man aber mehrere (3 bis 4) Stunden, um das Pflanzenmaterial komplett zu decarboxylieren.

Da die Decarboxylierung ein relativ zeit- und kostenintensiver Prozess ist, wird er nicht von allen CBD-Extrakt-Herstellern auch wirklich durchgeführt.

An die Decarboxylierung schließt sich nun die Extraktion, also das Herauslösen und Konzentrieren des Cannabidiols aus dem Pflanzenmaterial an. Dabei macht man sich die Löslichkeit der zu extrahierenden Stoffe zu Nutze. Cannabinoide wie CBD und andere wertvolle Bestandteile des Cannabis-Harzes sind nicht wasserlöslich, dafür lösen sie sich in verschiedenen chemischen Lösungsmitteln wie Hexan, Isopropylalkohol und Ethanol. Taucht man also die gut zerkleinerten, getrockneten Cannabisblüten in diese Lösungsmittel ein, gehen die zu extrahierenden Stoffe (Cannabinoide, Terpenoide etc.) in Lösung und das verbleibende feste Pflanzenmaterial kann abgefiltert werden. Anschließend muss dann die flüssige Lösung, also der Cannabinoid-Terpenoid-Lösungsmittel-Mix, vom Lösungsmittel wieder befreit, also gereinigt werden. Sehr oft wird das Flüssiggas Butan (z.T. auch in Kombination mit Propan) als Lösungsmittel verwendet, weil es als Erdölbestandteil preiswert und gut verfügbar ist. Butan lässt sich zudem durch höheren Druck und Kälte leicht verflüssigen bzw. durch abnehmenden Druck und Wärmezufuhr wieder gut verdampfen. Allerdings ist Butan auch leicht entzündlich, was besonders bei unsachgemäßer Handhabung durch Hobby-Produzenten in der Vergangenheit schon zu Explosionen mit Personenschäden geführt hat.

Das größte Problem der CBD-Extraktion mittels chemischer Lösungsmittel ist die anschließende, notwendige Reinigung des Extraktes vom Lösungsmittel. Jegliche Lösungsmittelrückstände können für Verbraucher gefährlich sein. Es ist selbst mit den besten Apparaturen sehr schwierig und aufwändig, sämtliche Spuren des Lösungsmittels aus dem Endprodukt zu beseitigen.

Um das Risiko von Lösungsmittelrückständen komplett auszuschließen, bedienen sich professionelle Extrakt-Hersteller der sogenannten CO2-Extraktion. Als Lösungsmittel wird hier Kohlendioxid (CO_2) verwendet. Kohlendioxid ist ein farb- und geruchloses Gas. Es ist normaler Bestandteil der Luft. Hier kommt es zu 0,04 Prozent vor. Kohlendioxid ist zusammen mit Wasserdampf ein wichtigstes Treibhausgas und hat damit wesentlichen Anteil an einem lebensfreundlichen Klima auf der Erde. Ohne Treibhausgase läge die mittlere Temperatur der Erdoberfläche bei ca. -18 °C. Dessen ungeachtet betrachten heute die meisten Menschen Kohlendioxid als "Klimakiller", da ein Anstieg der Kohlendioxid-Konzentration in der Atmosphäre mit einer weiteren Klimaerwärmung verknüpft ist. Dabei atmen wir Menschen selbst Kohlendioxid aus, welches im Rahmen unserer Energiegewinnung durch Atmung im Zellstoffwechsel entsteht. Unsere ausgeatmete Luft enthält bis zu 4 Prozent Kohlendioxid, welches sich jedoch sofort in der Umgebungsluft gut verteilt. In niedrigen Konzentrationen ist Kohlendioxid für den Menschen ungiftig.

Trotz seines schlechten Rufes als "Klimakiller" ist Kohlendioxid ein natürliches und sogar umweltfreundliches Lösungsmittel. Allerdings muss es dazu zunächst in einen besonderen Zustand überführt werden, in dem seine physikalischen Eigenschaften, zwischen denen eines Gases und einer Flüssigkeit liegen. Dieser Zustand wird als überkritisch oder auch superkritisch bezeichnet. Das Kohlendioxid ist dann genauso dicht wie eine Flüssigkeit, aber gleichzeitig so viskos (fließfähig) wie ein Gas. Um überkritisches Kohlendioxid zu erzeugen, bedarf es komplexer Apparaturen mit Teflondichtungen, die das Gas in einen bestimmten Temperatur- und Druckbereich überführen.

Etwa ab 31 °C und 74 Bar wird hochreines Kohlendioxid überkritisch. Es vermag durch seine hohe Fließfähigkeit nahezu alle Stoffe (außer Metalle) zu durchdringen, was besondere Anforderungen an die für die Extraktion benötigten Gerätschaften stellt. Überkritisches Kohlendioxid dringt selbst in kleinste Poren pflanzlicher Materialien hinein und hat starke lösende Eigenschaften, die mit zunehmenden Druck sogar noch steigen. Der hohe Druck bewirkt, dass sich die zu extrahierenden Stoffe gut vom Pflanzenmaterial lösen und dann vom Kohlendioxid-Strom mitgenommen werden. Man muss also nur das überkritische Kohlendioxid durch das zerkleinerte und decarboxylierte Cannabis-Blütenmaterial leiten. Dabei lösen sich Cannabinoide, Terpenoide und noch einige andere Stoffe heraus. Durch ein anschließendes Entspannen und Erwärmen wird das überkritische Kohlendioxid wieder gasförmig und verflüchtigt sich restlos (wird aber zur Wiederverwendung aufgefangen). Nur der reine CBD-Extrakt bleibt übrig.

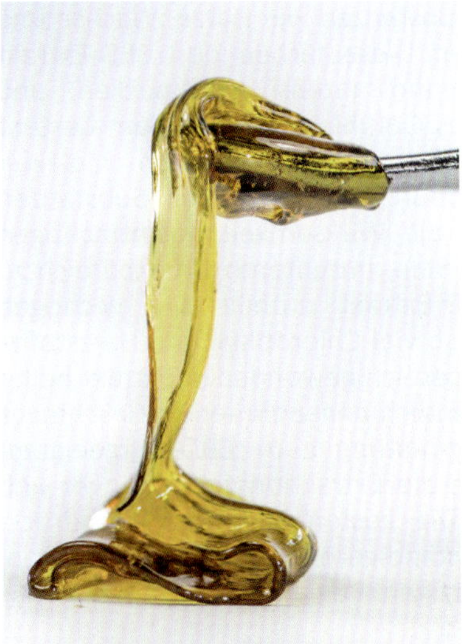

Goldbrauner CBD-Extrakt aus überkritischer CO2-Extraktion (Fotolia #145830493 | Urheber: Mitch)

Aus ökologischer Sicht ist die Extraktion mit überkritischem Kohlendioxid sehr umweltschonend. Das eingesetzte Kohlendioxid wird nicht speziell für die Extraktion hergestellt, sondern entstammt natürlichen Quellen. Es wird wiederverwendet und nicht an die Atmosphäre abgegeben. Außerdem gibt es bei der CO2-Extraktion kein Abwasserproblem.

Die CO2-Extraktion ist ein übliches Extraktionsverfahren zur Gewinnung von Naturstoffen und hat sich seit mehr als 50 Jahren in der Lebensmittel-, Getränke-, Kosmetik- und Pharmaindustrie hervorragend bewährt. Es ist ein sicheres und unbedenkliches Verfahren, bei dem das Risiko verbleibender Lösungsmittelrückstände komplett ausgeschlossen werden kann. Die CO2-Extraktion liefert schonend gewonnene Extrakte. Da das Kohlendioxid chemisch nicht mit den Extraktstoffen reagiert, verfälscht es nicht deren Eigenschaften. Die Extraktion findet zudem unter Sauerstoffabwesenheit statt, so dass die extrahierten Stoffe nicht der Oxidation ausgesetzt sind. Die CO2-Extraktion findet unter moderaten Temperaturen statt. Zudem können die einzelnen Prozessparameter ganz genau auf das Pflanzenmaterial abgestimmt werden. Auf diese Weise bleiben selbst empfindliche Inhaltsstoffe in ihrer natürlichen Form erhalten, so dass der Extrakt in seinem Substanzspektrum wesentlich natürlicher ist als der anderer Extraktionsverfahren. Die CO2-Extraktion führt zusätzlich zur Sterilisation des Pflanzenmaterials.

Überkritische CO2-Extraktionen finden üblicherweise im Druckbereich zwischen 300 und 1000 Bar statt. Je höher der Druck gewählt wird, umso mehr Inhaltsstoffe werden dem Pflanzenmaterial in kürzerer Zeit entrissen. Während im niedrigen Druckbereich hauptsächlich leichtere Bestandteile wie die Cannabinoide und Terpenoide extrahiert werden, finden sich im höheren Druckbereich auch schwerere Substanzen wie Harze, Wachse und Chlorophyll am Ende im Extrakt wieder. Diese färben den CBD-Extrakt dunkelgrün bis dunkelbraun, lassen ihn intensiv schmecken und verursachen beim Verzehr ein kratzendes Gefühl im Hals. Zudem besteht bei zu hohem Druck die Gefahr, dass die empfindlichen Molekülverbindungen aufbrechen können, wodurch ein Teil der Substanzen erheblich verändert wird, was letztlich die Wirksamkeit beeinträchtigen könnte. Es macht daher erheblich mehr Sinn, im unteren Druckbereich zu extrahieren. Der so entstehende CBD-Extrakt enthält alle wichtigen Cannabinoide, Terpenoide, jedoch nicht so viel Chlorophyll und Harzstoffe. Er ist im Vergleich zum im oberen Druckbereich gewonnenen Extrakt heller in der Farbe, fast schon goldbraun, wesentlich angenehmer im Geschmack und daher besser für die Weiterverarbeitung zum CBD-Öl geeignet. Allerdings sind im unteren Druckbereich die Extraktionszeiten länger und der Ertrag im Allgemeinen niedriger. Die kostengünstigere Hochdruck-Alternative wird oftmals auch als die vollständigere Extraktion angepriesen, was sich aber letztlich nur auf die harzigen Begleitsubstanzen und das Chlorophyll bezieht.

Der nun vorliegende CBD-Extrakt enthält neben sehr hohen Anteilen an Cannabidiol auch viele weitere natürliche Phytocannabinoide aus den Hanfblüten, insbesondere Cannabigerol (CBG), darunter aber auch kleine Mengen THC. Hinzu kommen Terpenoide wie Myrcen, Limonen, Alpha- und Beta-Pinen. Diese verleihen dem Extrakt seinen besonderen Duft. Nach einer Hypothese von Raphael Mechoulam und S. Ben-Shabat soll Cannabidiol einen besseren Effekt auf den menschlichen Körper haben, wenn es gemeinsam mit seinen begleitenden Terpenoiden eingenommen wird. Dieser Entourage-Effekt geht von einem synergistischen Zusammenspiel von allen Cannabinoiden und Terpenoiden aus. Israelische Forscher der Hebräischen Universität von Jerusalem verglichen die entzündungshemmenden Effekte reines Cannabidiols (ohne Begleitsubstanzen) mit denen eines Extraktes mit nicht-psychoaktiven Cannabinoiden (im wesentlichen CBD) und Terpenoiden bei Mäusen mit entzündeten Pfoten (Gallily et al. 2015). Laut dieser Studie stiegen die entzündungshemmenden und schmerzlindernden Wirkungen von reinem CBD mit zunehmender Dosis zunächst an, erreichten dann ihr Maximum, um schließlich trotz weiter steigender CBD-Dosis wieder abzunehmen. Die Verwendung eines Stoffgemisches aus CBD, anderen Cannabinoiden und Terpenoiden führte dagegen zu einem linearen Anstieg, dem ein Plateau folgte, bei dem die Wirkung trotz weiterer Dosiserhöhung stagnierte, aber nicht zurückging. Die Forscher betrachten diese Studie als Beleg für den vermuteten Entourage-Effekt. Ob es diesen Effekt tatsächlich gibt, ist in der Fachwelt umstritten. In vielen Studien wurden mit isoliertem CBD herausragende Ergebnisse erzielt. Dabei darf man nicht vergessen, dass auch Terpenoide in das Stoffwechselgeschehen eingreifen, was sich positiv auf die Cannabinoid-Effekte auswirken kann, in dem z.B. Terpenoide die Membrandurchlässigkeit verändern. Terpenoide wie Myrcen, Beta-Caryophyllen und Linalool, sind zudem für ihre eigenen Effekte bekannt: Myrcen für seine entspannende, sedierende Wirkung, Limonen für seine stimmungsaufhellenden, antidepressiven Eigenschaften, Linalool für seine beruhigenden, angstlindernden Effekte. Beta-Caryophyllen agiert sogar mit CB_2-Rezeptoren auf Immunzellen und wird als entzündungshemmend und schmerzstillend beschrieben. Ein durch CO2-Extraktion gewonnener Cannabidiol-Extrakt enthält jedenfalls den Phytokomplex aus CBD, weiteren Cannabinoiden (darunter auch THC) und Terpenoiden, der für den Entourage-Effekt verantwortlich gemacht wird (sollte es ihn tatsächlich geben).

Nachdem nun beide Grundzutaten für ein hochwertiges CBD-Öl, Hanfsamenöl und der Cannabidiol-Extrakt, vorliegen, müssen diese nur noch in bestimmten Verhältnissen miteinander vermischt werden. Dabei müssen die Hersteller vor allem darauf achten, im Endprodukt den angestrebten CBD-Gehalt bei gleichzeitiger Beachtung der gesetzlich vorgeschriebenen THC-Grenzwerte zu erhalten. Hierzu sind eine Reihe von Analysen des CBD-Extraktes und des Hanfsamenöls nötig. Professionelle Hersteller, die nach den Regeln der Guten Herstellungspraxis (Good Manufacturing Practice, GMP) produzieren, begleiten ohnehin den kompletten Herstellungsprozess mit regelmäßigen Analysen zur Qualitätssicherung, wobei neben den Cannabinoid- und Terpenoid-Mengen auch Parameter wie Mikrobiologie oder die Schadstoffbelastung (Pestizide, Schwermetalle etc.) beachtet werden. Das fertige CBD-Öl hat demnach bis zur Endfreigabe schon einen langen Prozess regelmäßiger Qualitätskontrollen hinter sich. In der Regel wird das fertige Öl in kleine Braunglasflaschen mit Tropfer oder Pipette zu 10 oder 30 ml abgefüllt.

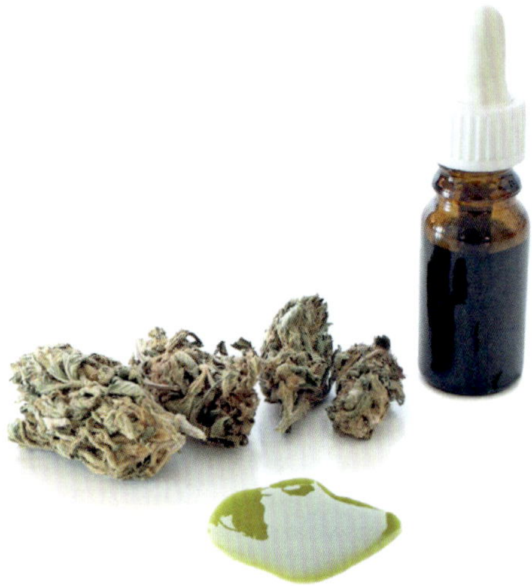

Cannabidiol-Öl in Braunglasflasche mit Tropfpipette
(Fotolia: #86821341 | Urheber: Nataraj)

Der Markt hält inzwischen eine ganze Reihe unterschiedlichster CBD-Öle in verschiedenen Konzentrationen bereit. Es gibt Öle mit 2, 2,7, 5, 10 und sogar 15 Prozent Cannabidiol. Darunter sind sowohl seriöse als auch unseriöse Produkte. Ob alle diese Produkte gemäß der aktuellen Gesetzeslage legal sind, muss stark bezweifelt werden. Mit der Verkehrsfähigkeit von CBD-Produkten soll sich daher ein eigenes Kapitel beschäftigen.

Für den Verbraucher ist es wichtig, genau die Etiketten und die zur Verfügung gestellten Informationen zu studieren, um das für ihn beste Produkt zu finden, ohne Äpfel mit Birnen zu vergleichen. Einige der auf den ersten Blick hochkonzentrierten CBD-Öle weisen bei genauer Betrachtung gar nicht so viel Cannabidiol auf, wie ihre Bezeichnung glauben machen will. Da wird teilweise noch nicht einmal zwischen dem Anteil des CBD-Extraktes und dem eigentlichen CBD-Gehalt unterschieden. Manche Anbieter versprechen vollmundig Cannabidiol, liefern aber stattdessen besonders viel CBDA. Hier hat man sich also während des Herstellungsprozesses den Decarboxylierungsschritt gespart. Wieder andere Anbieter brüsten sich mit THC-freien CBD-Ölen. Das ist zwar tatsächlich möglich, aber nur, wenn im Hanfsamenöl reine, THC-freie Cannabidiol-Kristalle aufgelöst wurden. Aber natürlich wollen diese Anbieter den Entourage-Effekt für sich auch beanspruchen und versichern den Einsatz von CBD-Extrakten. Viele Hersteller versprechen dem Konsumenten Analysenzertifikate. Der Verfasser hat bei seiner Recherche die Zertifikate einer ganzen Reihe von Anbietern angefordert. Nur wenige haben tatsächlich das Versprochene geliefert. Nicht immer stimmte die Deklaration der Inhaltsstoffe auf der Verpackung mit der Analyse überein. Papier ist eben geduldig. Schließlich gibt es einige, meist im osteuropäischen Ausland ansässige Verkäufer, die ihre CBD-Produkte mit teilweise abenteuerlichen Aussagen zur Anwendung bei Krankheiten bewerben. Das ist in höchstem Maße illegal. Dem Verfasser fiel auf, dass gerade bei den Anbietern, die so übertrieben Werbung machen, die Produktqualität wohl eher fraglich ist.

Das Alles wäre vielleicht gar nicht so schlimm, wenn es sich um Produkte für wenige Euros handeln würde. Aber CBD-Öle sind sehr teuer (Stand Februar 2018). Da werden schon mal für nur 10 ml eines 2-prozentigen CBD Öls fast 30 EUR fällig. Etwa 40 Euro kosten 10 ml der 5-prozentigen Form, und für 10 ml der 10-prozentigen Variante werden gar 70 Euro fällig. Für 10 ml des angeblich 15-prozentigen Produktes möchte der Anbieter 100 EUR haben - allerdings bestehen hier erhebliche Zweifel, ob es tatsächlich 15 Prozent CBD enthält, oder lediglich 15 Prozent CBD-Extrakt.

Gute Qualität hat natürlich immer auch ihren Preis. Der Verkaufspreis eines Produktes ist hier aber leider kein verlässlicher Hinweis auf ein gutes CBD-Öl. Der Preis wird nämlich auch durch die Gewinnerwartungen der Anbieter und den Vertriebsweg erheblich beeinflusst. Allerdings, wenn ein CBD-Öl deutlich unterhalb der vorgestellten Preise angeboten wird, ist Vorsicht angebracht. Anbieter können in der Herstellung sparen, in dem sie statt des relativ teuren Hanfsamenöls billigere Pflanzenöle als Basis einsetzen. Der größte Kostenfaktor in der Herstellung ist jedoch der CBD-Extrakt. Die Herstellung des CBD-Extraktes mittels CO2-Extraktion ist erheblich kostenintensiver als Butan- oder Hexansysteme, da es u.a. komplexe Gerätschaften braucht, die für den benötigten Druck geeignet sind. Es soll daher schon vorgekommen sein, dass deutlich billigere Butan-Extrakte als CO2-Extrakte ausgelobt wurden. Außerdem gibt es derzeit nur wenige Extrakt-Hersteller und die am Markt verfügbare Rohpflanzenmaterialmenge ist auch sehr begrenzt. Hier besteht zumindest eine Hoffnung, dass durch eine steigende Nachfrage mehr Extrakt-Lieferanten und Rohmaterialproduzenten auf den Markt drängen, und so die Herstellungskosten etwas sinken werden, was sich dann hoffentlich auf günstigere Verkaufspreise auswirkt. Dennoch wird CBD-Öl auch in Zukunft ein teures Lebensmittel bleiben.

Abschließend zu diesem Thema noch eine Bemerkung zur **Haltbarkeit und Lagerung von CBD-Ölen**: In der Regel sind gut verarbeitete, qualitativ hochwertige CBD-Öle ungeöffnet und bei richtiger Lagerung 2 bis 3 Jahre haltbar, vielleicht sogar länger. Das Cannabidiol ist in der Ölbasis gut aufgehoben und geschützt. Allerdings führen auf das CBD-Öl einwirkende Wärme und Licht über die Zeit zu Abbauprozessen. Cannabidiol wird dabei nach und nach zu Cannabinol, einem weiteren Cannabinoid, und schließlich zu Hydrochinon abgebaut. Um diesen Abbauprozess entgegenzuwirken, sollten CBD-Öle über längere Zeit generell gut verschlossen, an einem dunklen und kühlen Ort aufbewahrt werden. Hochwertige Produkte zeichnen sich durch Braunglasfläschchen aus, welche den Inhalt durch ihre Färbung gut vor Lichteinfluss schützen. Meist stecken die Fläschchen zusätzlich in einem Umkarton aus Pappe. Auch dieser trägt zu einer dunklen Lagerung des wertvollen Inhaltes bei. "Kühl lagern" bedeutet bei Lebensmitteln meist Temperaturen bis 18 °C, also Zimmertemperatur. Wenn allerdings auf der Verpackung steht "Gekühlt lagern", muss das Produkt in den Kühlschrank. Der optimale Lagerort für geöffnete CBD-Öl-Fläschchen ist der Kühlschrank mit seinen etwa 7 °C. Wenn man sauber bei der Entnahme des Inhaltes arbeitet, darauf achtet, dass die Flasche dabei nicht zu lange geöffnet bleibt und sie sofort wieder in den Kühlschrank zurückgestellt wird, ist der Inhalt einer geöffneten Flasche auch nach mehreren Monaten noch problemlos verwendbar. Bei regelmäßiger täglicher Anwendung sollte es üblicherweise nicht dazu kommen, dass das geöffnete CBD-Öl so lange im Kühlschrank steht. Am Beispiel eines 2,7 prozentigen CBD-Öls hoher Qualität, welches in 30 ml Fläschchen für den empfohlenen Apothekenverkaufspreis von 60 Euro angeboten wird, errechnet sich bei einer täglichen Entnahme einer 20 mg CBD-enthaltenen Ölmenge eine Verweildauer im Kühlschrank von weniger als 40 Tagen. Verschiedene Autoren empfehlen Erwachsenen einen regelmäßigen Verzehr von täglich 20 mg CBD als optimale Dosis zur Nahrungsergänzung. Unter Verwendung des 2,7 prozentigen CBD-Öls in 30 ml Fläschchen für 60 EUR errechnen sich bei täglichem Verzehr von 20 mg CBD Tageskosten von etwa 1,60 EUR.

Sind CBD Produkte in Deutschland legal?

Für Käufer (Konsumenten, Verbraucher) und Verkäufer (Händler und Hersteller) ist es eine überaus wichtige Angelegenheit, ob ein Produkt legal oder illegal verfügbar ist. Der Umgang mit illegalen Substanzen ist sowohl für Verkäufer als auch Anwender nicht erlaubt und kann schwerwiegende juristische Konsequenzen haben.

Dem Verfasser liegen mehrere aktuelle Stellungnahmen verschiedener Gutachter, darunter Lebensmittelchemiker und auf Arzneimittel- und Lebensmittelrecht spezialisierte Fachanwälte, vor. Sie alle kommen zu der Feststellung, dass Produkte mit CBD unter bestimmten Voraussetzungen in Deutschland vollkommen legal verkauft und bezogen werden dürfen.

Das wichtigste Kriterium dabei ist der Gehalt an THC. 1999 hat die DFG-Senatskommission zur Beurteilung der gesundheitlichen Unbedenklichkeit von Lebensmitteln (SKLM) Grenzwerte von THC in hanfhaltigen Lebensmitteln erarbeitet. Die SKLM empfiehlt demnach, die tägliche Aufnahmemenge von THC auf 1 bis 2 µg/kg Körpergewicht zu begrenzen. Dies entspricht bei einem 60 kg schweren Menschen 60 bis 120 µg THC pro Tag. Die Kommission schreibt dazu: "Unter der Voraussetzung, dass die tägliche THC-Aufnahme eines Menschen mit 60 kg Körpergewicht eine Gesamtmenge von 120 µg nicht überschreiten soll, läßt sich [...] für alle anderen Lebensmittel ein THC-Grenzwert von 150 µg/kg ableiten. Die genannten Werte gelten für Gesamt-Delta 9-THC einschließlich der entsprechenden Säure."

(Anmerkung: 60 kg schwere Erwachsene sind in unserer heutigen Welt doch eher die Ausnahme. Die deutsche "Durchschnitts-Frau" kommt eher auf 68,7 kg, der dazugehörige "Durchschnitts-Mann" auf 77,5 kg Körpergewicht.)

Kurz darauf, im Jahr 2000, hat die SKLM für Speiseöle ihre Empfehlung wie folgt präzisiert: "Im Gegensatz ... [zu alkoholischen und nicht alkoholischen Getränken, welche nur sehr geringe THC-Gehalte aufweisen - Anm. d. Verf.] ... können in Speiseölen aus Hanfsamen wesentlich höhere Konzentrationen auftreten, so dass durch Verzehr solcher Speiseöle die oben genannte gegenwärtige duldbare tägliche Aufnahmemenge leicht ausgeschöpft werden kann. Unter Berücksichtigung der derzeit gefundenen THC-Gehalte in Speiseölen wird ein Richtwert von 5.000 µg THC/kg für Speiseöle vorgeschlagen." Weiter heißt es: "Der für die Gruppe der anderen Lebensmittel empfohlene Wert von 150 µg THC/kg wurde unter der Annahme abgeleitet, dass alle Lebensmittel, die Hanf enthalten können, in mittleren Verzehrsmengen konsumiert werden. Die täglichen

Verzehrsmengen wurden der Nationalen Verzehrsstudie entnommen und betragen, bezogen auf 25 - 50jährige Männer, für alkoholische und nicht alkoholische Getränke 1.000 g, für Speiseöle 7 g und für die Gruppe anderer ausgewählter Lebensmittel insgesamt 500 g."

Auf Grund dieser Empfehlungen hat das Bundesinstitut für gesundheitlichen Verbraucherschutz und Veterinärmedizin (BgVV) im März 2000 zulässige Höchstrichtwerte für THC in hanfhaltigen Lebensmitteln veröffentlicht. Seitdem gilt, dass die tägliche Aufnahmemenge von THC mit hanfhaltigen Lebensmitteln 2 µg pro kg Körpergewicht nicht überschreiten darf. Demnach sind für einen Erwachsenen, welcher 60 kg schwer ist, bis zu 120 µg THC pro Tag zulässig. Die minimale Wirkdosis von THC wird im Übrigen mit ca. 2,1 bis 2,7 mg pro Tag (bezogen auf einen zwischen 60 bis 77 kg schweren Erwachsenen) angegeben - liegt damit also deutlich über dem für Lebensmittel zulässigen Grenzwert.

Im Markt werden verschiedene CBD-haltige Produkte angeboten. In der Regel handelt es sich um CBD-Öle, welche einen in einer Lebensmittelöl-Basis aufgelösten CBD-Extrakt enthalten. Häufig wird als Basis Hanfsamenöl verwendet. Die CBD-Anteile werden dann in Prozent angegeben. So finden sich CBD-Öle mit 2, 2,7, 3, 5, 10 und sogar 15 Prozent CDB-Anteil. Viele dieser Produkte werden lediglich über das Internet angeboten, mit teils abenteuerlichen Aussagen zur Wirksamkeit und teils fragwürdiger Herkunft. Im klassischen Handel (Einzelhändler wie Bio-Läden, Reformhäuser, Drogerien, Apotheken) finden sich dagegen nur wenige CBD-Produkte. Es ist also Vorsicht beim Kauf angebracht. Im Zweifelsfall sollte sich der Käufer für die im klassischen Handel verfügbaren Produkte professioneller Anbieter entscheiden.

Auf der sicheren Seite sind Käufer von CBD-Ölen vor allem, wenn diese pro tägliche Verzehrsmenge maximal 120 µg THC enthalten. Dies bedeutet, dass herstellungsbedingt alle CBD-Öle mit mehr als 3 Prozent CBD-Anteil oberhalb der zulässigen THC-Grenzwerte liegen und damit illegal sind.

Bezüglich der Verkehrsfähigkeit derartiger CBD-Produkte stellen sich zudem folgende Fragen:

- Handelt es sich bei CBD-Produkten um zulassungspflichtige Arzneimittel oder um freiverkäufliche Lebensmittel?

- Fallen CBD-Produkte unter die sogenannte Novel-Food-Regelung?

Zu beiden Fragen liegen dem Verfasser ausführliche Rechtsgutachten vor. In einer 14 seitigen Ausführung kommt der beurteilende sachverständige Gutachter zu dem Schluss, dass CBD-Produkte nicht per se als Arzneimittel zu behandeln sind, so lange sie nicht wie Arzneimittel mit Aussagen zur Heilung, Linderung oder Verhütung von Krankheiten oder krankhaften Beschwerden ("Heilaussagen") beworben werden. Demnach sind sie als Lebensmittel und Nahrungsergänzungsmittel verkehrsfähig.

Die dem Verfasser vorliegende Stellungnahme zum Thema Novel-Food kommt ebenfalls auf 14 DIN-A4 Seiten zu dem Schluss, dass CBD-Produkte auf Hanföl-Basis, welche mit einem natürlichen CBD-Extrakt angereichert wurden, nicht unter die Novel-Food-Regelung fallen, sofern der CBD-Extrakt über übliche Extraktionsverfahren (wie z.B. die CO2-Extraktion) gewonnen wird. Für CBD-Produkte mit künstlich hergestelltem CBD oder isoliertem CBD trifft dies jedoch nicht zu.

Ein CBD-Produkt, welches

- den von den Behörden geforderten THC-Grenzwert unterschreitet, was bei Produkten mit maximal 3 % CBD Anteil in der Regel der Fall ist

- aus natürlichem Hanfsamenöl und natürlichem, CBD-reichem Hanfextrakt, welcher über ein übliches Extraktionsverfahren (z.B. CO2-Extraktion) hergestellt wurde, besteht und

- nicht mit Heilaussagen beworben wird,

erfüllt damit alle rechtlichen Voraussetzung für ein verkehrsfähiges Lebensmittel bzw. Nahrungsergänzungsmittel und sollte folglich auch legal sein. Dennoch kann der Verfasser für diese Aussage letztlich keine Verantwortung übernehmen, denn am Ende sind es die zuständigen Gerichte, welche über die Zulässigkeit von Produkten entscheiden. Bislang hat es über die Verkehrsfähigkeit von CBD-Produkten noch keine gerichtlichen Entscheidungen gegeben. Ob es bereits anhängige Verfahren gibt, entzieht sich der Kenntnis des Verfassers.

Allerdings hat der Arzneimittel-Sachverständigen-Ausschuss im Januar 2016 empfohlen, „Cannabidiol der Verschreibungspflicht zu unterstellen.“ Daraufhin kam es bei vielen Herstellern, Händlern und Verbrauchern zu erheblichen Irritationen. Schließlich stellte der Grünen-Abgeordnete Dr. Harald Terpe im Juni 2016 eine Anfrage an den Deutschen Bundestag zum rechtlichen Status von Cannabidiol als Lebensmittel, kosmetisches Produkt und Arzneimittel. Er erhielt von der zuständigen parlamentarischen Staatssekretärin Dr. Maria Flachsbarth zur Antwort: „Empfehlungen des Sachverständigenausschusses für Verschreibungspflicht nach § 53 des Arzneimittelgesetzes betreffen lediglich Aspekte der Verschreibungspflicht von Arzneimitteln.“ Für "Lebensmittel, die Cannabidiol enthalten, gibt es keine speziellen lebensmittelrechtlichen Vorschriften. Es gelten die allgemeinen Regelungen, insbesondere die der Verordnung (EG) Nr. 178/2002 (sog. Basisverordnung im Lebensmittelrecht) sowie des Lebensmittel- und Futtermittelgesetzbuches. Danach ist es insbesondere verboten, Lebensmittel, die nicht sicher sind, herzustellen oder in den Verkehr zu bringen. ... Das Bundesinstitut für Risikobewertung (BfR) hat mitgeteilt, dass für CBD in hanfhaltigen Lebensmitteln anders als für Tetrahydrocannabinol keine gesundheitsbasierten Richtwerte (Health-based Guidance Values, HBGV) existieren. Insofern fehlt die Basis für die Ableitung von Grenzwerten für CBD in hanfhaltigen Lebensmitteln."

Auch zu diesem Thema liegt dem Verfasser die aktuelle Stellungnahme einer auf Arzneimittel- und Lebensmittelrecht spezialisierten Rechtsanwaltskanzlei vom Dezember 2017 vor. Auf 19 DIN-A4 Seiten kommen die Rechtsanwälte zu dem Schluss, dass nur Arzneimittel der Verschreibungspflicht unterstellt werden können, aber keine Lebensmittel. Mit anderen Worten: CBD-haltige Lebensmittel, wie z.B. Cannabidiol-Öl, sind weiterhin freiverkäuflich, obwohl (wesentlich höher zu dosierende) CBD-haltige Arzneimittel der Verschreibungspflicht unterstellt sind.

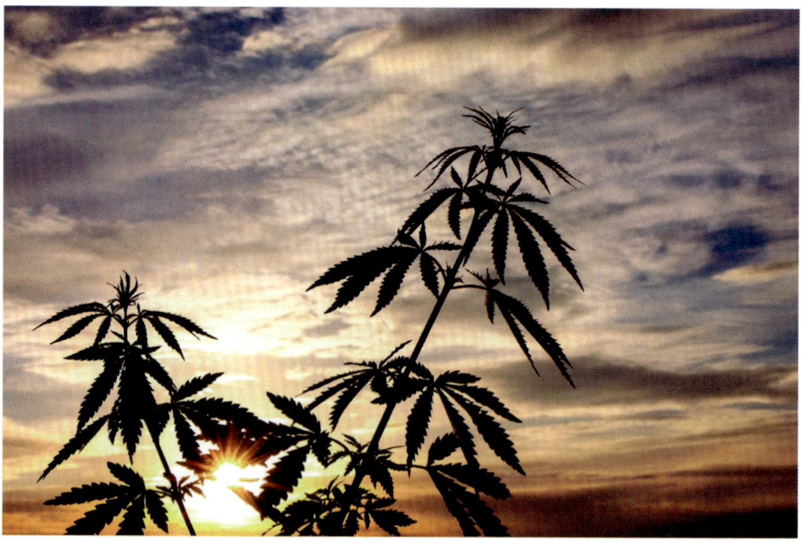

Fotolia #161892300 | Urheber: Aleksandr

Dosierungsempfehlungen

ACHTUNG: Die hier empfohlenen Mengen gelten ausschließlich für CBD, nicht für die Vorstufe CBDA. Die Empfehlungen richten sich zudem in erster Linie an Erwachsene.

Gesunde Erwachsene profitieren von einer regelmäßigen Cannabidiol-Zufuhr im Rahmen einer ausgewogenen Ernährung bereits ab wenigen Milligramm: 5 bis 10 mg CBD täglich. Vergleichbare THC-Dosen haben bereits ein psychoaktives Potential. Ab einer Menge von 2,5 mg THC können schon psychische Wirkungen auftreten. Diese Gefahr besteht bei Cannabidiol nicht. Selbst sehr hohe Dosierungen von 800 mg isolierten CBD rufen keine Rauschzustände hervor und werden in der Regel gut vertragen.

Jeder Mensch spricht individuell auf Cannabinoide an. Deshalb empfiehlt es sich, besser mit niedrigen Dosierungen, also mit 5 mg CBD pro Tag, zu starten und die Reaktionen des eigenen Körpers genau zu beobachten. Wird die verzehrte Menge gut vertragen, kann man nach wenigen (3 bis 5) Tagen die Dosis um weitere 5 mg steigern (z.B. morgens und abends je 5 mg CBD). Da Cannabidiol über das Endocannabinoid System für sehr viele Körpervorgänge von positiver Bedeutung sein kann, empfiehlt es sich für gesunde Erwachsene im Rahmen der Nahrungsergänzung bis zu 20 mg CBD täglich (aufgeteilt in je 10 mg morgens und abends) einzunehmen, auch wenn die Hersteller von CBD-haltigen Nahrungsergänzungsmitteln aus Gründen der Verkehrsfähigkeit auf ihren Produkten meist nur geringere Mengen empfehlen. Der Gesetzgeber schreibt zudem für sämtliche Nahrungsergänzungsmittel den allgemeinen Hinweis vor, dass die empfohlene Verzehrsmenge nicht überschritten werden darf. Regelmäßige Dosen von 20 mg CBD (und mehr) pro Tag werden üblicherweise sehr gut vertragen. Zu bestimmten Zeiten, z.B. mit viel beruflichem und privatem Stress oder in der dunklen Jahreszeit, macht es zudem Sinn, die CBD-Tagesdosis kurzfristig auf bis zu 40 mg zu erhöhen und dann wieder zurückzufahren.

Werden diese relativ niedrigen Mengen dennoch nicht gut vertragen, sollte zunächst versucht werden, die Tagesgesamtdosis auf mehrere Teildosen (z.B. morgens, mittags und abends) aufzuteilen. Führt auch das nicht zu einer besseren Verträglichkeit, bleibt man bei der täglichen Dosis, die zuvor am besten vertragen wurde.

Zur Nahrungsergänzung empfiehlt sich vor allem ein Produkt, welches CBD in einer öligen Basis in Tropfenform enthält. Derartige CBD-Öle lassen sich nämlich sehr gut dosieren. Häufig entspricht 1 Tropfen 0,5 bis 1,0 mg CBD. Die Tropfen gibt man sich am besten auf und unter die Zunge und lässt sie dort ein paar Minuten im Mund einwirken. Das Cannabidiol wird ziemlich schnell über die Mundschleimhaut resorbiert und so vom Körper aufgenommen. Es empfiehlt sich, das CBD-Öl währenddessen mit der Zunge über die Schleimhaut des Gaumens gut zu verteilen. Je enger der Kontakt des Öls mit der Mundschleimhaut ist, umso besser erfolgt die Resorption des CBD bereits im Mund. Die Aufnahme über die Mundschleimhaut kann zusätzlich durch im Vorfeld gegessene scharfe Gewürze verstärkt werden, die die Durchblutung der Schleimhaut anregen.

Menschen mit gesundheitlichen Problemen und Krankheiten sollten höhere Dosen verwenden. Therapeutische Dosen für Erwachsene liegen zwischen 40 und 800 mg, an die man sich ebenfalls Schritt für Schritt heranarbeiten sollte. Die folgende Tabelle kann dazu als Anhaltspunkt dienen. Bei guter Verträglichkeit bzw. Dringlichkeit kann auch etwas schneller höherdosiert werden.

Zeit	Tagesgesamtdosis	Aufteilung der Einzeldosen
1. bis 4. Tag	5 mg	Mittags
5. bis 7. Tag	10 mg	je 5 mg morgens und abends
2. Woche	20 mg	je 10 mg morgens und abends
3. Woche	40 mg	je 20 mg morgens und abends
4. Woche	80 mg	je 40 mg morgens und abends
5. bis 6. Woche	120 mg	je 60 mg morgens und abends
7. bis 8. Woche	140 mg	je 70 mg morgens und abends
8. bis 9. Woche	160 mg	je 80 mg morgens und abends
10. bis 11. Woche	180 mg	je 90 mg morgens und abends
12. bis 13. Woche	200 mg	je 100 mg morgens und abends
14. bis 15. Woche	240 mg	je 120 mg morgens und abends
16. bis 17. Woche	280 mg	je 140 mg morgens und abends
18. bis 19. Woche	300 mg	je 150 mg morgens und abends
20. bis 22. Woche	400 mg	je 200 mg morgens und abends
23. bis 25. Woche	500 mg	je 250 mg morgens und abends
26. bis 28. Woche	600 mg	je 300 mg morgens und abends
29. bis 31. Woche	700 mg	je 350 mg morgens und abends
Ab 32. Woche	800 mg	je 400 mg morgens und abends

Der Vorteil dieses langsamen Höherdosierens ist, dass man während des Prozesses sehr genau beobachten kann, wie der eigene Körper auf die CBD-Zufuhr reagiert. Es ist nicht unbedingt nötig, bis zur Maximaldosis hoch zu gehen. Viele Menschen stellen bereits wesentlich früher - bei Tagesdosen von 60 bis 80 mg CBD - fest, dass sich die gewünschten Veränderungen einstellen. Dann bleibt man einfach bei der aktuellen Dosis und erhöht diese erst dann wieder, wenn die Effekte verschwinden sollten.

Dabei darf man jedoch nicht vergessen, dass die im Markt angebotenen Produkte zur Nahrungsergänzung kein isoliertes CBD enthalten, sondern sehr häufig noch Spuren von THC aufweisen, die sich bei sehr hohen Dosierungen dann am Ende doch summieren. Bei Verwendung der marktüblichen CBD-Öle wird die minimale Wirkdosis von THC für Erwachsene bereits ab etwa 80 mg CBD pro Einzeldosis erreicht. Psychoaktive Wirkungen sind dann zumindest theoretisch schon möglich. Sie können - individuell variierend - etwa 1 bis 2 Stunden nach Verzehr eintreten und weitere 3 bis 6 Stunden anhalten. Durch eine geschickte Einnahmeplanung, z.B. am frühen Abend, kann der Zeitraum der THC-Wirkung so gewählt werden, dass er am wenigsten den Tagesablauf stört.

Darüber hinaus kann es sinnvoll sein, bei hohen Dosen ab 80 mg auf THC-freie CBD-Kristalle in Pulverform zurückzugreifen. Diese erreichen eine Reinheit von über 98 Prozent. Allerdings sind sie als Lebensmittel nicht verkehrsfähig, sondern lediglich als Kosmetikum. Wenn kosmetische CBD-Kristalle in Lebensmittelqualität angeboten werden, können sie auch guten Gewissens verzehrt werden. Hierbei ist zu beachten, dass CBD-Kristalle wasserunlöslich (hydrophob) und fettliebend (lipophil) sind. Man kann sie in Pflanzenölen (z.B. Hanföl, Olivenöl, Leinöl) gut lösen, in Wasser jedoch nicht. Da der menschliche Körper wasserlösliche Stoffe besonders gut resorbieren kann, ist es noch besser, Produkte zu bevorzugen, bei denen die CBD-Kristalle z.B. durch Zusatz von Cyclodextrinen wasserlöslich gemacht wurden.

Da die Datenlage bezüglich der **Anwendung von CBD bei Kindern** noch sehr lückenhaft ist, kann ein regelmäßiger Verzehr im Sinne einer allgemeinen Nahrungsergänzung zum derzeitigen Zeitpunkt nicht empfohlen werden. Allerdings zeigen populäre Beispiele, dass Kinder in extremen Krankheitssituationen (z.B. Epilepsie) von CBD deutlich profitieren können. Bei Kindern müssen die Mengen nach dem Körpergewicht berechnet werden. Ärzte, die Kinder mit Epilepsie behandeln, empfehlen zwischen 2 und 25 mg CBD pro kg Körpergewicht. Auch hier muss die Dosis langsam bis zum Auftreten einer Unverträglichkeit oder dem Erreichen einer maximalen Dosis von 25 mg/kg bzw. 800 mg gesteigert werden. Als Anhaltspunkt dient die folgende Tabelle.

Alter	Durchschnittsgewicht Jungen / Mädchen	Maximale therapeutische CBD Dosis
1 Jahr	11 / 11kg	22 - 275 mg
2 Jahre	14 / 13 kg	28 - 350 mg
3 Jahre	16 / 16 kg	32 - 400 mg
4 Jahre	18 / 18 kg	36 - 450 mg
5 Jahre	21 / 21 kg	42 - 525 mg
6 Jahre	24 / 23 kg	48 - 600 mg
7 Jahre	27 / 26 kg	54 - 675 mg
8 Jahre	31 / 30 kg	62 - 775 mg
9 Jahre	34 / 34 kg	68 - 800 mg
10 Jahre	38 / 38 kg	76 - 800 mg
11 Jahre	43 / 44 kg	86 - 800 mg
12 Jahre	47 / 50 kg	94 - 800 mg
13 Jahre	54 / 54 kg	108 - 800 mg
14 Jahre	61 / 58 kg	116 - 800 mg
15 Jahre	66 / 60 kg	120 - 800 mg
16 Jahre	71 / 61 kg	122 - 800 mg
17 Jahre	72 / 62 kg	124 - 800 mg

Auch hier sind bei Verwendung marktüblicher CBD-Öle die sich summierenden THC-Restgehalte zu beachten. Die Menge an THC, die bei Kindern bereits psychoaktive Wirkungen auslösen kann, errechnet man durch Multiplikation des Körpergewichtes mit 0,036 mg (36 µg). So ist z.B. bei einem 3-jährigen Kind, welches 16 kg wiegt, ab einer Menge von (16 x 0,036 mg =) 0,576 mg bzw. 576 µg THC mit psychoaktiven Wirkungen zu rechnen. Diese Menge an THC ist mit der Aufnahme einer Einzeldosis von ca. 30 mg CBD über marktübliche CBD-Öle erreichbar. Um das THC-Problem zu umgehen, ist auch hier die Anwendung von CDB-Kristallen zu empfehlen.

Eine Verabreichung von CBD an Kinder sollte unbedingt in enger Absprache mit dem behandelnden Arzt erfolgen. Allerdings sind derzeit noch viele Ärzte gegenüber Hanfbestandteilen sehr skeptisch. Das relativ neue Wissen um die Bedeutung des Endocannabinoid-Systems und die positiven Effekte von CBD hat sich in medizinischen Kreisen, insbesondere bei den niedergelassenen Haus- und Fachärzten, noch nicht herumgesprochen. Viele Ärzte betrachten Cannabinoide noch immer als gefährliche Drogen und differenzieren nicht zwischen CBD und THC. Möglicherweise ist es dann von Vorteil, sich einen für CBD aufgeschlossenen und vielleicht schon auf diesem Gebiet erfahrenen Arzt zu suchen.

Was ist bei der Anwendung von CBD zu beachten?

Nebenwirkungen

In seinem "Kurzen Lehrbuch der Pharmakologie" schreibt der deutsche Pharmakologe Gustav Kuschinsky (1904-1992): "Wenn behauptet wird, dass eine Substanz keine Nebenwirkung zeigt, so besteht der dringende Verdacht, dass sie auch keine (pharmakologische, Anm. d. V.) Hauptwirkung hat".

Nebenwirkungen sind per Definition schädliche und unbeabsichtigte körperliche Reaktionen auf ein Arzneimittel, welche sowohl bei bestimmungsgemäßem als auch bei nicht bestimmungsgemäßem Gebrauch neben der beabsichtigten Hauptwirkung auftreten. Pharmakologen sprechen auch von unerwünschten Arzneimittelwirkungen. Gemäß dieser Definition gibt es Nebenwirkungen nur in Zusammenhang mit der Einnahme eines Arzneimittels. Die Alltagserfahrung zeigt jedoch, dass auch Lebensmittel individuell unterschiedlich vertragen werden und auch unerwünschte Auswirkungen haben können. So kann z.B. der Verzehr größerer Mengen des essentiellen Mineralstoffes Magnesium zu leichten Durchfällen führen. Der Spruch "Jedes Böhnchen ein Tönchen ..." spielt auf die unangenehme Eigenschaft von Bohnen und anderen Hülsenfrüchten an, Blähungen zu verursachen. Nach dem Spargel-Essen bemerken einige Menschen einen unangenehmen Geruch ihres Urins. Gleichzeitig können die im Spargel enthaltenen Purine den Harnsäurewert beeinflussen und sogar Gichtanfälle auslösen. Dann gibt es noch das weite Feld der Lebensmittelunverträglichkeiten (z.B. Lactose-, Fructose-, Gluten-, Histamin-Intoleranz), die meist durch eine fehlende Enzym-Funktion entstehen, und Lebensmittelallergien (z.B. gegen Fisch, Muscheln, Hühnerei, Soja, verschiedene Nüsse, Sellerie, Senf), bei denen das Immunsystem auf bestimmte Nahrungsbestandteile überreagiert. Schließlich muss auch eine zumeist unerwünschte Gewichtszunahme als Nebenwirkung des Genusses kalorienreicher Getränke (z.B. Cola, Limonade, Eistee, Obst-Smoothies, Bier, Wein) und anderer hochkalorischer Lebensmittel gewertet werden.

Cannabidiol wird im Allgemeinen gut vertragen. Eine brasilianische Arbeitsgruppe der Abteilung für Toxikologie der Universität von São Paulo wertete verschiedene Studien zu Cannabidiol bezüglich dessen Sicherheits- und Nebenwirkungsprofils aus (Bergamaschi et al. 2011). Die Wissenschaftler kamen zu dem Ergebnis, dass die Mehrzahl der Studien, sowohl In-vivo als auch In-vitro, darauf hindeutet, dass die CBD-Verabreichung in einem breiten Konzentrationsbereich nicht giftig ist und keinen Einfluss auf physiologische Parameter wie Herzfrequenz,

Blutdruck, Körpertemperatur, Verdauung sowie psychomotorische und psychologische Funktionen nimmt. Auch dauerhafte Anwendung und hohe Dosen von bis zu 1500 mg CBD am Tag werden beim Menschen gut toleriert.

Vereinzelt wurden laut Bergamaschi und Kollegen aber auch unerwünschte Effekte berichtet, wie eine Hemmung des Leberstoffwechsels, Veränderungen der Lebensfähigkeit von In-vitro-Zellen, eine verminderte Befruchtungskapazität und eine In-vitro Verringerung der Aktivität sogenannter P-Glycoproteine. P-Glykoproteine sind Bestandteile der Zellmembranen und maßgeblich am aktiven Transport unterschiedlichster Substanzen, u.a. Umweltgifte, Hormone, Aminosäuren, Zucker, Peptide und viele Arzneistoffe, gegen ein Konzentrationsgefälle beteiligt. Ihre Funktion besteht wahrscheinlich darin, den Organismus vor potentiell schädlichen Fremdstoffen zu schützen, in dem sie diese Substanzen aus dem Zellinnern nach außen transportieren und so deren Anreicherung verhindern. Man findet die Transportproteine vor allem im Epithelgewebe von Organen mit Ausscheidungsfunktion, wie Nieren, Leber, Bauchspeicheldrüse, Dünn- und Dickdarm, aber auch in der Plazenta sowie in der Blut-Hirn-Schranke wie auch in der Blut-Hoden-Schranke. In der Blut-Hirn-Schranke ermöglichen P-Glykoproteine z.B. das Ausschleusen neurotoxischer Stoffe (wie bestimmte Medikamente) aus den Gehirnzellen in das Blut zur weiteren metabolischen Entsorgung. Zusammen mit anderen Transportproteinen wie das Breast Cancer Resistance Proteine (BCRP) beeinflussen P-Glykoproteine die Durchlässigkeit dieser Schranke. Im Darm begrenzt das Transportprotein die Aufnahme von Arzneistoffen. In der Leber fördert das P-Glykoprotein die Ausscheidung aus den Leberzellen in die Galle und in den Nieren die Ausscheidung aus den proximalen Tubuluszellen in den Urin. Daneben sind die Transportproteine auch in vielen Tumorzellen aktiv und sorgen dafür, dass im Zuge einer Chemotherapie verabreichte Arzneimittel aus dem Tumorgewebe wieder ausgeschleust werden und somit wirkungslos bleiben. Tumore können auf diese Weise Resistenzen gegen die Zytostatika entwickeln. Die Transportfunktion der P-Glykoproteine kann durch eine Reihe von Stoffen gehemmt oder verstärkt werden, was wiederum die Bioverfügbarkeit anderer Stoffe beeinflusst. Möglicherweise nimmt auch CBD - zumindest im Reagenzglas - auf die Funktion der Transportproteine Einfluss. Hierzu sind jedoch weitere Studien erforderlich.

Israelische Forscher der Ben-Gurion-Universität des Negev in Be'er Scheva untersuchten im Zellexperiment die Wirkung von Cannabidiol auf die Durchlässigkeit der menschlichen Plazentaschranke für körperfremde Stoffe. Die Planzentaschranke ist ein Gewebefilter, welcher den mütterlichen Blutkreislauf von dem des ungeborenen Kindes trennt und selektiv den Übertritt verschiedener im Blut der Mutter enthaltener Substanzen wie Sauerstoff, Nähr- und Vitalstoffe, Abwehrstoffe ermöglicht oder verhindert. Die Plazentaschranke schützt das im Bauch der Mutter heranwachsende Kind vor vielen Krankheitserregern und schädlichen Stoffen. Dennoch können manche für den Fötus gefährliche Stoffe wie Alkohol, Nikotin, Koffein, bestimmte Drogen und Arzneimittel die Plazentaschranke auf Grund ihrer Molekülgröße und biochemischer Eigenschaften passieren. Für die selektive Durchlässigkeit der Plazentaschranke sind auch Transportproteine wie P-Glykoproteine und Breast Cancer Resistance Proteine (BCRP) verantwortlich. Gemäß der israelischen Studie erhöht CBD konzentrationsabhängig im Reagenzglas die Durchlässigkeit der Plazentaschranke für Fremdstoffe, in dem es die Aktivität dieser Transportproteine herabsetzt. Da diese Proteine für eine normale Funktion der Plazenta eine wichtige Rolle spielen, raten die israelischen Forscher während einer Schwangerschaft von der Einnahme von CBD ab. Selbst bei niedriger Dosierung könnte die Schutzfunktion der Plazentaschranke unter CBD-Einfluss eingeschränkt sein (Feinshtein et al. 2013). Auf Grund des lipophilen Charakters von CBD besteht auch die Möglichkeit, dass das Cannabinoid in die Muttermilch übergeht. Mögliche Entwicklungsstörungen von Kindern unter Cannabinoid-Einfluss sind auf Grund der aktuellen Datenlage nicht auszuschließen. Da keine ausreichenden Erfahrungen vorliegen, sollte aus Sicherheitsgründen während Schwangerschaft und Stillzeit generell auf den Verzehr von Cannabidiol verzichtet werden.

Studien, die CBD- und THC-Extrakte bezüglich ihrer Wirkung auf die Fortpflanzungsfunktion untersuchten, zeigten auch bei hohen Dosierungen keine negativen Effekte bei beiden Geschlechtern, insbesondere bei der Anzahl fruchtbarer Männchen und Weibchen sowie der Paarungen. Allerdings gibt es Hinweise, dass beide Cannabinoide die Spermienanzahl und deren Beweglichkeit verschlechtern können. Im Tierversuch mit Ratten und Kaninchen wurden sehr hohe Dosierungen bezüglich möglicher teratogener (fruchtschädigender) Wirkungen getestet. Dabei gab es keine Spur von teratogener Aktivität.

Gemäß einer brasilianischen Studie reduziert die Gabe hoher Dosen von Cannabidiol bei ausgewachsenen Zebrafischen (Danio rerio) die Gedächtnisleistung (Nazario et al. 2015). Die Forscher stellten gleichzeitig fest, dass die Fische unter CBD-Einfluss weniger Angst hatten. Möglicherweise schöpften daher die Fische nicht ihr volles Potential bei den Gedächtnisversuchen aus. Für diese Deutung der Ergebnisse spricht, dass die Forscher einen Teil der Versuchsfische über vier Monate mit Koffein vorbehandelten, welcher von dem Gedächtnisverlust verschont blieb. Es ist sehr fragwürdig, ob sich die unter CBD-Gabe beobachtete

Verminderung der Gedächtnisleistung bei Fischen auf den Menschen übertragen lässt.

2017 veröffentlichten die deutschen Hanfforscher F. Grotenhermen und K. Iffland ein Update zur Bergamaschi-Studie von 2011 bezüglich Sicherheit und Nebenwirkungen von Cannabidiol. Auch die aktuelle Literatur bestätigt das günstige Sicherheitsprofil. Viele der neueren Studien wurden zum Thema Epilepsie und psychotische Störungen durchgeführt. Die dabei am häufigsten berichteten Nebenwirkungen waren Müdigkeit, Durchfall und Appetit- und damit einhergehende Gewichtsveränderungen. Auffällig ist, dass die beschriebenen Nebenwirkungen Müdigkeit, Durchfall, Appetitmangel erst bei Einnahme sehr hoher Dosen Cannabidiol auftraten. Es wurden Dosen bis zu 25 mg CBD pro kg Körpergewicht verabreicht - berechnet auf ein 12 bis 13 Jähriges Kind mit 50 kg Gewicht sind das 1.250 mg CBD bzw. 1.500 mg CBD für einen 60 kg schweren Erwachsenen. Im Vergleich zu anderen, bei diesen Erkrankungen eingesetzten Arzneimitteln zeigt CBD dennoch ein deutlich besseres Nebenwirkungsprofil, was die Compliance der Patienten, also die Einhaltung der Therapiemaßnahmen, verbessern könnte. Da Cannabidiol oft als Zusatz zur normalen Therapie verabreicht wird, konnten die Dosen bestimmter Arzneimittel (z.B. Clobazam bei Epilepsie) und damit deren Nebenwirkungen gesenkt werden. Grotenhermen und Iffland empfehlen, die Verstoffwechselung von CBD in der Leber und dessen Interaktionen mit anderen Arzneimitteln intensiver zu erforschen, um in diesem Bereich zukünftig genauere Vorhersagen machen zu können (Iffland & Grotenhermen 2017).

Wechselwirkungen

Nimmt ein Patient verschiedene Arzneimittel zur gleichen Zeit ein, können sich diese in ihrer Wirkung gegenseitig beeinflussen. Die erwünschten pharmakologischen Wirkungen der einzelnen Arzneistoffe können dadurch verstärkt, abgeschwächt oder sogar aufgehoben werden. Der Wirkungseintritt kann schneller oder langsamer erfolgen, die Wirkung kann verlängert oder verkürzt sein. Es können auch gänzlich unerwartete Wirkungen auftreten. Der Pharmakologe spricht dann von Wechselwirkungen bzw. Arzneimittelinteraktionen. Je mehr Medikamente gleichzeitig eingenommen werden, umso wahrscheinlicher kommt es zu Wechselwirkungen untereinander. Aufgabe der betreuenden Ärzte ist es, die Patienten während der Behandlung gut zu beobachten und die Dosis der einzelnen Arzneimittel individuell einzustellen, so dass der Körper auf Grund von Wechselwirkungen nicht geschädigt wird.

Auch Nahrungs- und Genussmittel können mit Arzneimitteln interagieren. Bekannt ist die gegenseitige Wirkungsverstärkung von Alkohol und Beruhigungsmitteln. Nikotin aus dem Zigarettenrauch führt zum schnelleren Abbau vieler Arzneistoffe und verkürzt damit deren Wirkung. Bestimmte Nahrungsmittel können die Aufnahme von Medikamenten vermindern oder fördern. So kann es z.B. bei der gleichzeitigen Einnahme von bestimmten Antibiotika und Osteoporose-Medikamenten mit Milch dazu kommen, dass das Calcium der Milch mit den Arzneistoffen schwerlösliche Verbindungen bildet, die vom Körper nicht aufgenommen werden können. Die Medikamente wirken dann nicht oder zu schwach. Berühmt-berüchtigt ist auch die Grapefruit, deren Inhaltsstoffe Wechselwirkungen mit einer ganzen Reihe unterschiedlichster Arzneimittel eingehen können. Mehrere Grapefruit-Inhaltsstoffe werden über bestimmte Cytochrom-P450-Enzyme in der Leber verstoffwechselt. Im menschlichen Körper wurden 57 verschiedene Cytochrom-P450-Enzyme, kurz CYP, nachgewiesen. Sie leisten einen wichtigen Beitrag bei der Umwandlung wasserunlöslicher in wasserlösliche Stoffe. Einerseits können diese dann wieder besser aus dem Körper ausgeschieden werden, andererseits können manche diese Substanzen für die Bildung körpereigener Stoffe wie Hormone weiterverwendet werden. Viele Arzneimittel werden ebenfalls über CYP-Enzyme verstoffwechselt. Bei gleichzeitiger Einnahme dieser Arzneistoffe mit Grapefruitsaft kann sich damit der Abbau der Medikamente verzögern und ihre Wirkung verstärken.

Auch Cannabidiol wird über bestimmte Cytochrom-P450-Enzyme in der Leber ab- und umgebaut. Zu diesen Enzymen zählen insbesondere CYP-1A2, CYP-2C9, CYP-2C19, CYP-2D6 und CYP-3A4. Arzneimittel, die über die Enzyme CYP-1A2, CYP-2C9, CYP-2C19 bzw. CYP-2D6 verstoffwechselt werden, könnten langsamer abgebaut und stärker wirken, wenn sie gleichzeitig mit Cannabidiol eingenommen werden (Jiang et al. 2013, Yamaori et al. 2012). Dazu zählen u.a. die Säurehemmer Omeprazol, Pantoprazol, Lansoprazol, die Antiepileptika Clobazam, Diazepam, Flunitrazepam, die Antidepressiva Amitriptylin, Citalopram, Doxepin, Paroxetin, Sertalin, die Neuroleptika Haloperidol, Olanzapin, Risperidon, die Gerinnungshemmer Ticlopidin, Warfarin, die Beta-Rezeptorenblocker Carvedilol, Metoprolol, das Diuretikum Torasemid, das Antiemetikum Metoclopramid (MCP), die Antidiabetika Glibenclamid, Glipizid, Glimepirid und die Schmerzmittel Diclofenac, Ibuprofen. Arzneimittel, die das Enzym CYP-3A4 beeinflussen, nehmen ihrerseits Einfluss auf Cannabidiol-Konzentrationen im menschlichen Körper. So führt die Einnahme der Antimykotika Ketoconazol, Itraconazol, des Virustatikums Ritonavir und des Antibiotikums Clarithromycin zu einem verlangsamten Abbau von CBD und damit zu höheren Blutkonzentrationen, während die Antiepileptika

Carbamazepin, Phenytoin, das Beruhigungsmittel Phenobarbital und das Antibiotikum Rifampicin den Abbau von Cannabidiol beschleunigen.

Obwohl diese Wechselwirkungen voraussichtlich nur bei Anwendung hoher Dosen (> 120 mg CBD pro Tag) von Cannabidiol relevant werden, sollten Patienten, die regelmäßig Medikamente einnehmen, sich generell im Vorfeld bei ihren Ärzten oder Apotheker darüber informieren, ob diese Arzneistoffe über die betreffenden CYP-Enzyme abgebaut werden und damit in ihrer Wirkung durch einen gleichzeitigen Verzehr von Cannabidiol beeinflusst werden können. Eventuell ist es ausreichend, zwischen der Medikamenteneinnahme und dem CBD-Verzehr einen zeitlichen Abstand von 2 bis 4 Stunden einzuplanen.

CBD im Straßenverkehr

Derzeit liegen noch keine Studien darüber vor, ob Cannabidiol die Fahrtüchtigkeit und die Fähigkeit zum Bedienen von Maschinen beeinträchtigt. Allerdings wurden bei Anwendern des Arzneimittels Sativex®, welches in etwa gleiche Mengen an THC und CBD enthält, Untersuchungen zu den Auswirkungen des Arzneimittels auf die Verkehrstüchtigkeit durchgeführt. Dabei wurden insbesondere die Kriterien visuelle Orientierung, Konzentration, reaktive Stresstoleranz, Reaktionsgeschwindigkeit, Überblicksgewinnung und Tagesschläfrigkeit beurteilt. Die Studie an 14 fahrtüchtigen Sativex-Patienten zeigte keine Einschränkungen der Anwender in ihrer Fahrtauglichkeit (Quelle: Matthias Freidel, Kaltenkirchen, Pressegespräch zu Sativex während des Kongresses der Deutschen Gesellschaft für Neurologie DGN am 20. September 2013 in Dresden). Die größte Gefahr für die Verkehrstüchtigkeit des Arzneimittels Sativex geht vom THC-Anteil und dessen psychoaktiver Wirkung aus. THC kann die Fähigkeit zum Führen von Maschinen und Kraftfahrzeugen einschränken. "Dies gilt insbesondere zu Beginn der Behandlung, in der Dosisfindungsphase und bei einer späteren erneuten Dosisänderung. Häufig entwickelt sich bei einer konstanten, unveränderten Dosierung und einer Therapie über einen längeren Zeitraum eine Toleranz gegenüber Einschränkungen der psychomotorischen Leistungsfähigkeit, so dass eine Teilnahme am Straßenverkehr dann uneingeschränkt möglich ist" (Deutsches Ärzteblatt: Das therapeutische Potential von Cannabis und Cannabinoiden. 2012; 109(29-30): 495-501). Die Fachinformation des Arzneimittels Sativex überträgt die Entscheidung, ob der Patient während der Anwendung des Medikaments fahrtauglich ist, in das Ermessen des behandelnden Arztes.

Eine ähnliche Problematik haben auch die Anwender medizinischer Cannabisblüten. Wie die Deutsche Bundesregierung auf eine im März 2017 gestellte Kleine Anfrage der Linkspartei darlegt, dürfen Cannabis-Patienten am Straßenverkehr teilnehmen, sofern sie auf Grund der Medikation nicht in ihrer Fahrtüchtigkeit eingeschränkt sind. Solange die Patienten das Fahrzeug sicher führen, drohen ihnen keine Sanktionen nach dem Straßenverkehrsgesetz, „wenn Cannabis aus der bestimmungsgemäßen Einnahme eines für einen konkreten Krankheitsfall verschriebenen Arzneimittels herrührt". Bei missbräuchlicher Einnahme sei jedoch eine Entziehung der Fahrerlaubnis möglich. Laut Bundesregierung gibt es keinen Grenzwert, ab dem THC im Blut strafbar ist. Dies gilt aber nur für Patienten, denen der Cannabis-Konsum offiziell genehmigt worden ist. Da dies für Polizeibeamte im Einsatz nicht zu beurteilen ist, wird empfohlen, die Genehmigung in Form einer Bescheinigung des Arztes bzw. des Betäubungsmittelrezeptes mit sich zu führen. Kiffer, die berauscht Auto fahren, können sich nicht auf diese Regelung berufen. Werden bei ihnen Blutwerte oberhalb der erlaubten THC-Konzentration von 1,0 Nanogramm pro Milliliter Blut gemessen, müssen sie mit Konsequenzen wie Führerscheinentzug rechnen, auch dann, wenn der Konsum schon länger zurückliegt.

Gemäß des heutigen Erkenntnisstandes ist die Wirkung von CBD auf die Fahrtüchtigkeit vernachlässigbar. Es ist nicht damit zu rechnen, dass regelmäßige tägliche Dosen bis 40 mg CBD bei Erwachsenen zu Beeinträchtigungen der Fahrtüchtigkeit und der Fähigkeit zum Bedienen von Maschinen führen würden. Bei höheren Dosen ist jedoch Vorsicht angebracht, da Cannabidiol schläfrig machen kann.

Problematischer allerdings ist die mit dem CBD-Verzehr verbundene Aufnahme von THC. Selbst legale CBD-Öle, die nur Spuren von THC enthalten, können bei höherer Dosierung dazu führen, dass sich die aufgenommenen THC-Spuren summieren und der im Straßenverkehr erlaubte Blutgrenzwert für THC überschritten wird. Zudem lässt sich einerseits auf Grund der Vielzahl der angebotenen CBD-Öle und andererseits wegen der individuellen Unterschiede bei der Aufnahme und beim Abbau des THC im Körper nicht verlässlich vorhersagen, ob und wann der Grenzwert überschritten wurde. Bezüglich der Teilnahme am Straßenverkehr wird daher vom Konsum hoher Dosen CBD-haltiger Produkte (> 80 mg CBD pro Tag) generell abgeraten. Im Rahmen einer regelmäßigen Zufuhr bis zu 40 mg Cannabidiol pro Tag über legale CBD-Öle zur Nahrungsergänzung ist nach derzeitiger Einschätzung nicht mit einer Überschreitung des THC-Blutgrenzwertes von 1,0 ng/ml zu rechnen. Der Verfasser kann jedoch für diese Aussage keine rechtlich bindende Verantwortung übernehmen.

Fazit

Seit mehr als 20 Jahren beschäftige ich mich mit dem gesundheitlichen Potential von Vitaminen, Mineralstoffen, Aminosäuren, Fettsäuren, Kohlenhydraten, Enzymen, Co-Enzymen, einer Vielzahl sekundärer Pflanzenstoffe und anderer Natursubstanzen. Cannabis und dessen Inhaltsstoffe waren aber in all den Jahren für mich kein interessantes Thema. Ich bin aufgewachsenen in den 1980er Jahren mit TV-Serien im ZDF wie SOKO 5113. Über Jahre hinweg konnte ich den TV-Kommissaren bei ihrem Kampf gegen die organisierte Rauschgiftkriminalität zuschauen und vom behaglichen Wohnzimmer aus verfolgen, was Drogen aus ihren Konsumenten machen. Natürlich ging es nicht nur um Drogen wie Kokain, Heroin oder LSD. Immer wieder war auch von Gras, Dope, Weed, Haschisch, Marihuana und Cannabis die Rede. Für mich war Hanf einfach nur eine gefährliche Droge, die das Leben der Süchtigen zerstört und viel Leid mit sich bringt. Ich konnte mir einfach nicht vorstellen, dass Cannabis gesundheitlich wertvolle Inhaltsstoffe bereithält.

Das Umdenken begann mit einem TV-Beitrag über die Legalisierung von Marihuana in einigen Bundesstaaten der USA. Ich weiß nicht mehr genau, wann es war - vielleicht 2013 oder 2014. Das spielt auch keine Rolle. Aber plötzlich war die Rede von medizinischem Marihuana, von Cannabis als alternatives und wirkungsvolles Heilmittel bei vielen Krankheiten. Um ehrlich zu sein: So richtig war ich damals nicht überzeugt. Manche der TV-Beiträge waren recht reißerisch gemacht, mit diesen typischen amerikanischen Testimonials. Ich habe zunächst geglaubt, hier wird versucht, ein Rauschgift mit Hilfe medizinischer Argumente salonfähig zu machen. In Gesprächen mit Bekannten und Kollegen stellte sich dann heraus, dass doch recht viele dieser vernünftigen Menschen einschlägige Erfahrungen mit Cannabis vorzuweisen hatten. Ich war total überrascht. Die sich in Gesprächen geouteten Gras-Konsumenten waren so ganz anders als jene in SOKO 5113. Meine Einstellung zur Hanfpflanze änderte sich. Vielleicht war ja doch etwas dran an den gesunden Eigenschaften. Ich begann, mich mit dem Thema Hanf auseinander zusetzen, und begab mich auf eine spannende Reise, deren vorläufiges Endresultat Sie gerade in Ihren Händen halten.

Während es tatsächlich vielen Zeitgenossen bei der Cannabis-Legalisierung im wesentlichen um das berauschende THC-haltige Marihuana geht, steht für mich fest: Das Wertvollste, was Cannabis für unsere Gesundheit bereit hält, ist nicht das psychoaktive THC, sondern das noch immer unbekannte Cannabidiol. CBD ist der heimliche Star, und zwar nicht nur, wenn es um Krankheiten geht, sondern vor allem als grundlegender Bestandteil einer ausgewogenen, gesunden Ernährung.

Über all die Studien bezüglich der Effekte von CBD auf bestimmte Krankheiten zu lesen, ist natürlich hochinteressant - zumal es sich nicht nur um relativ seltene Erkrankungen wie Epilepsie und Schizophrenie, sondern zudem noch um die wichtigsten Zivilisationskrankheiten wie Krebs, Demenz, Bluthochdruck, Diabetes handelt. Aber entscheidend ist die Erkenntnis, dass ich nicht erst darauf warten muss, bis ich Diabetes, Bluthochdruck, Krebs oder Demenz habe, um in der Hoffnung auf schnelle Heilung mit der Einnahme von hohen Dosen Cannabidiol zu beginnen. Entscheidend ist vielmehr, dass ich CBD in meine tägliche Ernährung integriere. Da habe ich nämlich mehr davon. Meine Stoffwechselprozesse optimieren sich und vielleicht bleibe ich dadurch länger fit und gesund. Für weniger als 1,60 Euro verleibe ich mir seither 20 mg CBD täglich ein. Und es geht mir insgesamt besser. Ich fühle mich wohler, entspannter, lockerer, bin leistungsfähiger und nervenstärker. Natürlich habe ich auch immer noch meine weniger guten Tage. CBD ist kein Wundermittel. Aber ich weiß: Der Tag, an dem ich Cannabidiol für mich entdeckt habe, war einer der besten Tage meines Lebens.

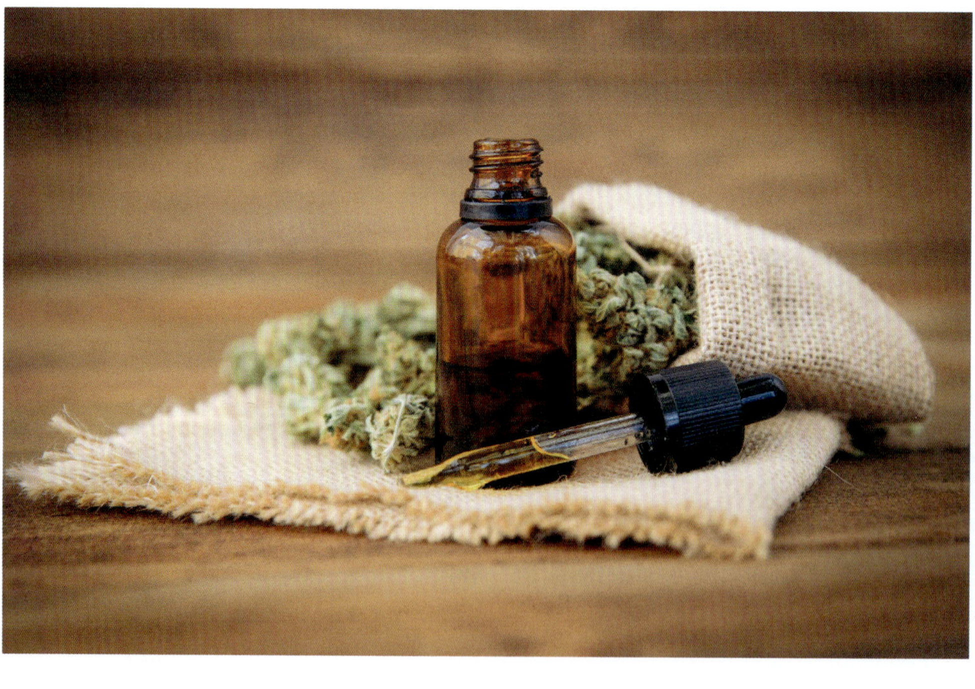

Fotolia #143192572 | Urheber: victoria

Notizen

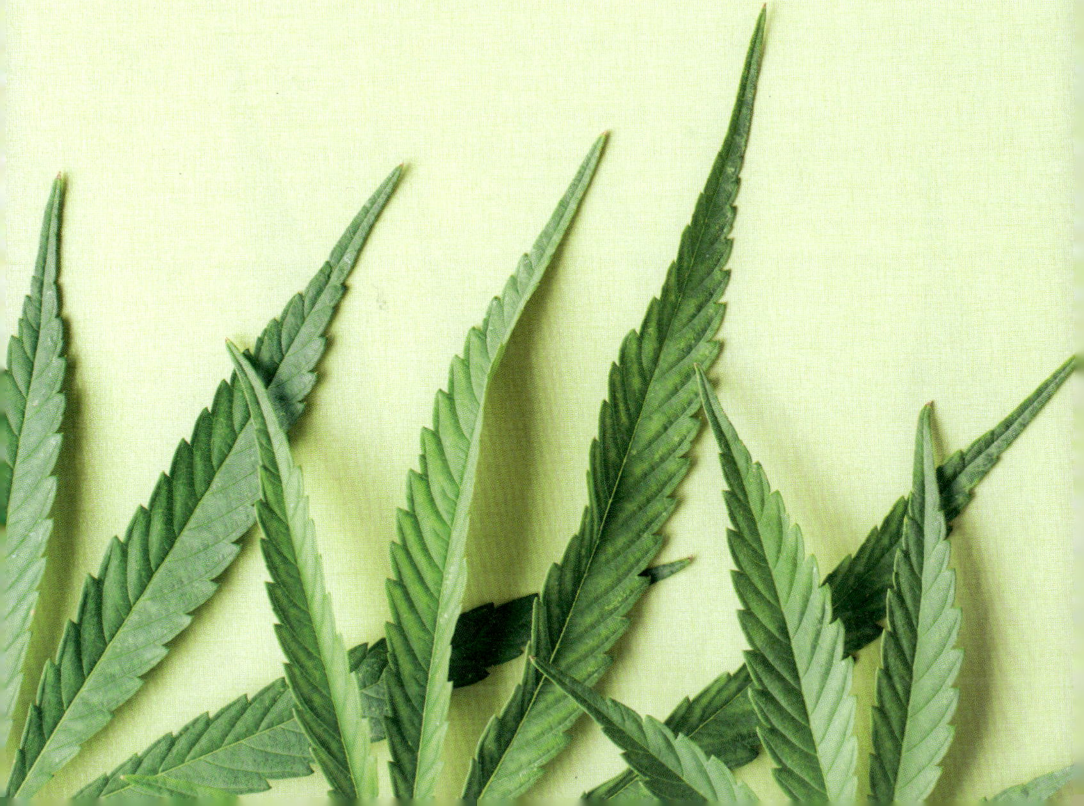

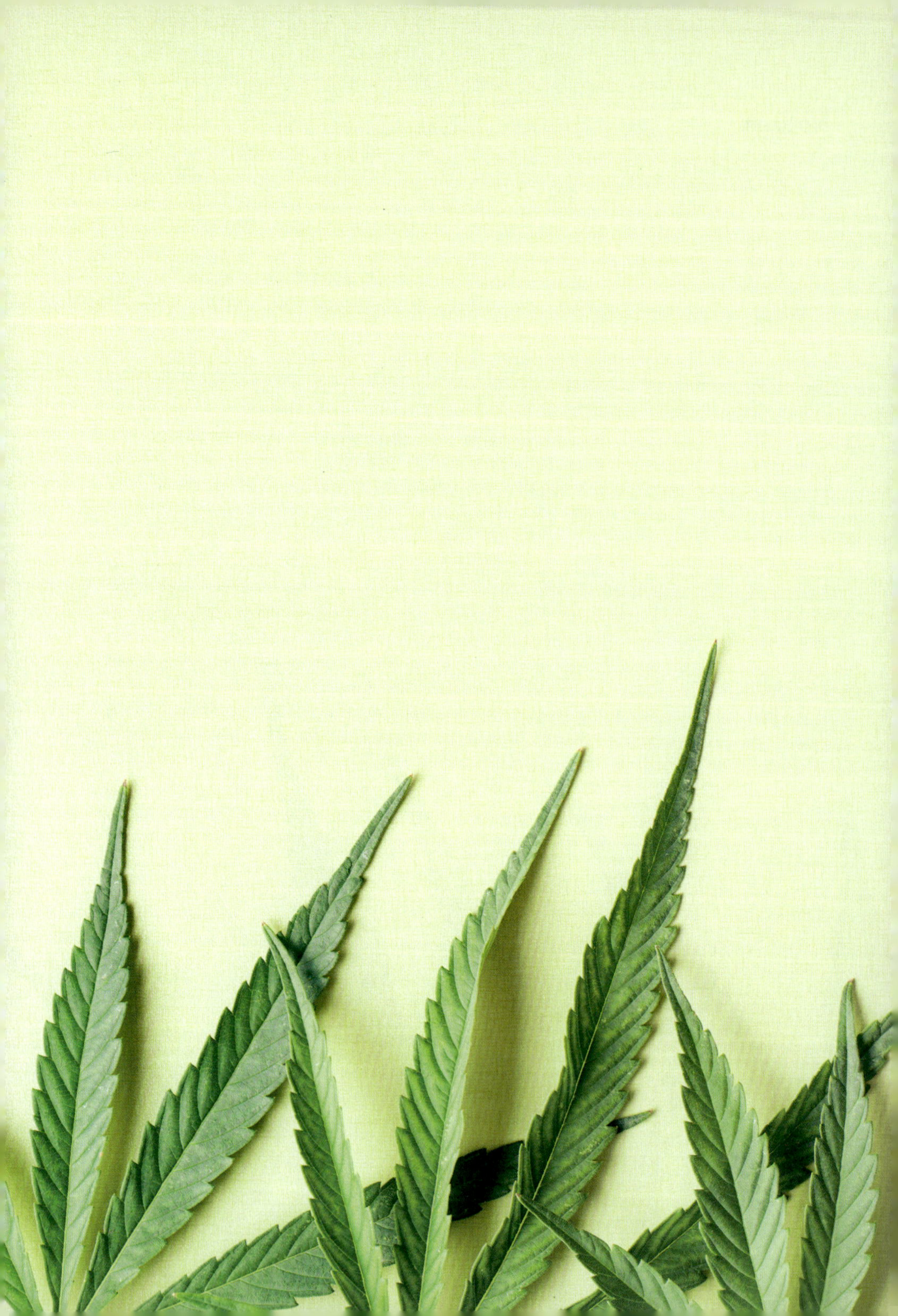